肿瘤放疗中的人工智能技术

主编 葛 红 蔡 璟 李 丘

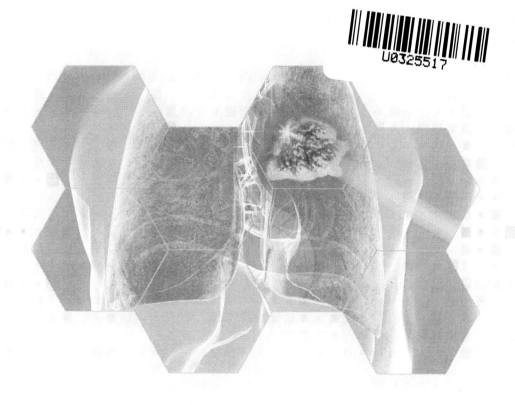

郑州大学出版社

图书在版编目（CIP）数据

肿瘤放疗中的人工智能技术／葛红，蔡璟，李兵主编. -- 郑州：郑州大学出版社，2023.12
ISBN 978-7-5645-9926-3

Ⅰ．①肿… Ⅱ．①葛…②蔡…③李… Ⅲ．①人工智能-应用-肿瘤-放射疗法 Ⅳ．①R730.55-39

中国国家版本馆 CIP 数据核字（2023）第 180772 号

肿瘤放疗中的人工智能技术
ZHONGLIU FANGLIAO ZHONG DE RENGONG ZHINENG JISHU

策划编辑	李龙传	封面设计	曾耀东
责任编辑	刘　莉　董　珊	版式设计	曾耀东
责任校对	薛　晗　杨　鹏	责任监制	李瑞卿

出版发行	郑州大学出版社	地　址	郑州市大学路 40 号（450052）
出版人	孙保营	网　址	http://www.zzup.cn
经　销	全国新华书店	发行电话	0371-66966070
印　刷	郑州市今日文教印制有限公司		
开　本	710 mm×1 010 mm　1 / 16		
印　张	15	字　数	256 千字
版　次	2023 年 12 月第 1 版	印　次	2023 年 12 月第 1 次印刷
书　号	ISBN 978-7-5645-9926-3	定　价	89.00 元

作者名单

主　编

　　　葛　红　河南省肿瘤医院

　　　蔡　璟　香港理工大学

　　　李　兵　河南省肿瘤医院

副主编

　　　雷宏昌　河南省肿瘤医院

　　　李定杰　河南省肿瘤医院

　　　刘　杨　河南省肿瘤医院

　　　孟令广　河南省肿瘤医院

　　　尹　勇　山东第一医科大学附属肿瘤医院

　　　娄朝阳　河南省肿瘤医院

　　　程　宸　河南省肿瘤医院

　　　庞志峰　河南大学

　　　张远鹏　南通大学

　　　周　塔　江苏科技大学

编　　委（按姓氏笔画排序）

　　　王　元　河南省肿瘤医院

　　　王少彬　北京医智影科技有限公司

　　　王永强　河南省肿瘤医院

　　　王海洋　郑州大学第一附属医院

　　　毛荣虎　河南省肿瘤医院

　　　仇清涛　山东第一医科大学附属肿瘤医院

　　　皮一飞　郑州大学第一附属医院

　　　朱佳瑞　香港理工大学

任　格　香港理工大学
刘湘月　河南省肿瘤医院
刘瑞青　河南省人民医院
阮怡文　苏州大学
孙　丽　江苏省肿瘤医院
孙文正　浙江大学第二附属医院
杜元花　成都信息工程大学
李　超　浙江大学第二附属医院
李振江　山东第一医科大学附属肿瘤医院
肖昊男　山东第一医科大学附属肿瘤医院
吴仕章　山东第一医科大学附属肿瘤医院
陈　帜　香港理工大学
陈　顾　北京医智影科技有限公司
陈飞虎　云南省肿瘤医院
周　楠　成都大学
郑佳俊　江苏省肿瘤医院
孟　楠　河南省肿瘤医院
柏　晗　云南省肿瘤医院
耿兴云　南通大学
理喜盼　河南省肿瘤医院
职少华　香港理工大学
黄心莹　阜外华中心血管病医院
黄康华　浙江大学第二附属医院
黄章玲　华中科技大学同济医学院附属同济医院
曹双亮　河南省肿瘤医院
彭　涛　苏州大学
董妍婧　香港理工大学
管珍艳　河南大学
黎　田　香港理工大学

前　言

肿瘤是一种严重的疾病,全球每年有数百万人因此丧失生命,是重大的公共卫生问题。肿瘤治疗需要多学科的专业知识和复杂的技术,其中放射治疗作为重要的治疗手段之一,已经成为肿瘤治疗中不可或缺的一部分。虽然放射治疗已经取得了一定的成效,但是其治疗效果仍然受到许多因素的影响,例如,放射治疗计划的精度、剂量分布、治疗过程中的剂量实时监测等。这些因素需要高度专业化的医疗团队进行精确的计划和操作,因此在放射治疗中引入人工智能技术,将是一个重要的趋势。然而,人工智能技术在放疗中的应用仍然面临着一些挑战和难点,例如数据获取的困难、数据的质量和准确性、算法的复杂性、个性化治疗等。因此,未来的研究需要继续探索更先进的人工智能技术,以解决这些挑战和难点,从而更好地服务于患者的治疗需求。

为了向广大临床医生、物理师、研究人员和学术界等专业人员系统地介绍肿瘤放疗中涉及的人工智能技术和技术特点,本书汇集了国内多家医疗单位、知名高校和企业等专业人员的研究成果和临床诊疗经验,并参考了大量相关文献和专业书籍。我们旨在为读者提供全面、系统的信息,包括人工智能技术在临床放疗流程和治疗方案中的辅助应用,以及与放疗相关的新兴人工智能技术和未来放疗新技术的发展趋势。

本书首先介绍了放射治疗的一般临床信息和人工智能技术的发展历史;接着根据临床应用方向,详细介绍了人工智能技术在放疗流程和临床治疗上的应用,同时也涵盖了先进的人工智能技术;最后,本书还介绍了放射治疗新技术的发展趋势。

本书资料翔实、重点突出,不仅适合放射治疗从业人员和研究人员使用,也可作为智能医学等专业学士参考。同时,对肿瘤放疗和人工智能技术感兴趣的读者也能够从本书中获得有价值的信息。我们希望本书能够为读者提供一个全面、系统的了解肿瘤放疗中人工智能技术的发展现状和未来趋势的平台。

最后，我们要感谢所有对本书编写和出版提供支持和帮助的人员和机构，包括相关专家、学者、医生、物理师、医疗技术公司和出版社等。由于编者认知水平有限，不足之处再所难免，希望读者能够提出宝贵的意见和建议，以帮助我们不断完善和改进本书的内容和质量。

编　者
2023 年 7 月

目　录

绪　论

　　癌症如今是最常见的死亡原因,现已成为我国的一个重大公共卫生问题。据 2022 年全国癌症报告,2016 年我国约有 406.4 万新发癌症病例和 241.35 万死亡病例。放射治疗(简称放疗)作为肿瘤治疗的三大治疗手段(手术、化学治疗、系统治疗)之一,其重要地位是毋庸置疑的。据世界卫生组织报告,70% 以上的肿瘤患者可以从放射治疗中受益,而且在全部恶性肿瘤中,约 67% 的患者可以被治愈,其中 30% 是放射治疗的功劳。

　　放射治疗作为一种局部治疗方式,使用光子射线或粒子射线,从不同角度入射到患者体内,从而可以达到高剂量照射靶区的同时,减少周围正常器官的剂量。在整个放射治疗过程中主要包含以下 4 个部分:初始治疗决策、靶区勾画与治疗计划设计、患者接受放射治疗及后续随访。即在初始时需要医生根据影像检查和活检确认肿瘤的位置、范围和种类,经过多学科讨论制订最佳治疗方案;接着物理师将根据医生勾画的肿瘤靶区及周围器官在治疗计划系统上进行计划设计,与医生反复讨论确定最佳治疗计划。以上两步可能需要花费 1 周左右的时间,后续患者排队接受治疗,其等待治疗时间或许长达几天到几个月的时间,这取决于所在治疗医院的总体患者数量。

　　现如今由于各地区域发展不平衡,医疗技术与资源也随之分布不均。医疗技术相对落后的区域,由于医生及相关工作人员的经验和技术不足,肿瘤患者倾向于前往医疗发达的地区接受治疗。除此之外,患者人数的增多,导致相关的医疗工作人员的工作负荷增大。据统计,在 2019 年我国接受放射治疗的比例仅为 20% ~ 30%,这可能是由于患者和医生对放射治疗的认识不够,随着放射治疗的不断科普,将会有更多的患者接受放射治疗。然而,由于现有的医生、物理师和治疗师的人数短缺可能会导致患者接受的治疗质量下降。为了减轻工作人员的工作量,以及缓解区域发展不均的问题,除了培养更多从事放射治疗的相关人员之外,人工智能在放射治疗中运用,特别是近年来深度学习技术的发展,可以帮助减轻工作人员的工作量。另外放射治疗中所采集患者的 CT、MRI 和 PET 等医学图像资料为人工智能在放射治疗中的运用提供了大量的训练数据,更加有利于人工智能在放射治疗中的运用。

如今比较成熟和商业化的人工智能产品进行正常器官的自动勾画,可以大大减轻勾画人员(医生或物理师)的工作量,以及现在不断发展的计划质量控制和自动计划将会在减轻相关工作人员的工作量的同时,解决工作人员经验不足的问题和缓解设备紧张的问题,整体提高治疗计划的质量。除此之外,人工智能还可以运用到治疗决策、图像自动配准、提高图像质量、预测患者的治疗反应从而判断是否需要接受自适应放射治疗和预测患者的预后情况等,这些将有助于患者接受高质量的治疗。

在过去的十多年中,随着模式识别技术的发展和患者影像数据的增加,影像组学等医学图像分析领域呈指数增长。从医学图像中挖掘重要的特征,并对其进行后续分析,以提供治疗决策的支持。现有的关于影像组学的研究主要应用在辅助诊断、肿瘤的预后预测、治疗方案的抉择和确定活检或手术切除区域等。除此之外,影像组学、基因组学、患者其他临床和个人信息的结合将会进一步提升治疗的质量。随着多种信息的结合,我们将会迈向更精准的医疗,从而可以在正确的时间为正确的患者提供正确的治疗。

如今人工智能在放射治疗中的运用主要想解决两大困难:如何解决技术不平衡和工作人员短缺和经验不足的问题,给患者提供标准的高质量治疗;同时还要解决怎样给患者提供个性化的治疗,迈向精准治疗时代。本书的写作是在这样的大环境下,回顾现有的人工智能在放射治疗中的应用和发展,分析面临的技术层面和伦理方面的限制和挑战,希望对后续的发展提供一定的帮助。

(葛　红　蔡　璟　李　兵)

第一章 放射治疗和人工智能大数据及影像组学

第一节 放 射 治 疗

放射治疗是一种通过利用高能辐射破坏癌细胞的 DNA 来治疗癌症的治疗方式。在过去的几十年里,放射治疗领域取得了快速地发展,对成像、治疗计划系统以及对肿瘤生物学和细胞生长理解的进步,使得更高剂量的辐射能够安全地输送到肿瘤,同时对邻近正常组织的损害最小。放射治疗通常通过线性加速器、放射源和放射性药物等手段来实现,在癌症初期或末期使用,或者与其他治疗方法结合使用,临床应用的主要方式包括局部放射、全身放射和盆腔放射等。在治疗过程中,患者需要进行一系列的检查和评估,以确保放射剂量和放射区域的准确性。放射治疗的优点在于可以直接针对癌细胞进行治疗,此外,放射治疗通常不需要住院,配合合理的护理和补给,患者可以正常进行日常生活。不过,放射治疗也有其不足之处,如可能对健康的细胞和组织带来潜在的风险,因此,在治疗过程中,医生和患者需要认真考虑各种治疗方案,以保证治疗效果和患者的安全性。总之,放射治疗是一种有效而且广泛应用的癌症治疗方式,患者和医生需要在科学的基础上,共同制定出最合适的治疗方案,以帮助患者早日战胜癌症。

一、放射治疗的目的

放射治疗的目的是向癌细胞提供仔细计算的辐射剂量,同时最大限度地减少对周围组织的辐射暴露。因此,放射治疗旨在实现高局部肿瘤控制率和低并发症风险。与癌症管理中使用的其他治疗方法,如化学治疗或免疫疗法相比,放射治疗是一种局部治疗。它可以单独使用或与其他治疗方式(例如化学治疗、手术、免疫疗法)结合使用。大约50%的癌症患者在疾病管理期间的某个时期会接受放射治疗。放射治疗被认为占治愈癌症的治疗方法的40%左右。根据放射治疗在临床上的应用目的,可将放射治疗分为根治性放射治疗、姑息性放射治疗和辅助性放射治疗,辅助性放射治疗又可以分为术前放射治疗和术后放射治疗。

（一）根治性放射治疗

根治性放射治疗是指应用肿瘤致死量的射线,全部消灭恶性肿瘤的原发和转移病灶的放射治疗,主要适用于对放射线敏感或中度敏感的肿瘤。肿瘤生长在重要器官或邻近重要器官,手术切除将严重影响重要器官的功能或无法彻底切除,同时肿瘤对放射线敏感,放射治疗能有效控制或消灭肿瘤。例如头面部皮肤癌、鼻咽癌、头颈部恶性肿瘤（包括扁桃体癌、口腔癌、口咽癌等）。

（二）姑息性放射治疗

姑息性放射治疗是指以减轻患者痛苦、改善症状及延长其生命为目的的放射治疗。临床上姑息性放射治疗又可分为高度姑息和低度姑息两种。高度姑息放射治疗用于一般状况尚好的患者,所给剂量为根治量或接近根治量。低度姑息放射治疗一般用于状况较差或病已到晚期,只希望起到减轻痛苦作用的患者,所给剂量仅为根治量的 1/2 或 1/3。

（三）辅助性放射治疗

放射治疗常需要与其他治疗方法相结合,作为综合治疗的一部分。一般来讲,外科手术是大多数常见肿瘤的首选局部肿瘤治疗方法。但目前早期肿瘤缩小手术范围,将放射治疗作为辅助治疗在手术前和手术后使用,逐渐成为外科发展的趋势。其目的是提高肿瘤的局部控制率,保留患者器官的功能,改善患者的生活质量。

二、放射治疗的种类

放射治疗主要有两种形式:体外照射和体内照射。一部分患者可能需要接受两种形式的放射治疗。

（一）体外照射

体外照射又称为远距离放射治疗。这种照射技术是在治疗时,放射治疗机将高能射线或粒子瞄准肿瘤,用于体外照射的放射治疗设备有 X 射线治疗机、钴-60 治疗机和直线加速器等。钴-60 治疗机和直线加速器一般距人体 80~100 cm 进行照射。单纯从身体外部进行放射治疗有一定的局限性，即使在足量照射的情况下，总有一部分肿瘤局部复发。

（二）体内照射

体内照射又称为近距离放射治疗。这种治疗技术把高强度的微型放射源送入人体腔内或配合手术插入肿瘤组织内，进行近距离照射，从而有效地杀伤肿瘤组织。治疗技术涉及腔管、组织间和术中、敷贴等多种施治方式。这一技术发展很快，它可使大量无法手术治疗、外照射又难以控制或复发的患者获得再次治疗的机会，并有肯定的疗效，而且正常组织不受到过量照射，以避免严重并发症，成为放射治疗技术上的一个焦点。过去，后装技术仅能用于妇科肿瘤治疗，最新一代后装治疗机已把这种技术扩大应用到鼻咽、食管、支气管、直肠、膀胱、乳腺、胰腺、脑等肿瘤。这种新技术与其他治疗方法配合，逐步形成了很有发展前途的综合治疗手段，在应用中取得了明显的效果。

三、放射治疗的技术类型

随着计算机技术、医学影像技术和图像处理技术的不断发展，以及放射治疗设备的不断开发和更新，放射治疗的新技术也逐步问世。目前，临床上应用最多的放射治疗技术主要有三维适形放射治疗（3D-CRT）、调强适形放射治疗（IMRT）、容积弧形调强放射治疗（VMAT）、立体定向放射治疗（SRT）、图像引导放射治疗（IGRT）以及体表追踪放射治疗技术（SGRT）等。

（一）三维适形放射治疗

理想的放射治疗技术应按照肿瘤形状给靶区很高的致死剂量，而靶区周围的正常组织不受照射。要使治疗区的形状与靶区的形状一致，必须从三维分布上进行剂量分布的控制，使用三维计划设计系统和三维适形设备使剂量分布和靶区形状一致，设计非共面不规则野进行分次照射，野界面形状由多叶准直器调节，使与束流方向观上肿瘤靶区轮廓相符合，能直观射线束对肿瘤的包裹和避开重要器官，便可以使靶区边缘剂量提高，总体提高靶区剂量，从而提高肿瘤局部控制率。

（二）调强适形放射治疗

调强适形放射治疗是在 3D-CRT 的基础上发展而来的，3D-CRT 仅做到了在射野方向上，照射野的形状与靶区界面形状一致，而调强适形放射治疗除满足这个条件外,还必须满足使靶区内任一点的剂量与处方剂量相等,这就要求治疗设备能使用束流调控方式,控制X射线的强度和方向,或使用动态多叶准直器在固定野和旋转运动中实现调强,同时使靶区以外的组织剂量和受照体积减小到最小。调强适形放射治疗被认为是21世纪放射治疗技术的主流。

(三)容积弧形调强放射治疗

容积弧形调强放射治疗(VMAT)是在IGRT基础上研发的,集新型高精尖加速器与逆向优化治疗计划设计软件及精密的剂量验证设备于一身。VMAT可在360°多弧设定的任何角度范围内旋转照射,比传统治疗方式照射范围更大。同时,该技术还能调整控制放射线在肿瘤上的强度,每次治疗时可立即取得三维电脑断层扫描影像并做精准治疗定位;此外,VMAT治疗技术不仅让放射线随着肿瘤厚度调弱、增强,还能考虑肿瘤体积各部位的厚薄不同,来给予最适合的放射线强度,同时闪开在肿瘤中间或凹陷处的如眼球、脊髓等重要人体器官,提高肿瘤控制率,降低正常组织并发症的概率,减少治疗后的副作用。

(四)立体定向放射治疗

立体定向放射治疗(stereotactic radiotherapy,SRT)是一类精确的放射治疗技术,可以将高剂量的辐射精确地送达到体内的肿瘤区域,最小化对周围正常组织的影响,其发展历程可追溯到20世纪50年代。1951年瑞典的Lars Leksell提出了立体定向放射外科(stereotactic radiosurgery,SRS)的概念。1968年,首台以钴-60作为放射源的SRS设备在瑞典问世,成功应用于临床,自此拉开了头部SRT的序幕。1980年代初期,直线加速器开始替代钴-60应用于SRS,称为X刀。1990年代初,瑞典学者研制了实施体部X刀的体位固定装置并开始治疗肺癌和肝癌。20世纪90年代同期,日本学者首次将CT和加速器合成一体,开始对肺周围型病灶实施立体定向体部放射治疗(stereotactic body radiation therapy,SBRT)治疗。德国学者也开始研究立体定向体部放射治疗在不可手术肺和肝肿瘤中的作用。2000年左右,中国学者在开启了利用γ刀实施立体定向体部放射治疗治疗肿瘤的模式。2003年,印第安纳大学学者首次报道了采用立体定向体部放射治疗治疗肺癌的前瞻性临床研究结果。SRT的发展历程是一个技术不断进步、不断完善的过程,随着时间的推移,它变得更加精确、安全、有效。

分次立体定向放射治疗(fractioned stereotactic radiation therapy,FSRT)和SRS都是利用立体定向技术进行病灶定位,照射靶区的治疗技术,前者是分次照射,后者为单次大剂量照射。可以说FSRT是SRS的发展,主要采用非共面拉弧技术,实现病灶中心高剂量,周围剂量迅速跌落的剂量分布特点,其配套的六维床和图像引导设备可实现小于1 mm的治疗误差,被称为X刀。SRT技术在20世纪80年代初首次应用于神经外科手术中,用于精确定位和取出脑内肿瘤。随着计算机和成像技术的进步,SRT被引入到放射治疗领域,目前已成为一种非常有效的治疗方法。应用于体部的SRT,又被称作立体定向体部放射治疗,这种立体定向放射治疗技术可以使用多种尖端设备来实现,如HyperArc、TOMO等技术。基于伽马刀理念,Lars Leksell与John R. Adler于2001年发明带有影像引导和聚焦照射两大特点的新型放射外科系统-赛博刀(cyberknife,又称射波刀),其不再使用有创的定位方式来固定患者,并用小型化加速器代替了放射源,射线质和剂量率都得到了提升,把立体定向放射治疗应用到全身,扩展和外延了立体定向放射外科的内涵和范围,引领了立体定向外科技术的发展。

1. 立体定向放射治疗技术特点　　SRT技术包括体外定向和体内定向两种方式,其中体外定向采用机架或面罩来锁定患者头部或身体的位置,而体内定向则通过在患者身体内插入针或导管来精确定位。得益于图像引导系统和放射治疗技术的进步,SBRT技术优势在于高分次剂量和短疗程的分割模式,使得最大放射治疗剂量能够集中在肿瘤靶区,而周围正常组织的剂量下降曲线十分陡峭,有利于对周围正常组织的保护,实现了安全的"大分割"。SRS依靠3个基本原则来实现差异化靶向目标。①通过将辐射剂量扩散到较大的表面积而产生高剂量梯度;②准确和精确的靶区定位;③用高剂量照射小野。SBRT一般采用1~5次大剂量照射(每次6~30 Gy),与每周5次、全程6~7周的常规分割放射治疗方式显著不同。常规低分割放射疗法治疗效果取决于正常和病理组织的修复电离辐射引起的DNA损伤的能力差异。相比之下,SRS对差异修复依赖较少,更多取决于靶向治疗效果的差异。

此外,SRS/SBRT靶区体积相对小,通常小于5 cm。具备高精度外照射的特点治疗机的机械精度小于1 mm,且高度依赖于图像系统,需要CBCT或诊断式CT引导或实时影像引导放射治疗。同时,多照射野、多弧以及非共面引导下的高聚焦度以及高生物学剂量也是立体定向放射治疗的显著优势。SRS/SBRT 治疗后肿瘤局部控制率高,如早期肺癌可达95%左右,5年生存率接近50%,治疗过程无痛苦,治疗周期短,不影响患者的正常工作生活。此外,SRS/SBRT 技术也面临着一些挑战。开展 SRS/SBRT 需要必要的硬件设备、岗位人员的专业资质培训以及规范化的流程管理和质控规程。具体来说,首先,SRT 技术需要非常精确的定位和测量,因此需要高端的设备和技术人员,这也导致 SRT 治疗费用较高。其次,SRT 技术对患者的移动或呼吸等因素非常敏感,因此需要采用一些特殊的技术和设备来保证治疗的准确性。最后,SRT 技术在一些癌症类型中的应用还需要更多的研究和临床试验来证明其效果和安全性。

2. 治疗适应证 SRS 和 SBRT 技术在多种疾病部位的开发和日益广泛应用引领了放射治疗的新时代。SRT 适用于许多类型的癌症,包括脑部、肺部、肝脏、胰腺、前列腺、骨髓瘤和淋巴瘤等。它也可以用于治疗复发性癌症或转移性癌症,特别是对那些不能接受手术或化学治疗的患者来说,SRT 是一种非常有效的治疗方法。SBRT 目前已经更加广泛地应用于多发性肺癌、复发性肺癌、肝部肿瘤、肾上腺转移癌、前列腺肿瘤等。

在放射肿瘤学家治疗的几乎所有癌症亚型中,都已经有了 SRT 的已确定数据,其适应证范围从早期疾病(例如肺癌)到局部晚期疾病(例如无法手术的胰腺癌)和转移性疾病。这类技术尤其具有吸引力,因为治疗过程短且治疗体积小,副作用小。例如,在早期非小细胞肺癌患者中,对于不能接受肺叶切除术的患者,SBRT 是标准治疗方法,并且与常规分割放射治疗相比,其结果更好,毒性更低。虽然目前尚无完成的 SRT 和切除术对比随机试验,但在两个随机试验参与者的汇总分析中,SRT 也比肺叶切除术表现优异。然而,由于两项试验都没有完成招募,因此该分析受限于参与者数量和事件数量较少。

此外,SRS 和 SBRT 在转移性疾病治疗中的潜在作用。从预后上来看,一个有两个转移病灶的患者可能比一个有 20 个转移病灶的患者的预后更好,但两者都被认为是 IV 期。长期以来,已经知道,一些具有少数转移灶的患者,例如,$T_{1-2}N_0$ 肺癌的肾上腺转移、结直肠癌的肝转移或肉瘤的肺转移,可以通过对所有病灶采用积极的局部治疗而实现长期疾病控制。然而,关于是否有多个转移病灶的患者也可以从积极的局部治疗中受益尚存在争议。

来自欧洲放射治疗和肿瘤学会以及美国放射肿瘤学会的联合共识文件

讨论了几个标准,包括转移灶的部位、明确的局部治疗的可行性和全身治疗选项,在定义少量转移性疾病和确定适当的激进局部治疗的候选者时应该考虑所有这些标准。放射外科手术和SBRT还可用于姑息治疗,例如在骨转移患者中显示出良好的镇痛效果。SBRT甚至在良性肿瘤(例如三叉神经痛)以及非肿瘤性治疗(例如难治性室性心动过速和其他心律失常)中也被成功应用,这表明在肿瘤学以外的领域有潜在的未来用途。

立体定向治疗最初是为了治疗颅内肿瘤而开发的,但已经被用于多个其他身体部位,包括胸部、消化系统、泌尿系统和骨骼部位。与传统的低剂量分次放射治疗不同,SBRT也称为立体定向消融体放射治疗,其特点在于向肿瘤提供灭活性的放射治疗剂量。立体定向放射外科和SBRT已经为放射治疗创造了全新的适应证,随着全身性治疗的进展,它们的作用仍在不断扩大。随着计算机技术和成像技术的不断进步,SRT技术将会变得更加精确和可靠。未来,SRT可能会被广泛应用于更多类型的癌症治疗中,包括早期癌症和复杂癌症的治疗。此外,随着分子生物学的发展,SRT将与其他治疗方法相结合,例如靶向治疗和免疫治疗,形成更加全面的癌症治疗方案,以提高患者的治疗效果和生存率。总之,立体定向放射治疗技术的发展已经为癌症患者提供了一种更加有效、精确和无创的治疗方法。未来,随着技术和研究的进一步发展,SRT技术有望在癌症治疗中发挥更加重要的作用,并为患者带来更好的治疗效果和生活质量。

(五)图像引导放射治疗

在过去几十年里,成像技术[如计算机断层扫描(CT)和磁共振成像(MRI)]取得了巨大进展,图像引导放射治疗(imaging-guided radiotherapy,IGRT)可以获取患者的三维图像信息,有助于准确诊断肿瘤,彻底改变了外部放射治疗,使可视化和分割危险器官的肿瘤和三维方式成为可能。然而,就CT而言,它也有一些局限性,特别是关于肿瘤的特征和描述,它与功能和解剖图像的联系。正电子发射体层摄影(PET)和磁共振成像则没有这些局限。

CT是放射肿瘤学家用于放射治疗计划的靶体积和危险器官描述的参考成像。它是一种高空间分辨率的成像方式,提供了良好的空间精度的解剖信息,不受几何畸变的影响。CT还提供了放射治疗中密度学计算所必需的组织电子密度映射。然而,CT有一定的缺点,如软组织缺乏造影剂和由于金属的存在而产生的伪影。MRI 是一种解剖和功能的成像方式,提供了非常好的软组织对比度与毫米空间分辨率。虽然它具有不辐照的优点,但采集过程很耗时,而且该技术存在许多禁忌证。然而,由于缺乏组织电子密度信息、图像的非恒定强度以及使图像变形的几何畸变,限制了仅使用 MRI 进行放射治疗计划的可能。CT 和 MRI 常与 PET 相关,这是一种功能成像方式。它提供了很好的肿瘤/淋巴结对比,并有获得大视野的可能性。然而,这是一种空间分辨率较差的辐射检查。此外,部分体积伪影的存在会产生模糊的边缘,使得分割感兴趣的区域更加困难。这些成像技术已与基于线性加速器(linac)的放射线治疗结合使用,进行 IGRT,以提高治疗的准确性和精度。IGRT 采用了放射治疗的综合方法,例如,CT-linac、MR-linac、cyberknife和 tomotherapy,其中将放射线输送系统与成像结合在一起。将这两个复杂的设备结合起来高度需要微型化和减轻设备重量。

1. 磁共振加速器一体机技术　磁共振加速器一体机技术(CBCT)引导的放射治疗是广泛应用的 IGRT 技术。但 CBCT 的成像噪声大,软组织的分辨率较差,还有额外的辐射。相比之下,磁共振加速器一体机(MR-Linac)将MR 和 Linac 结合起来,用 MRI 替代 CBCT,可以对肿瘤实时跟踪,获得更高分辨率的软组织图像,使得在线的自适应放射治疗成为可能(adaptive radiotherapy)。MR-Linac 技术是结合了磁共振成像(MRI)和放射治疗的技术,可以在放射治疗过程中实时获取患者的解剖结构和生物学信息,从而实现更精确的放射治疗计划和治疗监控。MR-Linac 技术可以实时检测肿瘤和周围组织的形态和代谢变化,并根据数据对放射治疗计划进行调整,从而提高放射治疗的精确度和安全性,减少对正常组织的损伤。

2. CT 加速器一体机技术　CT 加速器一体机(CT-Linac)技术是一种基于计算机断层扫描(CT)成像的放射治疗技术,可以在放射治疗过程中实时获取患者的解剖结构和组织密度等信息,并与放射治疗计划进行比对,从而实现更精确的放射治疗。CT-Linac 技术可以快速准确地定位肿瘤位置,并根据患者的解剖结构进行调整,从而提高放射治疗的精确度和安全性。

3. PET 加速器一体机技术　PET 加速器一体机(PET-Linac)技术是一种结合了正电子发射断层扫描(PET)成像和放射治疗的技术,可以实时获取患者的生物学信息和代谢情况,并根据数据进行放射治疗计划的调整,从而实现更精确的放射治疗。PET-Linac 技术可以检测肿瘤和周围组织的代谢变化,提高放射治疗计划的精确性和安全性。

总的来说,图像引导放射治疗技术可以实现更加精确的放射治疗计划和治疗监控,可以提高放射治疗的精确度和安全性,减少对正常组织的损伤。未来,随着技术的不断发展和完善,图像引导放射治疗技术将会得到更广泛的应用。

(六)体表追踪放射治疗

体表追踪放射治疗(surface guided radiation therapy,SGRT)是一种利用光学相机或其他非接触式设备来实时监测患者体表表面的形态变化,以提高放射治疗精度和安全性的新型放射治疗技术。SGRT技术的核心是实时追踪患者体表表面的形态变化,通过反馈控制系统调整放射治疗器的位置和剂量,以确保放射治疗精度和安全性。具体来说,SGRT技术可以通过使用光学相机或其他非接触式设备在放射治疗过程中连续获取患者体表表面的图像,然后与预定的治疗计划进行比对,以检测和纠正任何患者体位或呼吸等因素导致的位置或形态变化。SGRT技术的优点在于,它可以在放射治疗过程中实时检测和纠正患者体表表面的形态变化,以确保放射治疗器的位置和剂量准确无误。同时,SGRT技术还可以提高患者的治疗体验,因为它是一种非接触式的放射治疗技术,可以减少患者与放射治疗器的接触和不适感。此外,SGRT技术还可以提高放射治疗的效率和安全性,因为它可以减少放射治疗的重复次数,降低放射治疗的副作用和风险。

近年来,利用光学表面扫描进行患者定位、分数内运动监测和呼吸门控技术的SGRT的临床应用有所增加。一般来说,SGRT系统使用一个投影仪和一个或几个摄像机单元的组合来记录患者的实时3D表面。一个相对于治疗等中心位置的参考表面用于计算患者在平移和旋转方向上的位置的必要校正。放射治疗主要有4种光学表面扫描技术,激光扫描仪、飞行时间系统、立体视觉系统和结构光系统。光学表面扫描仪具有较高的空间和时间分辨率,已被证明是放射治疗过程中关于患者定位和监测的一个重要补充。SGRT可以被视为一种"四眼原则"工具,可以连续监测患者的位置,从而提高患者的安全性和舒适性,同时标准化工作流程(更高的精度和重现性)。此外,它有可能通过准确的靶向照射来改善临床结果。

在患者的位置,SGRT是一个减少整体治疗时间和成像剂量的有效工具,如它能够提供完整的室内在线信息表面和患者的位置;对于浅表肿瘤(表面偏差可以代表肿瘤运动),SGRT技术相比于三点激光技术定位更加精准,在某些情况下可能允许减少日常成像的数量;对于更深的肿瘤(表面偏差和肿瘤运动之间没有直接关联),每日成像仍然是必须的,但 SGRT 可以减少图像配准所需的时间,减少成像的需求。虽然与光子治疗的全身散射剂量相比,成像剂量可以忽略不计,但 SGRT 作为一个图像引导步骤,可以在没有电离辐射的情况下完成。SGRT 系统在整个治疗部分中提供了对患者表面的实时运动监测,提高了放射治疗工作的安全性。如果患者表面的部分根据计划 CT 设置偏离参考位置,或者计算的等心偏差超过一定阈值,可以保持光束。

1. 体表追踪放射治疗现状　SGRT 的优势包括提高放射治疗精度和安全性,能够在放射治疗过程中实时监测患者体表表面的形态变化,减少位置偏差和形态变化对放射治疗精度的影响,提高放射治疗的安全性和有效性。减少治疗时间和副作用,SGRT 技术可以减少放射治疗的重复次数和治疗时间,同时还可以减少放射治疗的副作用和风险。提高患者的治疗体验,SGRT 技术是一种非接触式的放射治疗技术,可以减少患者与放射治疗器的接触和不适感,提高患者的治疗体验。易于实施,SGRT 技术可以通过使用光学相机或其他非接触式设备实现,不需要特殊的装置或复杂的操作,易于实施和推广。SGRT 最有前途的应用之一是对靠近皮肤肿瘤的门控放射治疗的方法。具体而言如下。

(1)呼吸保持优势:由于呼吸诱导的器官运动被认为是最大的器官内运动,因此必须考虑到受呼吸影响的肿瘤或病变的放射治疗期间的不确定性。DIBH(最大吸气)或浅层 BH(中等吸气)是呼吸运动缓解的有效方法。这两个技术都将肿瘤运动减少到最小值,并允许以相似的计划目标体积(PTV)覆盖减少对心脏的剂量。对于肺或肝脏的治疗可以使用 SGRT 系统进行监测。

呼吸运动也可以用于增加特定肿瘤部位的 OAR 保留,其中 DIBH 增加了 PTV 和 OARs 之间的距离。例如,在乳腺癌中,DIBH 技术导致心脏剂量的减少,特别是对左前降支(LAD),任何额外剂量都会增加冠状动脉疾病的风险和缺血性心脏病的风险。此外,在乳腺和霍奇金淋巴瘤的质子治疗中,DIBH 降低了相互作用效应,改善了计划稳健性,并显著降低了对 LAD 和心脏的剂量。

(2)儿科上的应用优势:在一个病例报告中,使用 SGRT 联合使用 FFF 模式的直线加速器,报道了一个 18 个月大的复发性肾母细胞瘤的男孩的姑息性放射治疗。患者有一个很大的前纵隔肿块严重阻塞了他的气道。SGRT

治疗可以在足够短的时间内进行,而不需要麻醉。SGRT 系统已被添加为儿科治疗中的一个安全功能,以帮助患者设置和提供额外的错误检测。

然而,SGRT 技术也面临着一些挑战。①设备成本高:光学相机或其他非接触式设备的成本较高,这可能会增加治疗的费用。②技术门槛较高:SGRT 技术需要医疗工作者熟悉和掌握光学相机或其他非接触式设备的操作和维护,技术门槛较高。③治疗效果仍需进一步验证:虽然 SGRT 技术已经在一些临床研究中得到了初步验证,但其治疗效果还需要在更广泛的临床实践中得到进一步验证。④仍存在技术局限性:SGRT 技术在处理头部、颈部和躯干等部位的肿瘤时,受到光线阻碍和图像失真等技术局限性的限制。

2. 体表追踪放射治疗的适应证　SGRT 适用于多种肿瘤类型的治疗,包括但不限于以下情况。

(1)乳腺癌:SGRT 技术可以在乳腺癌手术后进行局部放射治疗,减少对正常组织的损伤和副作用。

(2)皮肤癌:SGRT 技术可以对浅表皮肤癌进行放射治疗,对于需要高剂量照射和较小照射体积的皮肤癌治疗具有优势。

(3)头颈部肿瘤:SGRT 技术可以有效降低头颈部肿瘤放射治疗过程中的位置偏差和形态变化,提高放射治疗精度和安全性。

(4)躯干肿瘤:SGRT 技术可以在躯干肿瘤放射治疗过程中监测体表形态变化,提高放射治疗精度和安全性。

(5)神经母细胞瘤:SGRT 技术可以在神经母细胞瘤放射治疗过程中实时监测患者的体表位置和形态变化,减少对正常组织的损伤和副作用。

(6)胰腺癌:SGRT 技术可以在胰腺癌放射治疗过程中减少对胃肠道等正常组织的副作用。

(7)前列腺癌:SGRT 技术可以对前列腺癌进行放射治疗,提高放射治疗精度和安全性。

对于乳腺癌患者,研究激光对齐与表面成像两种方式显示,SGRT 减少定位误差平均约40%。除了精确的等中心定位外,表面成像还为纠正患者的姿势提供了指导。研究表明,表面引导矫正手臂姿势,也改善了乳房位置。然而,一些因素会影响表面引导的患者设置的准确性,如患者运动、表面阴影、感兴趣区域(ROI)的选择、患者解剖梯度的缺失和解剖变化的整个治疗。SGRT 工作流程能够节省了额外的成像剂量,并节省了患者设置的时间。总体来说,SGRT 技术适用于多种体表或浅表肿瘤的放射治疗治疗,对于需要高精度和安全性的放射治疗治疗具有明显优势。

SGRT 是一种基于体表形态变化监测的放射治疗技术,可以提高放射治疗精度和安全性,减少对正常组织的副作用。与传统放射治疗技术相比,SGRT 技术具有很多优势,例如可以实时监测患者的体表位置和形态变化,可以快速纠正偏差,还可以提高治疗效果,降低治疗时间等。SGRT 技术适用于多种体表或浅表肿瘤的放射治疗治疗,具有广泛的应用前景。近年来,SGRT 用户和应用程序的数量迅速增加,并预计在未来几年将进一步增加。可变形的表面追踪,结合对患者表面运动与内部器官和肿瘤运动的相关性的广泛研究,可以构成一种更准确地记录和监测患者运动和解剖学变化的方法。与一维(one dimension,1D)替代物相比,深吸气屏气(deep inspiration breath hold,DIBH)的运动监测,门控或肿瘤跟踪治疗,可以从 SGRT 提供的改进数据中获益。在 CT 模拟过程中获得的表面数据可以帮助对患者进行运动缓解技术进行分层,例如通过量化患者遵循某种屏气技术所需的指示的能力。

通过部分内监测数据对患者运动的回顾性分析,SGRT 系统提供了设置可变性的信息,结合解剖成像可以确定必要的信息,以建立站点甚至患者特异性的治疗边缘。因此 SGRT 将越来越多地有助于个性化患者护理和适应性放射治疗的发展,并有可能减少受辐射的健康组织的体积和控制分数间变异所需的验证成像(X 射线或 CBCT)的总数。SGRT 既可以替换千伏(kilovolt,kV)成像本身,也可以在检测到超过一定阈值的变化时触发 kV 图像。SGRT 在适应性计划方面的决定作用对于带电粒子治疗更重要,因为未被发现的患者解剖和姿势变化,如炎症、体重增加或减轻,由于带电粒子范围变化的强烈影响,可能有更实质性的剂量学影响。然而,SGRT 在带电粒子治疗中的应用也有望进一步扩展到机器和患者特异性质量保证(quality assurance,QA)中。由于机架结构的重量广泛,大多数质子治疗系统的机械和辐射等心性强烈依赖于复杂的算法来调整床位置,作为机架下垂的补偿,根据处理角度而不同。一个具有系统特定 QA 常规的良好校准的表面成像系统可以作为床定位验证的二次验证程序,也可以作为光子束治疗的机架和床位置的独立检查。此外,考虑到生物识别技术和人脸识别算法的最新进展,SGRT 系统可以集成到整个临床放射治疗工作流程中。SGRT 能够通过面部识别,每天在直线加速器上验证治疗附件,验证他们在床上的正确位置,而且它可以方便患者专用和机器质量保证。

SGRT 的使用已显示在整个放射治疗过程中提供了患者的安全性,并提高了特定解剖部位治疗的准确性。SGRT 可以被认为是一种额外的安全工具(如分数内运动管理),但某些技术,如 DIBH 或开放口罩治疗,通过使用 SGRT 取得了非凡的进展。总之,SGRT 技术是一项前景广阔的放射治疗技术,具有很多优势和应用前景。未来,随着技术的不断提升和发展,SGRT 技术还将在医疗领域发挥更大的作用,为患者带来更好的治疗效果并提高其生活质量。

四、放射治疗流程

整个放射治疗过程可划分为体位固定、模拟定位、轮廓勾画和计划设计、治疗验证、计划执行(即治疗)共 5 个阶段。在本节中,我们将依次介绍这些阶段。

(一)体位固定

体位固定就是为患者选择将来治疗时应采用的体位;有必要的话,采用体位固定装置,以保证在分次治疗时患者体位的重复性和一次治疗过程中体位的固定。治疗体位确定及患者体位固定是治疗计划设计与执行过程中极其重要的一个环节,是现代 3D 精确照射的基础,它的任务是保证患者分次放射治疗体位的高度重复及保证治疗过程中体位固定、治疗体位准确。根据治疗技术和治疗位置选择固定装置,常用真空体模、热塑体模或硬质泡沫塑料体模等。这些装置应根据患者的身体尺寸和治疗位置进行量身定制。

选择体位的原则:一是应在靶区定位开始前确定;二是应考虑治疗方案(布野)的要求;三是应结合患者的身体状况考虑体位的可重复性。正确的体位固定能使患者每次治疗的重复性最佳。患者治疗时能保持舒适的体位,是一个很重要的因素。患者的首次体位固定是在体模室,由于绝大多数的患者不了解放射治疗的过程,因此会相当紧张。医生和模室技师应在患者较为放松和舒服的状态下,尽量采取自然体位作为治疗体位。患者如在紧张的情况下做体位固定,由于精神紧张,肌肉也会收缩,这样的体位在以后的治疗时往往很难重复。布野要求和患者的身体条件也是影响体位固定的因素。有时为了让射线避开敏感的正常组织,患者可能需要采取一个特殊的体位。有的患者驼背,则采取侧卧位较为合适。固定装置和患者在 CT 扫描及治疗过程中是否会与设备碰撞也是一个需要考虑的问题。

在体位固定前,训练患者如何正确使用固定装置也非常重要。特别是对因为脏器生理运动造成靶区在体腔内的位置不确定的患者的训练,如肺癌患者,肿瘤会随着呼吸上下运动,应该训练患者在治疗期间避免深呼吸,尽量避免咳嗽,学会做平静、小幅度的呼吸运动。如采用呼吸门控设备,更加要求患者的配合。

（二）模拟定位

定位是通过现实的或虚拟的方式模拟放射治疗,采集患者治疗部位的影像,确定照射野在体表的对应位置并做标记的过程。靶区定位就是确定靶区的位置和范围,以及靶区与周围正常组织、危及器官间的空间位置关系,为下一阶段的计划设计采集必要的解剖数据(如 CT 数据和 MRI 数据)。对某些患者还可能采集生物功能影像数据(如 PET 数据和 fMRI 数据)以便更准确地定义靶区和确定处方剂量。常规模拟机定位和 CT 模拟机定位是靶区定位中常用的两种方式。近年来,利用 MRI 和 PET/CT 机定位的单位也越来越多,这些技术可以提供更准确的靶区定位和定量分析。

模拟定位机定位是为常规放射治疗做准备。模拟定位机最早于 20 世纪 60 年代末应用于放射治疗领域,取代了传统使用的诊断 X 射线机。模拟定位机实际上是一台安装在可以等中心旋转的机架上的诊断 X 射线机,主要由放射源与准直器系统、影像增强器和模拟定位床等部件构成。利用 X 射线透视成像原理,可以采集到在照射野方向上反映靶区、危及器官和周围其他正常组织的投影关系的二维透视图像。依据这种投影位置关系,可以为常规放射治疗确定靶区在体表的参考标记、照射野方向、照射野的大小和形状。少数模拟定位机还可以产生类似 CT 的断层扫描,用于下一步的二维治疗计划设计。定位机 CT 断层扫描采用 kV 级锥形束成像原理,散射光子多,图像质量会劣于使用 kV 级扇形束扫描的常规 CT 机,不能被临床使用,一般只用来作靶区和器官的重建,应用范围较小。

CT 模拟机定位是为三维适形放射治疗(3D conformal radiation therapy,3D-CRT)和调强放射治疗(intensity-modulated radiation therapy,IMRT)等先进的放射治疗技术做准备。CT 模拟机主要由 CT 扫描机、虚拟模拟定位工作站和激光射野定位系统组成。CT 模拟机通常选用大孔径的 CT 机,一般要求大于 70 cm，以能够尽量完全地包括患者的外轮廓和体部支架。通常放射治疗机的治疗床是平面床，而诊断 CT 通常为使患者尽可能位于中心而采用曲面床，则 CT 模拟机的床应与治疗床一样也用平面床。虚拟定位工作站的主要作用是进行 CT 图像的三维重建、显示及射野模拟，并配备辅助软件工具方便医师勾画靶区和危及器官。激光定位系统主要有两点作用：一是辅助技师对患者的摆位，设置患者体表的原始定位标志点；二是指示靶区中心或治疗的等中心和照射野在患者体表的投影。因此，激光定位的准确性直接关系到治疗的准确性和可重复性。

CT 模拟机有断层扫描和虚拟模拟两大功能。利用断层扫描功能，可以获得两种信息。第一种信息是人体外轮廓、靶区、危及器官和其他正常组织的空间位置关系。CT 扫描提供的第二种信息是不均匀性组织的密度。在进行放射治疗计划设计时，经常会遇到不均匀组织的剂量修正问题。CT 扫描利用不同密度的组织对 X 射线的吸收差别来显示图像，因此可以将 CT 值转换成组织的密度值。在进行 CT 模拟机验收时，需要使用 CT 值校准模体（其中含各种已知密度的材料），以确定不同扫描条件下 CT 值与密度之间的转换关系，并定期检查。

利用 CT 模拟机的虚拟模拟功能，则可以根据断层扫描图像重建治疗部位的 3D 图像，即 3D 假体；利用射野方向观（Beam's eye view，BEV）和数字重建透视（digital reconstructed radiography，DRR）等工具实现类似常规模拟机的肿瘤定位和射野模拟。利用 BEV，物理师可以从不同角度观察照射野分布、肿瘤靶区和危及器官的受照情况，从而优化布野方案。DRR 图则可以指导患者准确摆位，并可与摆位验证片进行对比。

CT 模拟定位的步骤：①登记患者基本信息，根据医嘱选择扫描体位、部位和扫描方案。②按治疗体位和固定方式摆位，设置参考标志线，并将"十"字交叉点贴直径约 1 mm 的铅制标记。③进床，将拟定的参考标记线与内置激光垂直线重合，并将此处 CT 床位设置为"0"。移床，根据医嘱确定定位图像扫描的起始线。④采集定位图像，根据医嘱确定具体的扫描范围和扫描参数，开始扫描。⑤扫描结束，患者下床，将采集的影像数据传至相应的计划工作站。

（三）计划设计

计划设计是模拟定位的下一个阶段，它根据采集的患者解剖影像数据，利用计算机放置合适的射野(体外照射)或合理的布源(近距离照射),进行剂量计算,得到所需的剂量分布。计划设计的主要任务是:定义解剖结构和确定处方剂量;设计和评价治疗计划。计划设计过程包括 4 个步骤。

1.图像登记和融合　图像登记是建立一组图像中层与层之间的空间位置关系的过程。其目的是:①建立患者坐标系;②在该坐标系中重建出治疗部位的三维解剖结构,确定靶区及靶区与周围重要组织和器官的关系;③利用已建立的患者坐标系,将不同来源的图像如 CT/MRI/PET、模拟射野模拟片、加速器射野证实片进行融合、叠加和比较;④等剂量分布在不同图像中互相映射。而图像融合则是建立两组不同图像之间的空间位置关系的过程。当两组图像输入时,只有通过图像融合,才能确定它们的空间位置关系,才能在统一的患者坐标系中定义解剖结构、建立患者的 3D 假体。图像融合主要是 CT 与 CT、CT 与 MRI、CT 与 PET 图像之间的融合。CT 与 CT 图像融合的原因是患者在治疗过程中各种因素引起的肿瘤体积和位置明显变化,需要重新对患者进行 CT 扫描,重新确定靶区、设计计划。两次 CT 扫描图像的融合,可以使得物理师方便地再次设计治疗计划。CT 和 MRI、CT 和 PET 图像之间的融合是为了得到更精确的肿瘤定位,使靶区的勾画更加准确。如中枢神经系统肿瘤中,MRI 图像在确定靶区范围方面具有明显的优势,但 MRI 图像却不能提供剂量计算所需要的组织的电子密度、阻止本领等参数。

2.轮廓勾画和给定临床处方剂量　需要勾画的解剖结构包括人体外轮廓、靶区、危及器官和其他正常组织的轮廓。一般来说,有些轮廓可以通过系统自动勾画加上适当修改完成,比如人体外轮廓、肺;多数轮廓电子密度和周围器官差别不大,需要医师手动勾画。近年随着深度学习方法在器官勾画方面的应用,目前已经可以实现大多数多数器官的系统自动勾画,只需医师再进行少量的适当修改即可完成。肿瘤区(GTV)和临床靶区(CTV)勾画由医师根据输入到计划系统的患者图像和其他检查诊断材料,结合特定肿瘤的临床表现,按照特定肿瘤的治疗规范来完成。系统可以自动对 GTV、CTV 加上边界生成计划靶区(PTV),边界的大小在三维坐标系的正负方向一般不同。医师给定处方剂量要求,包括靶区的处方剂量和正常组织的耐受剂量。

3.设计治疗计划　利用三维放疗计划系统(treatment planning system,TPS)设计治疗计划,物理师根据 CT 图像中正常器官和肿瘤的信息,设定照射野的入射角度、射野形态、每个射野的权重及是否要加楔形板等剂量修饰滤片。这些参数的设定与物理师的临床经验有关,在设定好参数后,TPS 计算得到立体的剂量分布。剂量分布的显示使用一般采用 BEV 视野,即射野方向观,指医生或计划设计者站在放射源位置,沿射野中心轴方向观看射野与患者部位间的关系。通常有 3 种方式来显示剂量分布:二维剂量分布显示,在患者横断面、冠状面和矢状面的解剖结构上,用等剂量曲线的分布来表达;剂量云图显示,相等剂量区域用相同颜色来表示,呈半透明,透过颜色可以看到不同的解剖结构的剂量分布;表面剂量(surface dose display)显示,是一种三维表达方式,相等剂量的立体表面用同一种颜色来表达。计划的优化通过改变射野布置、入射角、射线能量、每野的剂量比重、楔形滤片及其他射线修饰滤片、光栅角等参数来实现。

4.评价治疗计划　一个较好的治疗计划应满足临床剂量学的 4 条原则:肿瘤剂量准确;肿瘤剂量均匀;尽量提高治疗区域剂量,降低正常组织受照量;保护肿瘤周围重要器官。具体而言,可以从 3 个方面评价一个治疗计划。首先,要判断一个治疗计划是否可以顺利实施和实施效率。比如治疗某个射野时机架会碰撞到患者或者床,则该计划也是不能实施的,需修改计划。其次,评价治疗计划要看它是否满足临床的处方剂量要求。最后,还需要看是否有改进余地,也就是需要考虑一个最优化问题:在本科室现有设备条件下,该计划是否最优。

放射治疗计划的评估工具包括物理学指标和生物学指标两大类。物理学指标包括平面剂量分布显示、剂量直方图(dose−volume histogram,DVH)图、适形指数等。生物学指标包括肿瘤控制概率(TCP)、正常组织并发症概率(NTCP)等。其中 DVH 图是评估计划方案最有力的工具,指根据三维网格矩阵中的等剂量分布计算和表示出现在某一感兴趣区域如靶区、重要器官的体积内有多少体积手动多高剂量水平的照射。根据 DVH 图可以直接评估高剂量区与靶区的适合度,结合危及器官的 DVH,可以鉴别、比较治疗方案的优劣。

(四)治疗验证

治疗验证是放射治疗质量保证体系的一项重要内容。它是为保证放射治疗的准确性和安全性,在患者治疗开始前和治疗过程中所做的,针对影响治疗位置和治疗剂量准确性的各种因素所做的检查确认工作。验证内容可分为位置验证和剂量验证。

位置验证包括治疗体位和照射野的验证。体位验证是三维适形放射治疗中的重要环节,目的是验证检查患者在模拟机或加速器上的体位是否和扫描计划 CT 时一致。体位验证主要利用拍摄的射野片进行,包括普通胶片方式和电子射野成像设备(electrical portal imaging device,EPID)方式两种,后者是当前的主流发展方向。EPID 可以在较短时间(几秒)内完成射野片的拍摄,获得是电子图像,分辨率优于胶片方式。而且加速器配备的 EPID 均采用 DICOM 格式传输图像,可以即时地和 DRR 图像比较,与之匹配的软件还可以将射野片与 DRR 图像自动比较,给出当前患者等中心位置和计划CT 之间的差别,将治疗床移到正确位置。验证射野形状的主要方法也是拍射野片或获取射野影像。

剂量学验证就是验证患者实际受照剂量是否与计划系统计算剂量相同。剂量学验证通常采用点面结合的方法。该方法用电离室测量一个或数个剂量参考点的绝对剂量和用胶片测量一个或数个平面的剂量,与 TPS 计算的该点和该平面的剂量比较,结果符合一定的要求就认为该计划合格。点剂量验证为绝对剂量验证,需要验证模体和电离室。验证模体可以采购或自行设计,关键是模体在 CT 模拟机扫描时应将电离室一同扫描,以真实地模拟测量的实际情况,从而减少不必要的测量误差。电离室常用的有0.6 cc 和 0.125 cc 两种规格。点剂量验证的一个要点是剂量归一点的选择,通常选取射野等中心点。该点的选择原则是让电离室处于剂量均匀处,以减少电离室因素带来的测量误差。

面剂量验证目的是确认计划中某一平面上的剂量分布是否和实际照射时对应平面上的剂量分布测量值一致。面剂量验证常使用胶片剂量仪、平面剂量分布检测仪和三维剂量验证系统。胶片剂量仪在早期调强放射治疗剂量验证中常用,较为准确,但操作步骤复杂,现在已较少使用。用平面剂量分布检测仪加固体水平板体模作为验证模体,将患者的 IMRT 计划移植至模体生成 QA 计划,计算出探头平面的相对剂量分布,然后在加速器上按QA 计划条件摆位并实施照射,得到实测的相对剂量分布,最后用软件将实测的和计划的相对剂量分布进行比较。三维剂量验证系统,多用于RapidArc 和容积弧形调强放射治疗(volumetric modulated arc therapy,VMAT)等旋转调强。将 IMRT 计划移植至模体生成 QA 计划,计算出三维体积的相对剂量分布,然后在加速器上按 QA 计划条件摆位并实施照射,得到实测的相对剂量分布。并用软件将实测的和计划的相对剂量分布进行比较。用三维立体方式进行剂量验证,可以更真实地反映患者体内的实际剂量强度分布。

（五）治疗实施

当治疗前必要的验证工作完成,并且验证结果符合要求时,就可以开始治疗患者。治疗,即放射治疗计划执行,在放射治疗流程中最为关键,它是指放射治疗技师按照治疗医嘱,帮助患者在加速器治疗床上,重复定位时的相同体位,由技师核对患者信息、固定方式,并用激光灯校准患者体位,最后计划参数确认无误后,加速器调用患者治疗计划,实行放射治疗。放射治疗一般采用分次方式。一个分次的治疗过程具体有以下步骤。

（1）患者进入治疗室后,先确认姓名和病案号。

（2）如果是第一次治疗,向患者描述治疗过程、持续时间和其他可能发生并影响患者情绪的事情。告知患者如何在治疗过程中与技师保持沟通。比如说,举手示意要求治疗暂停。与其他分次不同,为防止定位和计划出错,主管医师和设计计划的物理师应参加患者的第一次治疗,核对患者摆位和照射野参数。

（3）治疗摆位:为起到双重检查的作用,应有两名技师参加摆位。摆位前阅读治疗单上的摆位要求,并严格按要求进行;摆位过程中应与患者进行简单的交流,使患者身体放松、情绪稳定、积极配合;摆位完成后,嘱咐患者保持身体不动。

（4）拍摄射野片或采集射野影像:通常在患者第一次治疗前和疗程中至少每周 1 次执行这治疗验证措施。

（5）治疗实施:一位技师设置射野参数时,另一位应在旁边检查,检查无误时,方可实施治疗。在此过程中,技师应密切观察治疗参数的变化情况和患者的身体状况。如因机器故障导致治疗中断,技师应记录中断时的各种射野参数,以便补照。如患者身体移动或患者示意要求中断治疗,技师应立即中断治疗,进治疗室与患者沟通。

（6）治疗结束:治疗全部完成后,做治疗记录;为患者解除固定装置,患者下床。至此,一次治疗结束。

（刘湘月　孟　楠　王　元　理喜盼　曹双亮　黄章玲）

第二节　人工智能、大数据和影像组学

一、人工智能

人工智能(artificial intelligence,AI)是研究、开发用于模拟、延伸和扩展人的智能的理论、方法、技术及应用系统的一门新的技术科学。人工智能是计算机科学的一个分支,它企图了解智能的实质,并生产出一种新的能以人类智能相似的方式做出反应的智能机器,该领域的研究包括机器人、语言识别、图像识别、自然语言处理和专家系统等。人工智能从诞生以来,理论和技术日益成熟,应用领域也不断扩大,可以设想,未来人工智能带来的科技产品,将会是人类智慧的"容器"。人工智能可以对人的意识、思维的信息过程的模拟。人工智能不是人的智能,但能像人那样思考,也可能超过人的智能。

约翰·麦卡锡给出的定义:①构建智能机器,特别是智能计算机程序的科学和工程。②人工智能是一种让计算机程序能够"智能的"思考的方式。③思考的模式类似于人类。智能和智力是有区别的:智能包含智力,智力表现计算能力(聪明程度)。

人工智能在20世纪50年代时正式提出,1950年,一位名叫马文·明斯基(后被人称为"人工智能之父")的大四学生与他的同学邓恩·埃德蒙一起,建造了世界上第一台神经网络计算机。这也被看做是人工智能的一个起点。

巧合的是,同样是在1950年,被称为"计算机之父"的阿兰·图灵提出了一个举世瞩目的想法——图灵测试。按照图灵的设想:如果一台机器能够与人类开展对话而不能被辨别出机器身份,那么这台机器就具有智能。而就在这一年,图灵还大胆预言了真正具备智能机器的可行性。

1956年,在由达特茅斯学院举办的一次会议上,计算机专家约翰·麦卡锡提出了"人工智能"一词。后来,这被人们看作是人工智能正式诞生的标志。值得注意的是,茅斯会议正式确立了AI这一术语,并且开始从学术角度对AI展开了严肃而精专的研究。达特茅斯会议被广泛认为是人工智能诞生的标志,从此人工智能走上了快速发展的道路。

人工智能充满未知的探索道路曲折起伏。我们将人工智能的发展历程

划分为以下 6 个阶段。

（一）起步发展期

第一阶段是起步发展期：1956 年—20 世纪 60 年代初。

人工智能概念提出后，相继取得了一批令人瞩目的研究成果，如机器定理证明、跳棋程序等，掀起人工智能发展的第一个高潮。这让很多研究学者看到了机器向人工智能发展的信心。甚至在当时，有很多学者认为："二十年内，机器将能完成人能做到的一切。"

（二）反思发展期

第二阶段是反思发展期：20 世纪 60 年代—70 年代初。

人工智能发展初期的突破性进展大大提升了人们对人工智能的期望，人们开始尝试更具挑战性的任务，并提出了一些不切实际的研发目标。然而，接二连三的失败和预期目标的落空（例如，无法用机器证明两个连续函数之和还是连续函数、机器翻译闹出笑话等），使人工智能的发展走入低谷。

（三）应用发展期

第三阶段是应用发展期：20 世纪 70 年代初—80 年代中。

20 世纪 70 年代出现的专家系统模拟人类专家的知识和经验解决特定领域的问题，实现了人工智能从理论研究走向实际应用、从一般推理策略探讨转向运用专门知识的重大突破。专家系统在医疗、化学、地质等领域取得成功，推动人工智能走入应用发展的新高潮。

（四）低迷发展期

第四阶段是低迷发展期：20 世纪 80 年代中—90 年代中。

随着人工智能的应用规模不断扩大，专家系统存在的应用领域狭窄、缺乏常识性知识、知识获取困难、推理方法单一、缺乏分布式功能、难以与现有数据库兼容等问题逐渐暴露出来。

（五）稳步发展期

第五阶段是稳步发展期：20 世纪 90 年代中—2010 年。

由于网络技术特别是互联网技术的发展，加速了人工智能的创新研究，促使人工智能技术进一步走向实用化。1997 年国际商业机器公司（简称 IBM）深蓝超级计算机战胜了国际象棋世界冠军卡斯帕罗夫，2008 年 IBM 提出"智慧地球"的概念。以上都是这一时期的标志性事件。

（六）蓬勃发展期

第六阶段是蓬勃发展期：2011 年至今。

随着大数据、云计算、互联网、物联网等信息技术的发展，泛在感知数据和图形处理器等计算平台推动以深度神经网络为代表的人工智能技术飞速发展，大幅跨越了科学与应用之间的"技术鸿沟"，诸如图像分类、语音识别、知识问答、人机对弈、无人驾驶等人工智能技术实现了从"不能用、不好用"到"可以用"的技术突破，迎来爆发式增长的新高潮。

二、大数据

（一）大数据产生的背景

1. 信息科技进步　现代信息技术产业已经拥有 70 多年的历史，其发展的过程先后经历了几次浪潮。先是 20 世纪六七十年代的大型机浪潮，此时的计算机体型庞大，计算能力也不高。20 世纪 80 年代以后，随着微电子技术和集成技术的不断发展，计算机各类芯片不断小型化，兴起了微型机浪潮，个人电脑（personal computer，PC）成为主流。20 世纪末，随着互联网的兴起，网络技术快速发展，由此掀起了网络化浪潮，越来越多的人能够接触到网络和使用网络。

近几年随着手机及其他智能设备的兴起，全球网络在线人数激增，我们的生活已经被数字信息所包围，而这些所谓的数字信息就是我们通常所说的"数据"，我们可以将其称为大数据浪潮，也可以进一步看出，智能化设备的不断普及是大数据迅速增长的重要因素。

面对数据爆炸式的增长，存储设备的性能也必须得到相应的提高。美国科学家戈登·摩尔发现了晶体管增长规律的"摩尔定律"。在摩尔定律的指引下，计算机产业会进行周期性的更新换代，表现在计算能力和性能的不断提高。同时，以前的低速带宽也已经远远不能满足数据传输的要求，各种高速高频带宽不断投入使用，光纤传输带宽的增长速度甚至超越了存储设备性能的提高速度，被称为是超摩尔定律。

智能设备的普及、物联网的广泛应用、存储设备性能的提高、网络带宽的不断增长都是信息科技的进步，它们为大数据的产生提供了储存和流通的物质基础。

2. 云计算技术兴起　云计算技术是互联网行业的一项新兴技术，它的出现使互联网行业产生了巨大的变革,我们平常所使用的各种网络云盘,就是云计算技术的一种具体化表现。云计算技术通俗来讲就是使用云端共享的软件、硬件以及各种应用,来得到我们想要的操作结果,而操作过程则由专业的云服务团队去完成。我们通常所说的云端就是"数据中心",现在国内各大互联网公司、电信运营商、银行乃至政府各部委都建立了各自的数据中心,云计算技术已经在各行各业得到普及,并进一步占据优势地位。

云空间是数据存储的一种新模式,云计算技术将原本分散的数据集中在数据中心,为庞大数据的处理和分析提供了可能,可以说云计算为大数据庞大的数据存储和分散的用户访问提供了必需的空间和途径,是大数据诞生的技术基础。

3.数据资源化趋势　根据产生的来源,大数据可以分为消费大数据和工业大数据。消费大数据是人们日常生活产生的大众数据,虽然只是人们在互联网上留下的印记,但各大互联网公司早已开始积累和争夺数据:谷歌依靠世界上最大的网页数据库,充分挖掘数据资产的潜在价值,打破了微软的垄断;Facebook 基于人际关系数据库,推出了 Graph Search 搜索引擎;在国内阿里和京东两家最大的电商平台也打起了数据战,利用数据评估对手的战略动向、促销策略等。在工业大数据方面,众多传统制造企业利用大数据成功实现数字转型表明,随着"智能制造"快速普及,工业与互联网深度融合创新,工业大数据技术及应用将成为未来提升制造业生产力、竞争力、创新能力的关键要素。

(二)大数据发展历程

1.萌芽时期(20 世纪 90 年代)　"大数据"概念最初起源于美国,早在1980 年著名未来学家阿尔文·托夫勒所著的《第三次浪潮》书中将"大数据"称颂为"第三次浪潮的华彩乐章"。20 世纪 90 年代复杂性科学的兴起,不仅给我们提供了复杂性、整体性的思维方式和科学研究方法,还给我们带来了有机的自然观。1997 年,NASA 阿姆斯科研中心的大卫·埃尔斯沃斯和迈克尔·考克斯在研究数据的可视化问题时,首次使用了"大数据"概念。他们当时就坚信信息技术的飞速发展,一定会带来数据冗杂的问题,数据处理技术必定会进一步发展。1998 年,一篇名为《大数据科学的可视化》的文章在美国《自然》杂志上发表,大数据正式作为一个专用名词出现在公共刊物之中。

这一阶段可以看作大数据发展的萌芽时期。在当时大数据还只是作为一种构想或者假设被极少数的学者研究和讨论,其含义也仅限于数据量的巨大,并没有更进一步探索有关数据的收集、处理和存储等问题。

2.发展时期(2000—2010年)　2000—2010年,互联网行业迎来了飞速发展的时期,IT技术也不断地推陈出新,大数据最先在互联网行业得到重视。2001年,麦塔集团(META Group)(后被Gartner收购)分析师道格·莱尼提出数据增长的挑战和机遇有3个方向:量(volume,数据量大小)、速(velocity,数据输入输出的速度)、类(variety,数据多样性),合称"3V"。在此基础上,麦肯锡公司增加了价值密度(value),构成"4V"特征。

2005年大数据实现重大突破,Hadoop技术诞生,并成为数据分析的主要技术。2007年,数据密集型科学的出现,不仅为科学界提供了全新的研究范式,还为大数据的发展提供了科学上的基础。2008年,美国《自然》杂志推出了一系列有关大数据的专刊,详细讨论了有关大数据的一系列问题,大数据开始引起人们的关注。2010美国信息技术顾问委员会(PITAC)发布了一篇名为《规划数字化未来》的报告,详细叙述了政府工作中对大数据的收集和使用,美国政府已经高度关注大数据的发展。

这一阶段被看作是大数据的发展时期,大数据作为一个新兴名词开始被理论界所关注,其概念和特点得到进一步的丰富,相关的数据处理技术相继出现,大数据开始展现活力。

3.兴盛时期(2011年至今)　2011年,IBM公司研制出了沃森超级计算机,以每秒扫描并分析4TB的数据量打破世界纪录,大数据计算迈向了一个新的高度。紧接着,麦肯锡发布了题为《海量数据,创新、竞争和提高生成率的下一个新领域》的研究报告,详细介绍了大数据在各个领域中的应用情况,以及大数据的技术架构,提醒各国政府为应对大数据时代的到来,应尽快制定相应的战略。

2012年世界经济论坛在瑞士达沃斯召开,会上讨论了与大数据相关的一系列问题,发布了名为《大数据,大影响》的报告,向全球正式宣布大数据时代的到来。

三、影像组学

影像组学(radiomics)一词来源于"radiology"(放射学)和"genomics"(基因组学)两个单词的组合。该术语最早来自医学影像科学家Philippe Lambin在2012年的一篇文章中,他们提出了radiomics作为一种从医学影像中提取信息的方法,希望通过这种方法来改善癌症的诊断和治疗。早期的影像组学研究主要集中于对肿瘤影像特征的分析与研究,例如通过对医学影像数据的计算机分析,从中提取数量化的生物标志物,辅助医生进行肿瘤诊断、预测和治疗。随着相关技术和方法的不断进步,影像组学技术逐渐向神经学、心血管学、骨科等其他医学领域拓展,相关的研究工作也在逐步深入和发展。影像组学技术结合了医学影像分析和机器学习等技术,将医学影像数据分析和生物信息分析相结合,能够从医学影像中提取大量的生物标志物信息,有望在个体化医学、精准医疗等领域发挥巨大的作用。

影像组学是一种应用于医学影像分析的新兴技术,其目的是从医学影像(CT、MRI、PET、超声等)中提取并分析大量的生物标志物和特征,以辅助医生进行疾病诊断、治疗预后评估等。影像组学技术结合了医学影像分析和机器学习方法,可以从不同角度提取影像特征,例如形态学特征、代谢学特征、血流动力学特征等,并将其组合成多维度的生物标志物模式,以辅助医生进行疾病识别和个性化治疗等临床应用。由于影像组学技术具有高通量、非侵入式、高敏感性和高精度等特点,因此在人类肿瘤学、放射学、神经科学等领域中拥有广泛的应用前景,成为临床医学和生物医学研究的热门技术之一。

(一)影像组学工作流程

影像组学的主要流程可概括为数据采集、图像分割、特征提取和模型构建。

1.数据采集　影像组学数据采集是指通过医学影像学技术获取的肿瘤图像数据。正确的数据采集对于影像组学分析的准确性和可靠性具有至关重要的意义。影像组学数据的来源可以是各种医学影像数据,如 CT、MRI、PET、超声等。这些数据来源应具有一定的标准化和规范化,以便对数据进行合理的分析和处理。为了获得高质量的数据,医疗设备进行校正,优化重建算法和成像参数会提高数据的准确性,保证了数据的医学可靠性和临床应用的可行性。由于不同的医学影像设备和成像协议,数据的采集和处理可能会有所不同。因此,影像组学数据的标准化非常重要,以保证不同数据源之间的可比性和相似性。标准化过程中包括影像重采样、强度标准化和体积标准化等技术,以保证不同影像数据的类似性和一致性。影像组学数据中可能包含一些不需要的信息或噪声。因此,数据应当经过清洗处理,包括去除不正确、不完整、不一致的数据及去除来自非寻常影像区域（如空气等）的数据。影像组学数据的存储应当是标准化的、持久性的，以便进行后续的分析和应用。

2.图像分割　图像分割是影像组学中的关键步骤之一，利用计算机图像分析技术将各个组织或器官区域进行分割和标记，为后续的特征提取和模型建立提供基础。医学图像分割技术是将图像中不同组织和器官区域划分为不同的区域，为肿瘤的定量分析和定位提供准确的图像信息。图像分割可以使用手动、半自动和自动的方法进行实现。手动分割需要医生逐个标注出感兴趣的组织区域，半自动分割需要人工干预的方法辅助计算机自动完成分割，自动分割则是利用计算机图像识别和分析算法实现分割。在影像组学中，医学图像分割主要涉及肿瘤分割和正常组织分割两个方面。对于肿瘤分割，一般使用手动分割和半自动分割的方法。手动分割的方法需要医生根据自己的专业知识和经验，结合肿瘤在影像上的形态和位置等因素，逐步细化地标注肿瘤区域。半自动分割的方法则是根据某些特征先分割出肿瘤的大致轮廓，然后进行修正和优化。在正常组织分割方面，自动化分割方法更常用，在图像分割算法中，常使用阈值分割、区域生长、基于图像边缘的方法、区域分割和基于深度学习等多种算法进行正常组织或背景区域的自动分割。

影像组学中图像分割的准确性往往通过内部一致性系数（ICC）进行评估。ICC是一种用于评估定量数据一致性和可靠性的统计方法，通常用于检验同一评估方法下的测量结果是否具有一致性。在影像组学中，ICC通常用于评估不同医生或不同时间点下对同一图像区域或同一特征提取的一致性。ICC的取值范围为0～1，取值越大表示测量结果的一致性越好。通常将ICC值大于0.75的结果视为极好的一致性结果，0.40～0.75的结果为一般一致性，小于0.40的结果则表示较差的一致性。

3.特征提取　影像组学特征提取是将医学影像数据转换为一系列有意义的量化特征，以用于进一步的分析处理和建模。影像组学特征通常包括形态学、灰度分布、纹理分析等方面，可以揭示肿瘤在外观上的形态、组织学特征以及生物标志物等信息，为肿瘤的诊断和治疗提供指导。影像组学特征是从医学影像数据中提取的定量化的特征参数，具有反映组织形态、组织学、代谢功能和组织损伤程度等方面的信息，是影像组学技术中非常重要的一部分。

常见的影像组学特征包括以下几类。①形状特征:如肿瘤的大小、形状、边缘等特征,包括体积、直径、面积、周长等。②一阶统计量特征:如肿瘤的平均强度、灰度方差、能量、熵等特征,反映了不同组织区域的灰度级别和分布规律。③纹理特征:如灰度相关矩阵(GLDM)、灰度区域大小矩阵(GLSZM)、灰度共生矩阵(GLCM)、灰度游程矩阵(GLRLM)和邻域灰度差分矩阵(NGTDM)等,这些特征能够量化肿瘤内部的纹理模式或组织分布等难以被视觉简单感知的信息。④变换特征:如小波变换、平方根变换、指数变换、对数变换等,其中小波变换使用较多,可展示分形维度、维数、曲线长度等特征,反映了图像的复杂程度和不规则性。这些特征可以有效地反映出影像的局部结构细节和全局特征,同时具有多尺度和多方向的分析能力,因此具有很好的区分和分割能力。

4. 模型构建　影像组学模型构建包含3个方面:特征选择、模型建立和模型评价。

(1)特征选择:影像组学特征选择是从提取的大量特征中,选择权重高、相关性强、不会出现过拟合等有意义的特征进行建模和分析的过程。影像组学特征选择可以降低数据维度和噪声的影响,提高模型的预测准确度和可靠性,从而更好地反映和指导肿瘤的生物学性质和病理特征。影像组学特征选择是影像组学分析中非常关键的一步,可以避免过拟合问题,提高影像组学特征的准确性和可靠性。

影像组学特征选择方法可分为以下3种。①过滤器方法:基于特征本身的统计方法,通过对每一个影像组学特征进行评估和排序,得到最重要的特征子集。常用的过滤方法包括互信息、t 检验以及基于相关性的特征选择等。过滤器方法计算复杂度较低,但并未考虑特征之间的相互作用。②包装器方法:运用机器学习模型来进行影像组学特征选择,基于不同的特征子集建立多个模型,并通过不断的训练和验证,选取最佳的特征子集。该方法计算复杂度较高,但可以获得更精确的特征子集。③嵌入式方法:将特征选择与模型训练过程结合起来进行特征选择,通过确定不同特征子集对模型的性能影响,筛选出最重要的特征。该方法常使用回归方法如 LASSO。在对影像组学特征进行选择时,需要考虑到特征子集的稳定性、可重复性、快速性以及临床实用性等方面。同时,最终选择的特征子集也应该与疾病或病理生理机制密切相关,并考虑特征之间的相互作用,以实现更准确和可靠的影像组学分析。

（2）模型建立：影像组学模型建立是指使用机器学习算法，根据已经提取的影像组学特征和临床数据来建立预测模型的过程。在训练过程中，需要按照一定规则制定训练集和测试集，利用训练集构建模型，然后使用测试集来评估模型的性能和泛化能力。从收集的数据集中，按照一定比例规定训练集和测试集，一般采用如 K 折交叉验证等方法。利用特征选择算法，根据先验知识和经验选择与分类指标最相关的影像组学特征子集。对特征子集进行预处理，将其转化为机器学习可以接受的格式。根据实际需要，选择机器学习算法。常用的算法包括逻辑回归、支持向量机、随机森林等。

利用训练集和已选择的算法和参数对模型进行训练和建立。在建立好的模型上使用测试数据集进行评估，包括评价指标如准确率、召回率、F1 值等检验。在影像组学模型训练中，应该注意特征选择的合理性和有效性，选取的特征应该具有代表性且具有较高的预测性能，不同领域要选择不同的特征子集。根据实际情况，需要选择合适的算法，同时对参数进行适当调整，以获得最佳的预测性能。小样本容易产生过拟合，因此需要合理控制训练样本的数量和比例。训练和测试集的比例及选择对模型性能影响很大，应根据实际情况发挥经验知识和专业技能。

（3）模型评价：影像组学模型评估是指利用测试数据集对建立的影像组学模型进行性能评估的过程。在影像组学分析中，正确的模型评估不仅能够反映模型的真实预测性能，还能帮助优化模型，提高泛化能力，从而实现更好的应用效果。

对模型的性能进行评估时，一般采用受试者工作特征曲线（ROC）进行分析。ROC 曲线是一种二分类器性能评估方法，它通过改变二分类器的阈值来绘制出真阳性率（TPR）和假阳性率（FPR）之间的关系曲线，AUC 则是 ROC 曲线下的面积大小，是一种重要的性能评估指标。AUC 的值的范围为 $0 \sim 1$，完美的分类器 AUC 值为 1，而随机预测模型的 AUC 值为 0.5。AUC 越接近 1，说明模型的性能越好，反之则越差。在影像组学中，通常使用 AUC 来评估模型的分类性能，例如对肿瘤恶性度、治疗效果等进行评估。值得注意的是，AUC 只能评价一个二分类器的性能，而对于多分类问题则需要采用其他评估指标，如多分类混淆矩阵和分类准确率等。

影像组学中的校准曲线是一种用于评估模型预测精度的图形化展示方式。校准曲线描述了模型预测值与实际观测值之间的偏差程度，并提供了改善模型预测精度的建议。校准曲线越接近理想标准线，表示模型预测结果越准确,预测精度越好。值得注意的是,校准曲线的绘制需要大量的数据和良好的分类器训练,而且对于不同的分类器和数据集,其校准曲线的结果可能有所不同。因此,对于影像组学模型的评价和应用,需要根据具体情况选取适当的校准曲线评估方法,并结合模型的实际应用场景进行评估和选择。

影像组学中的 DCA 曲线是一种评估模型性能的曲线,主要用于评估医学诊断模型的临床实用性和成本效益。DCA 曲线考虑了预测模型的准确性,以及对不同治疗决策的影响,帮助医生决定是否进行治疗。通过 DCA 曲线的比较,我们可以得出不同模型的优劣,并选出最佳模型,以便实现更精确的医疗诊断或治疗。在进行 DCA 曲线分析时,需要结合具体的应用场景和患者特征来选择适当的决策因素,并进行合理权衡,确保模型的高准确性和成本效益。

（二）影像组学的临床应用

影像组学是一种全新的医学影像分析方法,将医学影像数据转化为高度量化、可量化的特征向量,进而实现肿瘤分级、分型、预测和预后评估等多种临床应用。

1.肿瘤等疾病诊断　影像组学技术在肿瘤等疾病诊断方面具有广泛的应用前景。通过对医学影像的多个方面进行数值化的信息提取,该技术可以识别和提取影像特征,并进一步关联这些特征与疾病的情况和发展。影像组学技术可对肺癌患者的 CT 图像进行分析,进而实现良性和恶性病变的区分和识别,为肺癌的早期诊断提供帮助。Wu 等人采集了包括影像和组织学信息的数据,并使用了机器学习技术来构建影像组学分类器,以区分肺癌不同的组织学类型。影像组学技术可对肝脏 CT 或 MRI 图像进行分析,实现肝癌病变的检测和分型,还能为患者的治疗方案制定提供指导。Peng 等人预测 HCC 患者的微血管侵犯,从而指导患者的治疗方案和预后评估。影像组学技术可利用医学影像分析骨骼的形态、结构和组织密度等特征,为骨质疏松症的诊断和预测提供支持。Li 等人通过图像特征提取和机器学习算法分析,探讨了影像组学技术在评估骨密度和骨微结构方面的应用,针对性研究了绝经后妇女骨质疏松的诊断和评估问题。影像组学技术可利用医学影像分析脑部的灰白质比例、脑核组织的形态和分布等特征,为短暂性脑缺血发作的诊断和预测提供支持。Peng 等人针对脑卒中患者的影像组学技术在诊断颅内血管病变的应用,建立了一种影像组学模型,评估其在诊断颅内血管病变中的准确性。

2.肿瘤分期分型　　影像组学技术在肿瘤分期和分型方面得到了广泛的应用,其结果与传统影像学和组织病理学的结果相比,可获得更高的准确性,为肿瘤治疗和预后评估等提供了有效的帮助。使用影像组学技术可以从肺 X 射线或 CT 图像中提取有助于肿瘤分类和分期的特征,以及采用机器学习算法等方法进行分析和诊断。Huang 等人研究了在提取神经网络特征的基础上,如何使用影像组学技术在肺癌分期上进行分类。影像组学技术可以通过分析肝癌图像的多种特征,如纹理、灰度等信息,帮助医生诊断和区分不同类型的肝癌,并预测患者的预后。Zeng 等人利用影像组学技术在肝癌分型和分类分析上取得了一定的研究成果。影像组学技术也可以用于前列腺癌的分型和预测。通过分析前列腺癌的 MRI 图像,提取其纹理和灰度特征等信息,可以对前列腺癌进行分类和分级,以便为治疗规划提供更好的指导。例如,Song 等人利用影像组学技术对前列腺癌的 MRI 图像进行了分类分析,研究结果表明影像组学技术可以满足临床医生的需要,辅助他们进行更加精确和准确的前列腺癌分型和治疗。

3.疗效预测　　影像组学技术在不同类型的肿瘤治疗方面都具有广泛的应用前景,可以帮助临床医生预测患者的生存率和治疗反应,为精准医学和个体化治疗提供支持。影像组学技术可用于评估放射治疗的疗效预测,包括光子和质子放射治疗。通过分析不同周期和剂量的放射治疗,影像组学技术可以预测放射治疗后的局部控制和患者的生存率。Li 等人分析了乳腺癌放射治疗前后的影像组学特征,并使用机器学习方法预测了疗效。影像组学技术可用于评估靶向治疗的疗效预测。通过分析患者的基线图像、病变区域中的影像组学特征以及临床和遗传学信息,可以预测患者对靶向治疗的反应。Wang 等人研究了影像组学技术在乳腺癌患者接受靶向治疗前征象预测方面的应用。影像组学技术可用于评估不同类型的化学治疗方案的疗效预测。通过分析影像和其他临床特征的影像组学特征,可以预测患者对特定化学治疗方案的反应。Liu 等人研究了肺癌患者接受不同化学治疗方案的放射治疗前的影像组学特征,并预测了患者对化学治疗的反应。

(三)影像组学的局限性

影像组学技术虽然在医学影像诊断方面具有广泛的应用前景,但它仍然存在一些局限性和挑战。以下是一些影像组学技术可能的局限性：①影像组学技术的可靠性和准确性非常依赖于医学影像的质量和清晰度。如果医学影像质量不佳，那么提取的特征可能会受到影响。②影像组学技术的准确性和可靠性也受到特征提取和特征选择的标准化程度的影响。特征提取和选择标准不统一，可能会导致模型之间的差异和不确定性。③影像组学分析需要足够的数据样本来训练模型，对于某些病例数较少或多样性较大的罕见病症，可能难以得到足够的样本数量支持影像组学分析。在临床应用中，将影像组学技术与其他影像和非影像技术相结合来更好地诊断和治疗疾病的方法也需要更进一步的探索和验证。总之，影像组学技术虽然在医学影像诊断和治疗等方面具有广泛的应用前景，但在实际应用中，还需要进一步优化该技术的标准化程度和可重复性，并加强与临床实践的结合，以实现更加有效和准确的医疗检测和诊断。

（黄心莹　程　宸　李　超）

第三节　人工智能驱动医学

随着信息技术的不断发展，各行各业数据急剧增长，数据资源已成为技术发展的重要战略资源，人类社会也进入到大数据时代。医疗大数据在这个时代背景下也应运而生，而医疗大数据主要包括结构化数据和非结构化数据，且以非结构化数据为主。结构化数据是指易于搜索、排序、量化和汇总的数据，比如生命特征和实验室检测结果等；而非结构化数据是指无法预先指定结构的数据，比如书面叙述、图像、音频和视频、医学领域内所包含的病程记录、病理学检查和影像学图像等。这种非结构化数据对其存储、分析和处理等都提出了更高的要求。

大数据包含以下4个鲜明特性：体量大（volume）、类型多（variety）、流速高（velocity）和真实性（veracity）。同样地医疗大数据也包含这4个相应的特征。

大数据的第一个最明显的特征是体量（volume），也就是数据集数据量庞大，而大数据时代下的医疗健康活动，比如就诊治疗、医学研究、健康保健和卫生管理等，这些与健康相关的数据是不断创造和积累的，时刻都在产生大量的医疗数据。而这些产生的大量医疗数据均来自结构化数据(如管理数据库等)和非结构化数据(如临床记录等)的多个来源组合,这实际上代表了大数据的第二个特征——多样性(variety)。

大数据的第三个特征是流速高(velocity),它反映了信息的创造和积累的速度。对于足够快地组合和分析大型和多样化的数据集,以产生有价值的信息来做出决策,高效的流速也是必不可少的重要环节。

大数据的最后一个特征——真实性(veracity),这在医疗保健信息学中至关重要。真实性意味着大数据的分析和结果能够真实地反映所调查的对象和人群中复杂现象的分布。换而言之,这些期望的数据是客观的,虽然它们的分析结果可能受几种技术因素的影响,但本质上是无误差的和可信的。这一特性对于将医疗大数据可靠地转化为临床决策至关重要。保健数据可以包含各种质量变化极大的数据资源,特别是在非结构化数据方面。因此,真实性通常是指目的而不是实际。

大数据技术主要包含数据的接入、分析、处理、存储、共享、交换以及展现等多种功能,其中最主要的功能是数据存储、分析和处理。然而大数据分析可以接收多个输入或数据源(图1-1)。理论上,这些数据源的多样性是不受限制的。目前,医疗大数据最重要的数据来源包括但不限于管理数据库、临床试验注册、流行病学研究、电子病历、生物特征数据、患者报告的健康数据、医学影像、生物标记数据、组学数据(即基因组学、蛋白质组学和代谢组学数据集)、社交媒体和互联网数据等。图1-1显示医疗大数据分析来自多个潜在的数据源(或输入),这些输入的原始数据(包括结构化和非结构化数据)需要提取、转换或处理,以便易于使用和存储。大数据平台(如Hadoop、MapReduce、Big Table等)用来组织、集成和分析这些大量的数据,可以使用不同的分析方法,从传统的统计方法(如回归分析)到高级方法(包括数据挖掘、机器学习、聚类、文本分析和图像分析等)。这些开发的模型(输出)可用于不同的应用,可能会对目前疾病的认知提升价值。

计算机科学不仅在硬件能力方面取得了显著的进步,而且在软件分析平台的发展方面也取得了显著的进步,这些软件分析平台能够处理和分析大量不同的数据集。大数据分析使用计算方法,如数据挖掘和机器学习算法,从数据集中提取信息,并识别这些与疾病风险、预后或治疗反应相关的特征集模型。更重要的是,这些方法在大多数情况下返回无假设预测模型,对结果无须明确解释。这就好比在天气预报中,预测的准确性很重要,而不

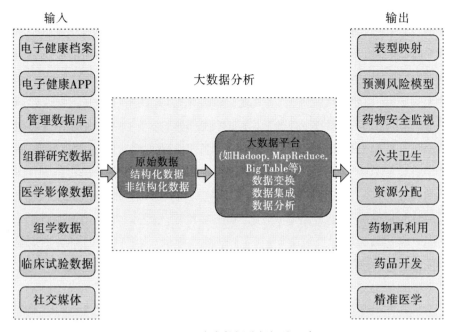

图 1-1　医疗大数据分析概述示意

用完全理解其内在原因。这种方法与传统的假设驱动科学方法研究形成对比,在传统的科学研究中,假设是在观察的基础上提出的,接着是实验的设计和执行,再是结果的验证,最终导致接受或者拒绝假设。医疗大数据的分析是一个发现新模式、关联和趋势的机会,这些最终会改善患者护理和疾病结果,并降低与健康相关的成本。

如今医疗大数据已大规模应用于遗传学研究、精准医学、公共卫生、新药开发等领域,医疗大数据的分析往往需要自动化过程。以深度学习为代表的人工智能(artificial intelligence, AI)技术就是通过数据驱动的算法,学习并模拟人类的行为,并处理海量高维的数据,以此开展多种医学研究。因此,AI 技术在现代医疗诊断和临床决策中的作用备受重视。

AI 与医疗大数据相辅相成,医疗大数据通过 AI 找出发掘和可利用的医学信息,产生新的数据,这些数据有利于医护工作者更加客观地认识和掌握各类疾病的发展规律,甚至可能重新了解某类疾病的演变机制。AI 大数据可应用于医疗管理、药品开发、医疗诊断、手术治疗、辅助医疗、医学影像、肿瘤放射治疗等医学领域。

一、AI 在医疗管理上的应用

在传统模式当中,医院的医疗管理往往依赖于医院行政部门的整体规划,因此存在一些管理的疏漏和弊端,如医疗资源配置不合理等。但随着 AI 技术的监管,模式已经发生了很大的变化。有学者利用长短期记忆神经网络 AI 技术建立预测模型,对患者住院时间数据库进行分析,成功实现了医院急诊科准确候诊时间的预测,有效地提高了医疗效率和患者的主观体验,促进了医疗资源的再分配。此外,也有研究者利用 10 种 AI 算法分析患者住院时间、就医路径,以及气候和时态要素等数据,将平均住院时间缩短 7%,选择医院的最佳床位数,优化医院资源和所需投入。另外,基于人工神经元网络的实时预测模型对再入院率进行了比较准确的预测,这有助于为患者做好准备,提高医院管理水平。简而言之,AI 技术促进了患者咨询、医院管理、医疗资源配置,并最终实现个体化的临床护理。

二、AI 在药品开发上的应用

传统模式下,药物的生产需要很长的时间,包括功能靶点研究、药物成分设计研究、性能测试、临床试验、测试和推广。有时甚至经过很长一段时间的研究,新药的效果也不一定能达到预期的效果。然而,随着近些年 AI 的发展,这项新技术改变了医疗保健领域的传统制药行业,并促进了新药的发现和组装,AI 还可用于预测某些药物的临床疗效和个别患者的治疗反应(图 1-2),而且随着 AI 一代药物的逐渐成熟,药物的新颖性和质量都达到了新的高度。例如,通过从大型化合物库中计算识别相似的化学结构,应用人工智能来筛选候选药物已经做了大量工作。对于药物体内性质的预测,如生物活性和毒性,大大提高了候选分子的生物有效性。在药物设计中,分子的新创设计是一种有价值的应用。蛋白质的三维结构对于药物设计非常重要,因为候选分子通常是根据靶蛋白的三维化学环境来设计。为了更好地理解药物的作用机制并帮助提高临床成功率,一些制药公司与信息技术(IT)公司合作开发了生物标志物探索和药物敏感性预测的平台。由于有大量的公共数据库和资源,癌症药物研究可以从 AI 中受益,并且会变得更加精确和复杂。为此,Choi 等开发了一种新的深度神经网络模型,用于改进耐药性预测和与药物反应相关的生物标志物识别;Huang 等研究了从个体肿瘤患者的基因表达谱(RNA-seq 或微阵列)中,预测了 175 名癌症患者对各种标准化学治疗药物的反应;Borisov 等通过基于细胞系数据的表达所获取的转移特征,预测了抗癌药物对个别患者的临床疗效;Chang 等报道了基于大规模药物筛选试验数据的癌症药物反应谱扫描(CDR scan),包括 787 种人类癌细胞系的基因组谱和 244 种药物的结构谱,预测了抗癌药物的反应性,这种根据计算生物学方法来预测和解释单细胞数据中癌症药物的反应具有显著意义;且 Yanagisawa 等通过构建 CNN 模型,在单细胞水平上预测了抗肿瘤药物的有效性。

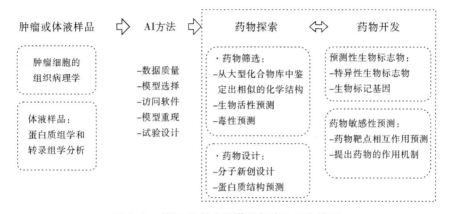

图 1-2 基于 AI 技术的药物探索和开发模型

另外,AI 预测模型与疫苗设计的结合,有效地加快了临床试验进程,缩短了研发成本和时间周期。深度学习技术指导下的药物研发可以按照设计的方式攻击靶向蛋白质,这在以前是不可能实现的。得益于 AI 技术强大的逻辑推理和自动学习能力,抗癌药物的设计和生产得到了深刻优化,治疗性能得到了更好的发挥。此外,AI 辅助生物信息学工具和方法的研究也为小分子药物治疗提供了广阔的前景。更重要的是 3D 打印技术也为药物生产带来了巨大的发展,药物生产中的 3D 打印具有患者定制化的特点,实现了药物大小、形状、不同药物成分组合的选择,可能更便于临床的应用,通过 3D 打印技术,甚至片剂涂层的层数和百分比参数、药物释放速率和模式也可以实现预设计,从而提供更好的疗效。

三、AI 在医疗诊断中的应用

当临床医生在 AI 的辅助下对患有某种疾病的患者进行诊断时,诊断所需的时间可以大大减少,诊断效率可以显著提高。通过分析放射学(如 X 射线、CT、MRI)、病理、内镜、超声、生化等人体相关指标的临床数据,AI 可以快速输出结果,改变传统医学不能及时准确得出结论的无效模式,特别是对于复杂的诊断。由于 AI 可以在短时间内解决问题,医生就可以根据患者的情况制定更加深思熟虑的合理治疗方案。

(一)AI 在放射学中的应用

放射学作为医学诊断的科学、直观的依据,几乎参与了所有疾病的诊断过程,放射诊断的需求每年都在快速增长,但医学人才的培养并不是一朝一夕的事情,有放射医学经验的医生数量增长缓慢。由于该领域医生供需差距的不断加大,因此寻求 AI 等方式来缓和这一紧迫局面具有重要的现实意义。近年来,AI 在放射诊断领域的应用越来越多,比如在 AI 深度学习的研究中,Gong 等通过对 243 例确诊肺结节患者的分析,发明了基于临床 CT 数据的 AI 辅助诊断(CADx)系统,对肺结节的恶性和良性进行分类,他还论证了 CADx 系统准确区分肺结节性质的可行性,以及该系统用于早期和不易察觉肺癌诊断的实用性,该团队还将 173 例肺部结节患者的定量成像特征(AI 技术)和血清生物标志物与该系统相结合,提高了肺结节的分类性能,最终得到了令人满意的结果,这也就表明了使用定量成像特征的 CADx 系统性能优于仅使用血清生物标志物的 CADx 系统。还有 Rodriguez 等对临床医生和 AI 之间的有效性进行了对比研究,他将 AI 系统的独立性能与放射科医生在 X 射线乳腺癌诊断方面进行了比较,经过 2 652 次测验,AI 系统的表现在统计上并不逊于临床放射科医生,这也意味着这项研究中的 AI 系统与乳腺癌诊断专业知识的临床放射科医生达到了相同的准确性。而且智能技术增强的乳腺癌筛查也击败了临床放射科医生,误诊率更低,工作量也减少 88%。此外,在 MRI 数据分析中,Hoseini 等提出了一种大容量深度卷积神经网络(deep convolutional neural network,DCNN)的方法,可以更准确更快速地分割脑部 MRI 图像,其准确率可达 90%。AI 算法也被证明优于人类观察者,极大地提高了早期类风湿关节炎中不易察觉炎症的阳性检测率。

(二)AI 在病理学中的应用

病理学是诊断肿瘤和其他病变的基础,随着病理扫描技术及相关升级软件的发展,全切片成像(whole-slide imaging,WSI)技术已成为病理工作的常规诊断方法。但是如何从便捷的病理图像中自动、快速地分析并得到准确的诊断仍然存在问题亟待解决,有学者指出"AI 是精准病理学的下一步和未来",并提出了新的蓝图。AI作为一种预测诊断的手段,在病理学中的应用已展现出广阔的前景。在分析工作中,随着AI算法的增强,促进了病理图像分割、肿瘤识别和转移判断的过程,并以更高的质量和更短的时间完成工作。甚至在某些情况下,有研究已经表明AI算法在基于病理图像的诊断方面优于专业的临床病理学家,比如Hart等利用卷积神经网络来区分Spitz痣和常规黑素细胞病变这两种不同的病理类型,结果表现出极高的准确性。Kosaraju等还提出了一种利用AI深度学习的创新多任务模型,可以同时拍摄多尺度斑块图像用于病理图像分析。在评估了良好、中度和低分化胃癌的病理图像后,新模型的高效和准确性能优于其他同时期AI方法。Coudray等也已证实深度学习模型可以预测6种与癌症相关的基因突变,并协助医生在癌症诊断中检测亚型和基因突变,准确率高达97%,模型代码也发布在网上。此外,AI已被用于诊断上皮性肿瘤、肺癌、基底细胞癌和肾小球硬化等疾病上的应用,这些进展都强调了AI技术在病理学上的实用性。

（三）AI在内窥镜检查中的应用

对于内窥镜中的AI,随着AI技术的增强,内窥镜检测有了很大的进步,改变了传统的模式,提高了效率。有专家认为,AI技术可以有效促进内窥镜对病变、结直肠息肉以及胃癌、食管癌的检测。Gulati等指出内窥镜是一项具有巨大潜力的AI增强技术,经过深度学习后,该AI系统可以显著提高胃肠道疾病(包括Barrett食管、鳞状癌、胃癌)的诊断,缩短检测时间,提高诊断准确性。Luo等利用1 036 496个内窥镜图像开发了一种胃肠道AI诊断系统(GRAIDS),该系统表现出良好的诊断性能,其准确性为0.915~0.977,灵敏度为0.942,可堪比专业内镜医师(0.945)。另外,有研究人员收集了临床内镜图像利用AI技术进行分析,并提供了一种实用的神经网络算法来自动检测肠道病变,最终表明该方法与传统模型相比,内窥镜结合新的AI算法具有极高的灵敏度和准确的胃肠道病变定位。随着"AI+内窥镜"在各种疾病的诊断和分类中的发展,这显然是一项具有广阔前景的新技术。

（四）AI在超声和生化检查中的应用

相较其他AI技术的应用,AI也提高了超声和生化检测的诊断水平。虽然基于图像的计算机辅助诊断(CAD)系统已被医生应用于超声诊断,但其性能在很大程度上依赖于检测和分类方法。结合AI技术,方法发生了很大变化,例如Nguyen等提出了一种新的基于AI超声图像分析方法,成功提高了甲状腺结节分类的结果。也有相关研究表明,AI 的应用可以促进传统超声对甲状腺、乳腺、支气管、耻骨直肠肌、泌尿生殖道裂孔等妇科病变的肿瘤检测,具有较高的效率和准确性。

值得注意的是在对临床检查数据进行全面的学习分析后,基于大数据分析的模型,AI 在临床疾病诊断方面也取得了重大进展。通过利用深度测序分析急性髓样白血病(AML)中反复突变的基因和大型电子健康记录数据库,Abelson 等开发了一种 AML 预测系统,有助于早期的检测和监测。此外,Sun 等通过分析恶性肿瘤患者的 CT 图像和 RNA 测序数据,利用 AI 算法成功预测了抗 pd-1/PD-L1 免疫治疗的放射学特征和临床结果。通过分析基因和相关临床特征,AI 还有助于常见的常染色体疾病——努南(Noonan)综合征的诊断,特别是对非典型患者。另外 Tomita 等通过应用 AI 深度学习,建立了 556 例患者肺功能测试、支气管实验、部分生化测试等多项临床试验的联合模型,显著促进了初发哮喘的预测和诊断。

当然,也有持相反观点的学者认为 AI 在临床诊断中确有一席之地,但其真正的影响可能要在很长一段时间内逐步发生,短期内不会取代临床医生。总之,现如今 AI 与诊断的结合已是大势所趋,并将继续蓬勃发展。

四、AI 在手术治疗中的应用

(一)AI 在外科手术中的应用

在外科领域,人工智能最突出的成就主要集中在外科 AI 系统。PUMA-560、Probot、Robodoc、AESOP、ZEUS 和 Acrobot 等在手术中发挥了良好的辅助作用。但该阶段所有的手术系统都需在人类控制的情况下运行,这意味着这些系统只是另一种更灵活的非智能手术刀。随着 AI 技术的发展,"AI+手术"系统的概念被提出。现如今这一概念最具开创性的成果便是达芬奇(Da Vinci)外科手术 AI 系统。作为人类历史上前所未有的伟大发明,达芬奇外科手术 AI 系统的出现使手术治疗更具微创性,且图像更清晰,操作更准确方便,甚至还具有远程操作的优点。这一创造性的发明使得复杂的外科手术可以通过微创的方法进行,这在过去是极其困难的。达芬奇外科手术 AI 系统由 3 个部分组成:外科医生控制台、机械手操作系统和成像系统。此 AI 系统彻底改变了传统的手术模式。例如,在达芬奇外科手术 AI 系统的应用下,甲状腺手术在术后美容和语音效果方面得到了改善,胃、肾、前列腺手术成功率高,并发症发生率低,上颌外科手术在准确性和安全性方面也有所提高,肺癌手术也有利于患者术后恢复。

与传统手术系统相比,AI 手术系统除手术操作增强外,其最突出的特点在于"AI",即手术系统从非智能形式向智能形式发展。借助 AI 技术的深度学习等算法,术中活体和原位组织学诊断的病理学检查,也实现了高效的切缘病理分析和实时组织活检。通过深度学习,AI 算法还可以根据临床外科医生的丰富实验进行自演绎,通过将手术程序上传到 AI 手术系统,重建临床数字化数据智能辅助外科手术,包括手术切除范围的限定、术后器官残余体积保障和淋巴结可能转移的预测等。手术计划和手术方法不仅依赖于外科医生,还依赖于使用智能算法的程序。当然,现在 AI 手术系统虽然已经实现了部分智能,但在一定程度上也需要人类的监督,但这点将会得到进一步的改善,最终实现全智能的发展。

(二)AI 在围手术期的应用

围手术期是指患者从接受手术治疗到基本恢复的整个手术前后的时间,包括术前准备、手术期、术后恢复期 3 个部分。在围手术期的整个过程中,AI 技术的应用也取得了很多成果,比如 3D 打印技术、虚拟现实(VR),增强现实(AR)和混合现实(MR)、麻醉辅助和康复辅助等。

3D 打印技术是在制作过程中部分使用 AI 的技术。它是一种快速原型技术,使用粉末金属或其他黏性生物材料,根据数字模型文件(用 AI 技术从 CT 或 MRI 数据创建)逐层打印构建物体。临床影像数据导入 MIMICS 等智能软件。由操作者人工选择感兴趣的区域后,通过算法分析,该软件可以方便地输出初级虚拟三维重建,用于打印。虽然现阶段可能还需要人类进一步处理,但终将有一天它会实现全智能。这项技术一旦应用于医学,特别是外科学,会极大地促进医学的发展。例如,在术前准备过程中,面对一些复杂的内脏损伤或骨折,临床外科医生在紧急情况下很难通过传统的检测来识别关键点。而结合初期的 3D 打印技术——模型打印,医生便可以掌握由实际 CT 扫描数据重建的 1∶1 真实损伤部位模型,获得更直观的信息,制定更详细的术前计划,甚至可以提前在模型上进行模拟手术。有研究表明在心脏和血管手术中,3D 打印技术提供了一种具有典型的患者特异性模型,可以识别复杂的解剖结构,并有助于损伤定位、计划制定和患者的沟通。大量研究也已经表明 3D 打印在牙科手术、骨科手术、脊柱手术、泌尿外科手术和部分肿瘤手术的术前准备中起着至关重要的作用。

不仅如此,3D 打印在手术期间也发挥着至关重要的作用。在外科手术中,由于矫形或肿瘤切除,总有一些内固定和切割的需求,可能会出现一定的问题,例如怎样确定合适的固定角度和位置,以获得最大的效果;切割边缘应该在哪里,以尽可能保留更多的正常组织。通过术前检测数据,3D 打印可以生成个性化的手术指南和辅助手术的模板。在脊柱手术中使用 3D 打印模板导航,椎弓根螺钉置入的安全性得到了提高,并且比传统方法更加容易,还有效降低了周围神经血管损伤的风险,也减少了辐射暴露。在肿瘤切除方面,3D 打印技术有助于精确定位和确定骨肿瘤手术的前沿,达到满意的术后效果,同时也降低了关键结构损伤的风险并保留了更多的正常组织。人体植入作为最新的 3D 打印技术,它可用支架材料、功能细胞、活性因子等生物活性材料完成了人体组织的重建,经过打印和灭菌,植入物可以在手术中应用,以取代由于各种原因受伤和有缺陷的人体组织。例如,聚合物、生物陶瓷和复合材料作为生物墨水打印个性化骨支架的应用已被证明可以提高手术效果和患者满意度,在接受下颌大缺损重建手术的患者中,缺损组织通过 3D 打印技术可完全修复。在骨科手术中,结合镜像复制技术,相较骨移植传统手术方法,3D 打印技术在重建颅骨缺损和肢体骨缺损方面给患者带来了新的希望。相信在不久的将来,3D 打印技术还能实现打印功能齐全活性器官生物工程的目标。

VR、AR 和 MR 技术是一种类似 3D 打印的新型数字全息图像技术,它们部分采用 AI 技术来重建临床数据。VR 是一种由智能计算机算法生成的纯虚拟数字图像,可以为外科医生提供一种虚拟系统进行实践的机会,而不会出现手术失败的严重后果,从而提高外科医生的手术能力,但由于缺乏实际经验,VR 无法真正应用于外科手术。AR 是智能增强信息与真实环境的组合,由于它在现实世界中的特殊性,总体上与 VR 有所不同。通过对患者数据的转换和关键区域的虚拟重建,将虚拟图像添加到真实的视觉世界中,AR 技术可以通过识别术中复杂的解剖结构和位置,有效地辅助术前或术中手术,但由于 AR 导航系统的设备笨重,在手术过程中仍然存在局限性。随着最新数字全息成像技术 MR 的出现,VR 与 MR 的结合打破了虚拟与现实的界限,有效地解决了这些问题。MR 具有 3 个特点:虚拟与现实的紧密结合、实时交互和精确匹配。在 MR 系统中,它是由相对便携的设备组成,例如可穿戴 MR 设备、全息眼镜和微软最新的技术产品等,实时互动的位置,生动的视觉体验,临床外科医生可以沉浸在混合的外科世界,制定更好的治疗方案,还改善了医患沟通。由于具有这些优势,这项新技术当然已经应用于脊柱、骨科、肝脏、肾脏、颅骨等多个领域,进行术中指导辅助,从而缩短了手术时间,提高了手术的准确性和安全性。MR 甚至满足了远程医疗的要求,由于信息可以通过在线聊天平台实时共享,这对于农村和偏远地区的医疗保健是必不可少的,另外 MR 技术还可用于辅助术后康复和常规训练。

麻醉作为外科手术的重要组成部分,对手术的顺利进行起到极其重要的作用,但在麻醉过程中会存在很多风险和并发症,然而 AI 技术在围手术期麻醉也得到了广泛应用。结合 AI 技术的应用,主要有 6 个方面得到推广和关注:麻醉深度监测、麻醉控制、不良事件预测、超声辅助、疼痛控制和手术室管理。AI 技术提高了监测、输送和术后管理的安全性,为麻醉学带来了广阔的发展前景。

在术后康复领域,AI 技术在康复过程中也发挥着至关重要的作用,随着 AI 技术的逐渐多样化,护理领域出现了许多新的工具(监测和远程管理),AI 机器人的应用也在复杂的拟人行为指导中加速肢体的康复,帮助患者获得更好的康复程度,而且 AI 技术还可用于跟踪进展和监测健康状况,这可能有利于出院患者的管理。

五、AI 在辅助医疗中的应用

AI 技术除了在临床上有极其重要的作用外,它还能辅助医生做一些监测和管理疾病的工作,AI 的数据分析、整合和判断能力可以与人类医生诊疗经验相结合,辅助医疗工作,分担医生压力,提高工作效率。例如,Frit 等收集了来自医疗中心接受气管插管手术的患者数据构建了一个可以预测术后 30 d 死亡率的多路径卷积神经网络深度学习模型,在收录的 95 907 名患者数据当中,最终有 941 名患者在手术后的 1 个月内死亡,其结果与该预测模型高度一致,AUC 为 0.867,95% 置信区间为 0.835 ~ 0.899。

在慢性疾病的监控管理上,用于测量视网膜血管口径的方法往往离不开人工操作,图片质量的好坏影响着测定时间长短,人工测量的差异也比较大,因此,Cheung 等开发了一种深度学习 CNN 模型(SIVA-DLS),可以全自动地从视网膜照片中测量视网膜血管的口径,其结果与人工测量结果高度一致,且极大地提高了工作效率,该项研究还证实 SIVA-DLS 测量的视网膜血管口径与心血管疾病有关。此外,AI 技术在康复护理机器人的领域上也得到了很大程度的应用,特别是对于行动不便的患者和术后康复的患者。它还可辅助医生手术,从而提高医疗效率,节省医疗资源,具有十分广泛的医学应用价值。

六、AI 在医学影像中的应用

医学影像主要包括计算机断层扫描(computer tomography,CT)、磁共振成像(magnetic resonance imaging,MRI)、正电子发射计算机断层扫描(positron emission tomography–computer tomography,PET–CT)、X 射线和超声等技术。在医学影像中,通过机器学习(machine learning,ML)技术可以识别医学图像的模式,放射科医生可以根据影像信息系统做出可靠的决定,如基础放射学、CT、MRI、PET 影像和放射学报告等。Zhang 等提出了一种序列增强学习技术,通过使用支持向量机(SVM)检测数字乳房 X 射线照片中微钙化群集来提高性能,作者提出了一种新的肿瘤分割方法,通过探索一类 SVM,能够在不使用先验知识的情况下学习肿瘤数据的非线性分布。相比之下,El–Naqa 等使用 SVM 降低结构性风险,他们还将微钙化检测转化为监督学习问题,并利用 SVM 来查看微钙化是否存在于图像中的每个位置。

Wang 等介绍了 ML 在放射学中的 6 种应用,它们分别为医学影像分割、配准、计算机辅助检测和诊断、fMR 图像中的脑功能或活动分析和神经疾病诊断、基于 CT 或 MRI 图像检索系统目录,以及使用自然语言处理(NLP)和自然语言理解(NLU)对放射学报告的文本分析。这项研究表明 ML 在许多放射学应用中起着关键作用,并在许多应用中,基于 ML 的自动检测和诊断系统的性能已被证明与训练有素和经验丰富的放射科医生相当。从长远来看,ML 和放射学的技术发展将相互受益,这项工作通过提高准确性、降低费用或扩展经验而使患者受益。

近年来,在深度人工神经网络的训练过程中出现了一系列令人感兴趣的算法。但是,由于过拟合和梯度消失,以及计算能力的不足,这些算法在解决实际问题时存在一定的局限性,即缺乏足够的数据来训练计算机系统。深度学习(deep learning,DL)作为 ML 的一个分支,它的处理算法受到生物学和大脑功能的启发,在医学影像领域,DL 迅速成为医学影像评估的首选方法,相关的研究也越来越多。Litjens 等收集了约 300 篇文章,主要展示了 DL 方法如何渗透到整个医学影像处理领域,识别 DL 应用于医学成像任务的障碍,并突出解决或克服这些挑战的独特贡献。该研究涉及的应用包括神经病理学、腹部、肺部、指部、心脏、视网膜、肌肉骨骼和乳房。

此外,Shen 等概述了 DL 方法的基本原理,ML 的最新进展。特别是在 DL 方面,有助于识别、分类和量化医学影像中的模式。这些进展的核心是能够获取仅从数据中学习开拓层次特征表示的能力,而不是根据特定领域的知识手动设计特征,DL 正迅速成为最先进的技术,在各种医疗应用中提高了性能。该综述还介绍了深度学习方法的基本原理,回顾了其在图像配准、解剖和细胞结构检测、组织分割、计算机辅助疾病诊断和预后等方面的成功,并提出了进一步改进的方向。

目前,在医学影像上,AI 已经应用到了图像分割、图像分类、图像配准和目标检测等场景中,它对图像质量的改善起到了很好的提升效果,且对于理解图像信息,辅助诊断分类都起着极其重要的作用,还能迅速完成图像分割配准等更高级别的操作。

七、AI 在肿瘤放射治疗中的应用

随着放射治疗技术的不断发展,大量的影像和治疗数据日积月累,这就迫切需要大数据 AI 技术来帮助医生做出临床决策,并提高放射治疗医生和物理师的工作效率,从而加强整个放射治疗流程的质控。近年来,随着 AI 技术在放射治疗领域的不断深入,AI 技术已经渗透到放射治疗流程的各个环节,比如患者最佳治疗方案的选择、患者模拟定位时呼吸运动的预测、患者靶区和正常组织的勾画、计划设计时放疗计划系统(treatment planning system,TPS)的自动计划功能和计划剂量验证的预测模型等。

对于患者来说,选择一个合理的治疗方案需要评估的内容诸多,如肿瘤分期、病理类型、基因检测、手术切除情况,还有患者的年龄、基础病、器官功能、生活习惯等。而基于大数据的 AI 预测模型能够帮助医生快速判断患者能否从放射治疗中获益,协助放射治疗医生决定是否推荐进行放射治疗。Valdes 等介绍了一个基于 AI 的临床决策支持系统,该系统采用 ML 的方式建立精确分析模型,将曾接受过放射治疗的早期肺癌和术后口咽癌患者形成数据集,利用此模型与历史治疗数据进行匹配,为指导新患者找到最佳治疗方案。在模拟定位方面,Laurent 等报告了一种基于人工神经网络模拟患者肺部的呼吸运动,该方法利用 ML 的方式在实际病例中学习肺部的运动,再只需根据新患者的呼吸开始和结束的数据就可模拟其整个呼吸运动过程,且模拟精度达 1 mm,大大简化了患者呼吸监测信号提取的过程。目前,为了解决放射治疗流程中医师和物理师重复而又烦琐的工作任务,靶区和危及器官自动勾画系统和自动计划系统成为 AI 技术的一大热门,飞利浦公司 Pinnacle 计划系统的 atlas 模板初步实现了感兴趣区域(region of interest, ROI)自动勾画,国内 Lin 等首次应用 AI 技术在 MRI 影像上自动勾画鼻咽癌肿瘤,该技术大幅缩短了靶区勾画时间,且结果准确,为鼻咽癌放射治疗靶区勾画的高效精准性提供了较好的解决方案。在自动计划上,目前比较成熟的 TPS 系统包括瓦里安公司基于 Eclipse 平台的 RapidPlan 和飞利浦公司基于 Pinnacle 系统的 AutoPlan。自动计划的出现极大程度地减少了物理师的计划设计时间,且计划质量有所改善,这对于整个放射治疗来说具有十分重要的临床意义。然而,在质控的最后一个环节剂量验证方面,该验证过程步骤烦琐、耗时长,且通常采用第三方独立验证软件进行评估。Valdes 等开发了一种能够预测调强放射治疗(IMRT)计划验证的通过分析方法,该方法的伽马通过预测准确率较高,误差仅在 3.5% 以内,这种质量保证(QA)方法将对未来的剂量验证过程有着深远意义的影响。

AI 技术在放射治疗中的迅速发展不仅大大提高了医师和物理师的工作效率,还提高了放射治疗计划设计和质量控制的水平,以此增加患者的获益并降低治疗风险。以云平台为载体的放射治疗系统,"AI+放射治疗"远程放射治疗体系将为基层医院开展标准化、规范化的放射治疗提供质量保障,为患者提供更便捷的医疗服务,因此 AI 技术在放射治疗领域将具有极其广阔的应用前景。当然现在的 AI 技术仍然存在一定的局限性,即使它能以接近人的思维方式运行,可它却难以复制医师的思维模式,也不能完全替代物理师的工作。但随着 AI 技术的发展,相信在不久的将来,它定会为肿瘤放射治疗带来更多的惊喜和精彩。

(尹　勇　柏　晗　陈飞虎　王永强)

参考文献

[1] LIEVENS Y,GUCKENBERGER M,GOMEZ D,et al. Defining oligometastatic disease from a radiation oncology perspective:An ESTRO-ASTRO consensus document[J]. Radiotherapy and Oncology,2020,148:157-166.

[2] RWIGEMA J M, LAMIMAN K, REZNIK R S, et al. Palliative radiation

therapy for superior vena cava syndrome in metastatic Wilms tumor using 10XFFF and 3D surface imaging to avoid anesthesia in a pediatric patient—a teaching case[J]. Advances in radiation oncology,2017,2:101-104.

[3]AERTS H J,VELAZQUEZ E R,LEIJENAAR R T,et al. Decoding tumor phenotype by noninvasive imaging using a quantitative radiomics approach[J]. Nature Communications,2014,5:4006.

[4]PARMAR C,LEIJENAAR R T H,GROSSMANN P,et al. Radiomic feature clusters and Prognostic Signatures specific for Lung and Head & Neck cancer[J]. Scientific Reports,2015,5:11044.

[5]SUN R,LIMKIN E J,VAKALOPOULOU M,et al. A radiomics approach to assess tumour-infiltrating CD8 cells and response to anti-PD-1 or anti-PD-L1 immunotherapy: An imaging biomarker, retrospective multicohort study[J]. Lancet Oncology,2018,19(9):1180-1191.

[6]LAMBIN P,LEIJENAAR R T H,DEIST T M,et al. Radiomics:the bridge between medical imaging and personalized medicine [J]. Nature Reviews Clinical Oncology,2017,14(12):749-762.

[7]WU W,PARMAR C,GROSSMANN P,et al. Exploratory study to identify radiomics classifiers for lung cancer histology [J]. Frontiers in Oncology, 2016,6:71.

[8]YANG L,GU D S,WEI J W,et al. A radiomics nomogram for preoperative prediction of microvascular invasion in hepatocellular carcinoma [J]. Liver Cancer,2017,6(4):327-336.

[9]PENG P, ZHANG Y, XU P, et al. Radiomics-based machine learning methods for ischemic stroke lesion diagnosis[J]. Brain and Behavior,2019: 9(3):1299.

[10]HUANG Y Q,LIANG C H,HE L,et al. Development and validation of a radiomics nomogram for preoperative prediction of lymph node metastasis in colorectal cancer [J]. Journal of Clinical Oncology, 2016, 34 (18): 2157-2164.

[11]刘佳,江建芹,尹剑兵,等. 基于多模态MR影像组学鉴别诊断肺结节和肿块良性与恶性的价值[J]. 中华放射学杂志,2022,56(5):542-548.

[12]SONG J D,SHI J Y,DONG D,et al. A new approach to predict progression-

free survival in stage IV EGFR－mutant NSCLC patients with EGFR－TKI therapy[J]. Clinical Cancer Research,2018,24(15):3583-3592.

[13]CUI Y,YANG X,SHI Z,et al. Radiomics analysis of multiparametric MRI for prediction of pathological complete response to neoadjuvant chemoradiation therapy in locally advanced rectal cancer[J]. Therapeutic Advances in Medical Oncology,2019,29(3):1211-1220.

[14]WANG Y,LI L,LIANG Y,et al. A radiomics nomogram for preoperative prediction of lymph node metastasis in breast cancer[J]. Oncotarget,2017, 8(40):68789-68801.

[15]LIU Z Y,ZHANG X Y,SHI Y J,et al. Radiomics analysis for evaluation of pathological complete response to neoadjuvant chemoradiotherapy in locally advanced rectal cancer [J]. Clinical Cancer Research, 2017, 23 (23): 7253-7262.

[16]OLIVERA P,DANESE S,JAY N,et al. Big data in IBD:a look into the future [J]. Nature Reviews Gastroenterology & Hepatology,2019,16(5): 312-321.

[17]LIU P, LU L, ZHANG J, et al. Application of artificial intelligence in medicine:an overview [J]. Current Medical Science, 2021, 41 (6): 1105-1115.

[18]NAS S,KOYUNCU M. Emergency department capacity planning:a recurrent neural network and simulation approach[J]. Comput Math Methods Med, 2019:4359719.

[19]SHAO D,DAI Y,LI N,et al. Artificial intelligence in clinical research of cancers [J]. Briefings in Bioinformatics,2022,23(1):bbab523.

[20]CHOI J,PARK S,AHN J. RefDNN:a reference drug based neural network for more accurate prediction of anticancer drug resistance [J]. Sci Rep, 2020,10(1):1861.

[21]HUANG C, CLAYTON E A, MATYUNINA L V, et al. Machine learning predicts individual cancer patient responses to therapeutic drugs with high accuracy [J]. Sci Rep,2018,8(1):16444.

[22]BORISOV N, T KACHEV V, SUNTSOVA M, et al. A method of gene expression data transfer from cell lines to cancer patients for machine－

learning prediction of drug efficiency [J]. Cell Cycle,2018,17:486-491.

[23]CHANG Y,PARK H,YANG H J,et al. Cancer drug response profile scan (CDRscan):a deep learning model that predicts drug effectiveness from cancer genomic signature [J]. Sci Rep,2018,8(1):8857.

[24] YANAGISAWA K, TORATANI M, ASAI A, et al. Convolutional neural network can recognize d rug resistance of single cancer cells [J]. Int J Mol Sci,2020,21:3166.

[25]GONG J, LIU J Y, SUN X W, et al. Computer-aided diagnosis of lung cancer:the effect of training data sets on classification accuracy of lung nodules [J]. Phys Med Biol,2018,63(3):35036.

[26]RODRIGUEZ R A,LANG K,GUBERN M A,et al. Stand-alone artificial intelligence for breast cancer detection in mammography:comparison with 101 radiologists [J]. J Natl Cancer Inst,2019,111(9):916-922.

[27]HOSEINI F,SHAHBAHRAMI A,BAYAT P. An efficient implementation of deep convolutional neural networks for MRI segmentation [J]. J Digit Imaging,2018,31(5):738-747.

[28]HART S N,FLOTTE W,NORGAN A P,et al. Classification of melanocytic lesions in selected and whole-slide images via convolutional neural networks [J]. JPathol Inform,2019,10:5.

[29] KOSARAJU S C, HAO J, KOH H M, et al. Deep-Hipo:Multi-scale receptive field deep learning for histopathological image analysis [J]. Methods,2020,179:3-13.

[30]COUDRAY N,OCAMPO P S,SAKELLAROPOULOS T,et al. Classification and mutation prediction from non-small cell lung cancer histopathology images using deep learning [J]. Nat Med,2018,24(10):1559-1567.

[31]GULATI S, EMMANUEL A, PATEL M, et al. Artificial intelligence in luminal endoscopy [J]. Ther AdvGastrointest Endosc,2020,13:1-15.

[32]LUO H Y, XU G L, LI C F, et al. Real-time artificial intelligence for detection of upper gastrointestinal cancer by endoscopy:a multicentre,case-control,diagnostic study [J]. Lancet Oncol,2019,20(12):1645-1654.

[33]NGUYEN D T,PHAM T D,BATCHULUUN G,et al. Artificial intelligence-based thyroid nodule classification using information from spatial and

frequency domains [J]. J Clin Med,2019,8(11):1976.

[34]ABELSON S, COLLORD G, NG S, et al. Prediction of acute myeloidleukaemia risk in healthy individuals [J]. Nature, 2018, 559 (7714):400-404.

[35]SUN R,LIMKIN E J,VAKALOPOULOU M,et al. A radiomics approach to assess tumour-infiltrating CD8 cells and response to anti-PD-1 or anti-PD-L1 immunotherapy: an imaging biomarker, retrospective multicohort study [J]. Lancet Oncol,2018,19(9):1180-1191.

[36] TOMITA K,NAGAO R, TOUGE H, et al. Deep learning facilitates the diagnosis of adult asthma [J]. Allergol Int,2019,68(4):456-461.

[37] FRITZ B A, CUI Z C, ZHANG M H, et al. Deep-learning model for predicting 30-day postoperative mortality [J]. Br J Anaesth, 2019, 123 (5):688-695.

[38]CHEUNG C Y,XU D J,CHENG C Y,et at. A deep-learning system for the assessment of cardiovascular disease risk via the measurement of retinal-vessel calibre [J]. Nat Biomed Eng,2021,5(6):498-508.

[39]EL-NAQA I, YANG Y, WERNICK M N, et al. A support vector machine approach for detection of microcalcifications [J]. IEEE Trans Med Imag, 2002,21(12):1552-1563.

[40]WANG S,SUMMERS R M. Machine learning and radiology [J]. Med Image Anal,2012,16(5):933-951.

[41]LITJENS G,KOOI T,BEJNORDI B E,et al. A survey on deep learning in medical image analysis [J]. Med Image Anal,2017,42:60-88.

[42]SHEN D,WU G,SUK H I. Deep learning in medical image analysis [J]. Annu Rev Biomed Eng,2017,19:221-248.

[43]VALDES G,SIMONEC B,CHEN J, et al. Clinical decision support of radiotherapy treatment planning:A data-driven machine learning strategy for patient-specific dosimetric decision making[J]. Radiother Oncol,2017, 125(3):392-397.

[44]LAURENT R,HENRIET J,SALOMON M,et al. Simulation of lung motions using an artificial neural network [J]. Cancer Radiother, 2011, 15 (2): 123-129.

［45］LIN L,DOU Q,JIN Y M,et al. Deep learning for automated contouring of primary tumor volumes by MRI for nasopharyngeal carcinoma ［J］. Radiology,2019,291(3):677-686.

［46］VALDES G, SCHEUERMANN R, HUNG C Y, et al. A mathematical framework for virtual IMRT QA using machine learning ［J］. Med Phys, 2016,43(7):4323-4334.

第二章 人工智能在放射治疗流程中的辅助功能

第一节　信息技术在放射治疗中的发展

信息化和数字化技术的高速发展，为医疗健康行业带来颠覆性变革。智慧医院深度融合互联网技术、人工智能，提供面向医务人员的"智慧医疗"、面向患者的"智慧服务"、面向医院的"智慧管理"，实现患者与医务人员、医疗机构、医疗设备之间的有效互动，构建全生命周期的医疗服务体系，优化资源配置、创新服务模式势在必行。

2021年，我国恶性肿瘤新发病例数为358.6万例。放射治疗因可以保护患者器官、性价比高，逐步成为肿瘤治疗的主要手段。国内外统计数字表明，有50%~70%的癌症患者需要不同程度（单纯放射治疗或与手术、药物配合治疗）地接受放射治疗。而中国较其他国家相比，实际接受放射治疗的患者比例更低。究其原因，一方面是公众对放射治疗的认知不足，另一方面主要是放射治疗设备数量不足、分布不均。2021年国内放射治疗单位已达1 413家，覆盖加速器1 931台。按照WHO的标准是每百万人2~3台加速器，我国为每百万人1.42台加速器，相比美国和法国的每百万人12.4台和每百万人7.5台还有较大差距。患者需求持续增长，设备不足、放射治疗专业人员短缺，是当今放射治疗面临的重要问题。然而，面对恶性肿瘤患者的持续增长和各类型治疗设备的不断引进，医院在保障治疗安全、合理分配放射治疗资源、工作流程优化、临床科研数据获取、科室绩效管理等诸多方面都遇到了新的困难与挑战。显然，用传统的管理方式已无法有效解决所面临的难题，建设肿瘤放射治疗信息化系统已经迫在眉睫。

肿瘤放射治疗信息化系统是基于放射治疗网络基础架构之上研发的一套大型、综合性管理系统。该系统通过整合、重建科室网络资源，将放射治疗所涉及的各种设备、网络及软件系统统一管理，把放射治疗全部业务及数据囊括其中，确保患者数据的完整性和放射治疗费用等的实时管理，使系统的信息点涵盖了放射治疗的每一个工作环节。实现完整肿瘤病历数据的结构化和电子化储存与管理、放射治疗流程优化与质控管理、综合分析等,提高医护人员工作效率和工作质量,为临床、科研和管理提供全面的数据支持和分析。肿瘤放射治疗信息化系统不仅是当今放射治疗发展的需要,同时也是现代化肿瘤医院和大型三甲医院数字化医院建设中最重要的组成部分。

过去10年间,恶性肿瘤发病率在中国保持3.9%的增幅,据国家癌症中心最新数据统计,我国年恶性肿瘤发病人数超过400万。随着肿瘤发病人数的持续增长,医院需要接受放射治疗的患者数量也在逐年增加,肿瘤放射治疗在工作中遇到越来越多的挑战。放射治疗科作为急诊、门诊、病房、影像、治疗、设备管理于一体的综合性大型科室,构建放射治疗流程的信息化、标准化、统一化势在必行。

在放射治疗过程中,每个患者每个环节都会产生大量的数据。目前国内许多医院放射治疗科依然停留在相对传统的工作模式,大部分记录单据采用纯手工笔录或电子表格的方式记录,医务人员工作交接依靠口头或电话交流,而工作中大部分信息没有系统记录,记录的信息则被存放在不同的地方或纸张,或存储在不同的电脑上,给工作带来了很大的不便,且存在丢失的风险,给管理与后期统计造成困难,尤其是对放射治疗科各部室地理位置比较分散的情况,更凸显工作效率低下。为了更好地服务于患者,提高医院的肿瘤信息化管理水平,提高放射治疗的质量和效率,现代化的放射治疗需要建设一套符合自身管理流程的信息化系统。该系统不仅需要和医院现有的医院信息系统(HIS),患者电子病案系统(EMR),图像存档及通信系统(PACS)等信息系统进行集成,也需要和放射治疗的主要设备进行系统连接,可以集中存储诊疗过程产生的数据,自动获取来自设备的患者治疗相关数据,对放射治疗中的各个环节进行规范的流程管理,实现数字化、智能化、一体化、定制化的治疗、管理及科研目标,最终实现与全院甚至不同医院间各信息系统的集成,建立以肿瘤患者为中心,全生命周期、全方位的信息管理解决方案。

一、肿瘤放射治疗信息化系统建设的现状

(一)肿瘤放射治疗信息化系统的发展阶段

国内大型医院的管理和临床业务是独运作的,但信息流往交错在一起,

医院 HIS、EMR、PACS 和各临床信息系统之间存在诸多冗余和断裂的地方。放射治疗医生迫切希望能够通过单一的出口提取到准确全面和完整的患者检查检验、治疗、随访等临床信息。随着计算机技术的不断发展及网络通信技术的逐渐普及,建设肿瘤放射治疗信息化系统成为大型医院信息化建设的必经之路。不同医院肿瘤放射治疗信息化系统建设程度各不相同,但大致可以分为 4 个阶段,分别为计算机技术应用前的人工阶段、科内互联阶段、院内互联阶段及移动互联阶段。

1. 人工阶段　所有的放射治疗过程中信息记录和任务流转都需要人工的管理方式,相应的工作人员通过纸质单据、电子表格、电话或微信通知的形式进行信息的记录和任务的流转。手工阶段的优点在于成本低,方便灵活,缺点是存在工作效率低下,出错率高、纸张浪费以及数据统计困难等问题。

2. 科内互联阶段　科内互联是肿瘤放射治疗信息化系统建设发展的雏形,随着医院整体信息化管理水平的提高,医院开始引进或自主开发对应的软件来进行放射治疗流程的管理工作,此时肿瘤放射治疗信息化系统实现了科内各个岗位和部室之间的有效联动与任务流转,针对患者的放射治疗流程,从定位制模到最后进行治疗,实现系统的统一管理,在放射治疗科内实现数据无纸化传输。用户可以在电脑上快速的查找患者的诊疗状态,同时对这些数据进行统计,极大地降低了人工工作量,提高了工作效率;然而这一阶段也存在一定的缺点:科内互联并未解决放射治疗信息孤岛的局面,放射治疗网络与医院的主干网络存在一定的隔离,患者的放射治疗信息还无法实时同步到 HIS 系统,无法实现患者数据的共享,放射治疗医师需要在不同的系统之间切换来完成患者的诊疗工作。

3. 院内互联阶段　肿瘤放射治疗信息化系统的院内互联是科内互联的延伸,本阶段不仅打通了放射治疗系统与医院主干网络,同时拓展了各种信息获取与共享的广度与深度。院内实现了放射治疗数据的实时共享,放射治疗医师、物理师、技师在院内的任意终端即可完成相应的诊疗工作。这一阶段存在的主要缺点是放射治疗患者无法实时获取放射治疗信息,以及放射治疗医务工作者的诊疗活动限制在医院内部,无法随时随地的移动办公。

4. 移动互联阶段　近年来智能手机、平板电脑逐渐普及,移动互联网正以飞快的速度替代传统 PC 互联网,移动互联网对人们日常生活各个领域的渗透。"互联网+医疗"已经成为当前医疗服务行业的发展方向,肿瘤放射治疗行业开始主动触网,"互联网+放射治疗"模式的兴起将传统的放射治疗服务模式打造成更加符合当今时代需要的现代服务模式。依托移动互联网等信息技术,患者通过移动 APP 或对应的小程序实时获取诊疗信息、预约、缴费等活动,优化了患者就医体验。放射治疗医师、物理师在可移动设备进行远程勾画、远程会诊、远程计划设计等,极大提高了工作灵活性。

（二）常见的肿瘤放射治疗信息化系统及特点

目前国际上比较流行肿瘤放射治疗信息化系统有 Varian 公司的 Aria 及 Elekta 公司的 Mosaiq。在国外肿瘤放射治疗信息化系统的发展和应用已经相当成熟,放射治疗几乎所有的工作都已实现流程化管理。Varian 与 Elekta 皆为加速器生产厂商,二者在放射治疗行业有多年的技术积淀,开发的肿瘤放射治疗信息化系统在功能全面性以及稳定性上有着先天的优势。但由于国内医院的放射治疗流程和管理方式与国外存在差异,国外应用成熟的模块,国内却很难真正应用起来。针对 Aria 与 Mosaiq 在国内出现的"水土不服"情况,Varian 和 Elekta 公司根据中国医院的实际临床需求,针对各自的系统进行二次开发,使其模块、功能、数据和流程管理更加符合中国的实际需要,分别推出了面向中国市场的 Aria China Cancer Information Platform（Aria-CCIP）和 Mosaiq Integrated Platform（MIP）。得益于自身是加速器设备制造商的天然优势,Aria-CCIP 和 MIP 可以无缝对接加速器并实时获取治疗相关的核心数据,加之 Varian 和 Elekta 公司与各大设备制造商之间互通数据接口,使得 Aria-CCIP 和 MIP 成为目前国内功能最全、信息覆盖最广、设备支持最多的肿瘤放射治疗信息化系统。二者在国内多家大型医院都已应用,其中最典型的案例有河南省肿瘤医院的 Aria-CCIP 及中山大学肿瘤医院的 MIP,二者根据医院情况深入定制化,成为放射治疗信息化建设的典范。

国内的肿瘤放射治疗信息化系统有深圳医诺、东方瑞云、海创放射治疗云平台等。经过多年的发展,国内的系统各项功能已趋于完善,并且凭借着灵活的定制化服务与国外竞品展开差异化竞争,通过在系统中集成智能勾画系统、计划评估系统、疗效评估系统等增加产品竞争力,加之较国外竞品相对较低的价格优势,国内的肿瘤放射治疗信息化系统在市场上同样占有一席之地。

常见的肿瘤放射治疗信息化系统架构有两种,分别为 B/S（Browser/Server）架构和 C/S（Client/Server）架构,B/S 架构即浏览器/服务器架构模式,基于 WEB 技术开发,用户可通过 Chrome、Edge、Firefox、IE 等浏览器访问系统,事务逻辑主要集中在服务器端实现。其该架构的优点是系统忽略不同操作系统的差异,用户可以在 Windows、UNIX 或者 LINUX 平台进行使用而不用安装任何专门的软件,系统功能拓展容易,后期升级维护方便且成本较低。Aria-CCIP 与东方瑞云均采用 B/S 架构。

C/S 架构即客户端/服务器架构模式,服务器通常采用高性能的 PC、工作站或小型机,并采用大型数据库系统,如 Oracle、Informix 或 SQL Server 等,客户端需要安装专用的客户端软件。该架构特点是更适用于专用的小范围网络环境,面向相对固定的用户群,更加注重流程,对信息安全的控制能力很强,并且能充分发挥客户端的处理能力,降低服务器的负荷。MIP、医诺均为 C/S 架构。

二、肿瘤放射治疗信息化系统建设思路

建设放射治疗信息化系统过程中,面临的主要问题是设备整合难、数据整合难、服务整合难、科研整合难、管理整合难,所以建设肿瘤放射治疗信息化系统应实现以下 5 个层面的功能。

(一)数据层面

不能局限于连接哪个供应商的设备和子系统,而是采用开放的架构和国际通用的标准构建将各种放射治疗系统连接在一起,包括 HIS、EMR、PACS 等系统,使得放射治疗数据可以通过肿瘤放射治疗信息化系统轻松获取。

(二)业务层面

建立放射治疗的标准化、数字化工作流程。在科室内实现数据无纸化传输,资源高效有序调配。

(三)质量控制层面

建立全流程的质量控制,包括对环节进行质量控制、对患者的质量控制、对机器的质量控制、以及对治疗结果的分析、评估,对放射治疗质量的跟踪等。

(四)科研教学层面

实现多样化的统计分析和数据挖掘功能,为构建肿瘤大数据平台打下

基础,真正为科室的教学和科研提供便利。

（五）行政管理层面

医院和科室管理人员能够实时获取科室的运营管理信息,了解工作人员工作量、经营状况、资源利用率等综合分析信息。

三、肿瘤放射治疗信息化系统未来发展方向

放射治疗作为恶性肿瘤的重要的治疗手段,60%～70%的肿瘤患者在肿瘤治疗不同时期需要放射治疗,并且在所有接受放射治疗的肿瘤患者中有35%～40%的患者能够治愈。而我国的实际放射治疗率仅为30%左右,远低于发达国家的水平。放射治疗设备和人才的整体不足及经济发达地区与欠发达地区之间不平衡成为制约我国放射治疗普及的重要原因。基层医院的放射治疗是未来发展的重点,如何利用肿瘤放射治疗信息化系统推动地区大型公立医院的优势放射治疗资源下沉,实现放射治疗技术和资源共享,成为解决当前放射治疗发展不均衡的关键。基于此未来肿瘤放射治疗信息化系统发展趋势有以下几点。

（一）远程放射治疗云平台

基于肿瘤放射治疗信息化系统与最新的5G通信技术,发展肿瘤放射治疗的新型服务模式——远程放射治疗,该模式通过整合中心医院在放射治疗计划、治疗、质控方面的丰富经验、先进的质控设备和顶尖的科技人才优势,为基层医院提供肿瘤远程勾画、远程计划、远程质控、疗效评估等医疗和学科建设等服务。

（二）多学科会诊

依托肿瘤放射治疗信息化系统和互联网,突破时间和空间的限制,通过远程视频或在线会议开展远程会诊和多学科会诊(multi – disciplinary treatment,MDT)等多种医疗服务,给患者制定最合理的治疗方案,以此提高医疗效率和医疗质量。

（三）大数据+人工智能

人工智能是未来医疗发展的一个方向和趋势,并且在医疗领域人工智能将很好的辅助医生,减轻医生的工作压力,提高地区间医疗质量的同质化水平,不断促进医学的进步与发展。而大数据+人工智能应用建立的关键,

就是如何高效、合理地将各类数据进行有效整合,实现数据的高度集成。肿瘤放射治疗信息化系统作为海量放射治疗数据的载体和源泉,将为大数据+人工智能在放射治疗领域的发展提供源源不断的动力。

(娄朝阳　陈飞虎　刘瑞青)

第二节　人工智能辅助放射治疗靶区和危及器官自动勾画

一、靶区和危及器官勾画

靶区勾画是以 MRI 为基础,结合 CT 及 PET-CT 的影像勾画。靶区,通俗些说就是肿瘤区域,也就是要照射的区域。射线照射肿瘤的这个过程,就像是打靶的过程。临床上需要制订精准的放射治疗计划并保证计划顺利实施,从而在有效破坏癌组织细胞的同时,尽可能降低电离辐射对正常组织的副作用影响。靶区勾画可以全面了解肿瘤的侵犯范围,这些在放射治疗中起到了非常重要的作用。精准放射治疗的每一步都是对精准度的高要求,其中剂量精度的要求最为严格。靶区勾画与剂量计算精度紧密相关,靶区勾画的精确度越高,剂量计算精度造成的误差就越小,就可以尽可能消灭肿瘤细胞,同时保护肿瘤靶区周围的正常组织。所以,准确勾画放射治疗肿瘤靶区是制定优质肿瘤放射治疗计划的前提和保证。

如图 2-1 所示,放射治疗影像图像的靶区勾画,其中包含肿瘤靶区、临床靶区、内靶区和计划靶区,以及治疗区域和放射治疗区域,是通过一系列的外扩得到的,危及器官也需要被勾画出来。关于不同的靶区含义如下。

(一)肿瘤靶区

肿瘤靶区(gross tumor volume,GTV)是指我们影像图片上所能直观看到的肿瘤的病灶区,包括原发灶和转移灶,淋巴结和侵犯到周围的组织器官。

(二)临床靶区

临床靶区(clinical target volume,CTV)是指包括了前面肿瘤靶区再加上一些亚临床病变区及肿瘤可能侵犯的区域,例如水肿区等。所以 CTV>GTV。

（三）内靶区

在患者体内，不同的器官都存在生理性的运动包括我们所定义的 GTV 与 CTV，而在定义 GTV/CTV 时是在静态影像上进行的，当考虑了这一运动的范围后，在 CTV 周边外放一个间隙，形成一个新的体积就被称为内靶区（internal tumor volume，ITV），它使得运动着的 CTV 在此体积内出现的概率最大。

（四）计划靶区

计划靶区（planning target volume，PTV）是指作放射治疗计划的时候勾画的一个体积区，计划靶区必须保证放射治疗射线准确的定点到临床靶区上。此时计划靶区还要考虑摆位误差及器官运动，所以在 PTV 基础上还要外放。只有 PTV 剂量足够了，才能保证 CTV 的剂量达到治疗要求。所以，PTV>CTV>GTV。

（五）危及器官

危及器官（organs at risk，OARs）是指在放射治疗中有可能暴露在射线中的器官。磁共振高软组织分辨率的图像，能够帮助放射治疗科医生准确的勾画 OARs。这样，物理师在做放射治疗计划的时候，能够更好地保护危及器官，使正常组织伤害达到最小。计划危及器官体积（planning risk volume，PRV）主要包含危及器官及器官的运功体积范围。

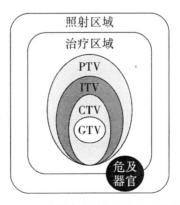

图 2-1 放射治疗影像图像靶区勾画

二、靶区和危及器官勾画的图像数据

(一)CT 图像

CT 图像能够提供清晰的人体骨性组织解剖结构和病灶影像,已广泛应用于多种临床疾病检查和辅助诊断。还能提供肿瘤放射治疗计划剂量计算所必需的组织和病灶电子密度信息,能够为肿瘤放射治疗提供基本的靶区和危及器官定位和边界信息,是肿瘤临床放射治疗的基本图像。其可清楚显示组织的解剖特征,但较难精准勾画肿瘤的体积,不易区分一些非肿瘤组织,例如肿瘤局部浸润和肿瘤周边的炎性反应。对于实质性脏器,肿瘤周边的软组织与肿瘤 CT 值近似,加之受到容积效应的影响也不易精确勾画。常规 CT 所测量长度与肿瘤实际长度有一定差异,其差异大小根据肿瘤位置,大小及与周围正常组织对比度而不同。现代放射治疗技术已由常规放射治疗发展为精确放射治疗。治疗靶区的精确勾画能够改善靶区的剂量分布并减少靶区周围正常组织器官的照射量,肿瘤靶区的精确勾画显得尤为重要。CT 作为形态学影像技术,无法提供肿瘤的代谢情况和肿瘤生物学活性等生物学信息,已经逐步不能满足于肿瘤真实边界精准的勾画。为了满足临床需要和现代医学的发展精准化医疗的要求,基于 MRI 和 PET/CT 显像的功能分子影像开始逐渐被放射治疗靶区勾画所重视。

(二)MRI 图像

MRI 具有亚毫米级的空间分辨率,能够提供非常清晰的人体软组织解剖结构和病灶影像,功能性 MRI 和各种增强剂显像 MRI 可提供组织生理、病理和生物化学信息。增强 MR 具有非侵入方式评价整个肿瘤区域的能力,已应用于肿瘤学相关领域,正逐步成为靶区勾画的互补性模态。磁共振血管成像、磁共振波谱成像等多种 MR 影像增强技术使 MR 比 CT 能更好地可视化、更精确地定位和区分肿瘤和正常软组织器官。但 MR 一般不能提供骨性组织解剖结构影像,组织器官之间的空隙容易导致伪影,且难以避免和校正。

(三)PET

PET 是功能成像设备,空间分辨率有限,PET/CT 为双模态融合影像设备,较其他传统影像学比较,其检测的肿瘤长度与手术标本的实际长度最为接近,PET/CT 在肿瘤 GTV 的勾画上优势突出。当然,其显像价格昂贵使其临床使用上也受到一定的限制。

三、靶区和危及器官的分割方法

目前,临床上传统的肿瘤靶区的分割方法是临床放射治疗医生在单一的 3D PET、CT 或 MRI 影像的 2D 横断面图像手工逐个直接勾画出肿瘤的边界,及对应的射谱分析,最终得出勾画结果。这种分割方法非常耗时,并且需要有经验的专家或者医生,不能规模化实现。由于医生的主观因素,手工勾画的结果存在一定的误差,同时手工勾画需要大量的时间和劳动力,不适用于高强度、高精度的靶区勾画。而且重复性差,医生勾画范围不同,导致每次进行放射治疗时照射区域存在一定的偏差,增加了肿瘤复发及恶化的风险。

随着计算机技术的不断进步,计算机辅助靶区勾画(CATVD)逐渐成为主流。CATVD 技术主要包括自动靶区勾画、半自动靶区勾画和互动式靶区勾画等。自动靶区勾画是指通过算法自动识别和勾画出靶区,这种方法效率高,但精度和准确性较低。半自动靶区勾画是指医生在计算机上手动勾画靶区的基础上,计算机自动完成勾画的过程,这种方法准确性较高。互动式靶区勾画是指医生在计算机上手动勾画靶区,计算机实时反馈勾画结果,医生可以根据反馈调整勾画结果,这种方法精度和准确性最高。CATVD 通常依靠图像处理技术提高靶区勾画的精度和一致性,如形态学分割、水平集分割和图像配准等。

全自动或半自动肿瘤图像分割算法的进一步研究不仅可以减小医生的工作压力,而且在一定程度上提高分割精度。所以,自动肿瘤靶区的分割的研究具有其重要的研究意义和实用价值。基于深度学习算法的医学图像处理技术有效地改善了人工勾画靶区的耗时耗力现象。能将靶区勾画时间从几个小时缩短到几分钟,大大减少了患者治疗的时间。

(一)基于图谱库的自动勾画

当前已有多个基于图谱库的自动勾画软件投入临床应用中,构建图谱库首先需要已经勾画好的靶区以及 OARs 的图像,再由这些图像训练得到一个模板数据库才可投入临床应用中。例如,软件 MIM Maestro(Ver 6.6.5)建立了 4 套病例数不同的宫颈癌图谱库,然后应用该图谱对目标图像进行危及器官的自动勾画分割。自动勾画一定程度上可以改善勾画者间的差异,减少医生的勾画时间,但是对于不同的人体器官,所达到的勾画效果是不一样的。对于边界较明显的膀胱来说,勾画结果较好。但直肠作为形变较大的器官,由于其充盈程度无法控制,且形状因人而异,是勾画较为困难的组织。基于图谱库的器官自动勾画虽然可以大大节省传统的手工勾画所需的时间,但是所有结构的勾画都需要进一步进行人工修正。

(二)半自动分割技术

基于边缘的分割、基于水平集的分割、和基于区域生长的分割方法一般需要人工干预,比如区域生长的方法需要人为在图像中选择种子点,也有一些方法可以自动选取种子点。基于水平集的分割方法必须基于活动轮廓,对于该方法,选择一个合适的初始轮廓是非常重要的。以上这些方法常常都需要人为干预以及先验知识。另外,还有先通过手工勾画的特征把像素分类到不同的组织中,然后使用条件随机场模型(conditional random field,CRF)来提升分类结果的平滑度和消除边界的间断区域。

半自动分割技术的发展虽然取得了很大的进步,但仍然存在着很大的缺陷。由于专家的经验和知识具有主观性,直接影响了分割效果。因此,减少人工干预对分割结果的影响和自动分割的发展就显得尤为重要。近年来人工智能的迅速发展,尤其是基于深度学习的图像处理方法和技术,促进了医学图像分割领域的发展。早期的研究更加注重分割模型自身结构的改进,致力于提高单模态医学图像的分割精度。单模态图像能提供的信息有限,当模型结构改进到一定程度时,分割性能上将出现瓶颈。因此,近 5 年的研究更加注重从多模态图像中挖掘更多信息,以实现更加精准的分割。接下来,我们将介绍单模态靶区勾画模型和多模态靶区勾画模型。

(三)单模态靶区勾画模型

卷积神经网络(CNN)架构在图像处理领域发挥了很重要的作用,能自动从数据中学习有效特征,所以 CNN 的研究重点集中于网络结构设计,而不是对数据的人工特征提取。CNN 最早应用于图像分类任务中,之后,开始出现一些基于 CNN 的肿瘤分割模型。CNN 自动提取高层次的图像特征,从训练数据中自动学习到更有效、更高维和更有利于肿瘤分割的判别性特征,从而提高算法的分割精度。Pereira 等人提出将深度 CNN 框架用于脑肿瘤的分割。通过训练两个 CNN 模型分别对恶性胶质瘤和良性胶质瘤进行分割,提高了神经网络的处理速度。作者也提出在 CNN 模型中使用尺寸较小的卷积核,不仅可以提高速度,更有利于图像关键特征的获取。

近年来,在深度学习算法中,全卷积神经网络(fully convolutional

networks，FCN）在多个任务上表现突出，FCN 最初的应用场景是自然图像分割，后续研究人员根据医学图像的特点对 FCN 的结构进行修改，使其更加适合医学图像分割。通常靶区勾画处理为 3D 数据，需要对 3D 立体数据的训练。但是，3D 网络的训练非常耗时，并且依赖大量计算资源，为此，Zhou 等人训练了 3 个 2D 模型，分别从 3 个方向的截面图像中分割出腹部器官，最后整合 3 个方向的结果得出多器官分割结果。

以 FCN 为代表的 CNN 在图像分割任务中取得了巨大的成功，但由于连续下采样层的信息丢失，它在精确识别目标边界方面表现不佳。为了克服这一问题，Comelli 等人将一活动轮廓模型（凸化 Chan-Vese 模型）集成到 CNN 结构（DenseUNet）中，形成了一个称为深度活动轮廓网络（DACN）的新框架。DACN 不需要手动设置，而是利用 CNN 主干自动学习活动轮廓模型（ACM）的初始化和参数。所提出的 DACN 利用 ACM 的优势来准确地检测对象边界，可以以端到端可差分的方式进行训练。

放射治疗是鼻咽癌的主要治疗策略。针对鼻咽癌的勾画，近期 Li 等人提出了一种基于 U-Net 改进的深度学习模型来自动分割和勾画鼻咽癌患者的肿瘤靶点。首先，需要对原始图像进行预处理，将大小为（512×512）像素的原图裁剪为（224×224）像素，该分区在 CT 图像中包含了靶区和主要解剖结构。然后归一化 CT 图像，由于不同的 CT 扫描设备可能有不同的配置，对这些 CT 图像进行归一化操作可以消除差异性。在鼻咽 CT 图像分割中，所提出的改进化 U-Net 模型的下采样层和上采样层具有相似的学习能力。每个卷积层都是一个带有填充的卷积操作，然后是一个批量归一化和整流线性单元激活函数，每个卷积层的输出特征映射在整个模型中是相同的输入特征映射。U-Net 能够以较高的精度圈定鼻咽癌肿瘤，并减少医生圈定肿瘤的时间要求。通过比较是否归一化的实验结果，研究者发现归一化可以提高 U-Net 的性能。此外，深度学习模型可以分割那些明显清晰的肿瘤，如肺癌、肝癌等。但是该模型也存在一些局限性，不同切片之间的对比变化可能会影响模型的鲁棒性。

针对大部分没有清晰边界的癌种，如局部晚期的宫颈癌临床靶区（CTV）自动勾画，Liu 等人提出了一种 2.5 维的双通路架构网络模型（DPNUNet）。该模型用 DPN 架构替换了整个 U-Net 编码器部分，输入图像编码为大量高级抽象特征和参数，用微块（micro-block）的方式将残差块（residual-block）和密度块（dense-block）合并为双通路网络架构，从而综合获得这两者的优势。DPNUNet 结合了残差块与密度块的架构,使模型有能力专注于更大的图像感受野并提取更高级的语义特征用于 CTV 边界不清晰的分割。该模型在宫颈癌 CTV 和全自动勾画的平均 Dice 相似系数(Dice similarity coefficient,DSC)和 95HD 值分别为 0.86 和 5.34 mm,临床专家的主观评估显示,同时 90% 的 CTV 预测轮廓可用于临床,和中高年资肿瘤放射治疗医师的勾画水平基本一致。

（四）多模态靶区勾画模型

临床上,往往会存在一些难以勾画的肿瘤,这种情况下,医生通常会反复比较不同模态的医学影像,进而确认肿瘤的位置和边界。在网络中融合多模态的图像信息,提取出医生所标注不同类型图像的勾画结果,能够得到更加精准的勾画结果。目前研究中使用的多模态医学图像主要分为三大类:①多序列 MRI 融合分割;②PET-CT 融合分割;③MRI-CT 融合分割。

MRI 序列包含以下 4 种类型:FLAIR、T_1、T_{1c}、T_2。因为 MRI 图像强度的偏场畸变效应,图像中同一区域的灰度值也会有差异。即使同一扫描仪,在不同时间或者从不同患者身上采集到的切片通常也会具有不同的强度范围。

Ermiş 等人提出了一种利用深度学习技术对多形性胶质母细胞瘤(GBM)患者切除腔(RC)的自动分割方法。首先对数据进行预处理,实验所用的 MR 数据为多序列 MRI 数据,然后将不同序列的数据进行配准,旨在最大限度地减少任何潜在的基于专家特定偏见所产生的混淆效应。该方法基于 DenseNet 稠密链接机制,针对多序列 MRI 融合分割任务的特点,设计包含4 层神经元的收缩–扩展(编码–解码)结构的全卷积密集连接架构。其中,编码器部分包含四层密集连接模块,每一层级的密集连接模块均包含卷积、批归一化,ReLU 激活函数,卷积、Dropout、下采样等操作。解码器部分同样包含 4 层密集链接模块,包含卷积、批归一化,ReLU 激活函数,卷积、Dropout、上采样等操作。编码–解码架构中的跳跃连接用于将编码器所提取的多层级信息融入至解码器的网络预测训练中。深度学习架构将 3D 脑区域转换为三组独立的二维平面方向,即轴向、冠状、矢状,分别基于轴向、冠状和矢状切片对 RC 体积进行三维预测。最终的 3D 预测是 3 个方向预测的平均值。

卷积残差网络、递归神经网络以及多种网络相结合等模型也在放射治疗图像分割中广泛应用,发挥了重要作用。Nemoto 等人将基于图谱库和基于深度学习的方法应用于勾画肺部 CT 图像并进行对比评估,结果表明,基于深度学习的方法比基于图谱库的方法轮廓的描绘更加准确,更有助于将增强的放射线向恶性部位照射,同时限制正常组织的暴露,减少了放射性肺炎和其他并发症的发生,证明了深度学习模型在放射治疗计划中的适用性。Lustberg 等人在非小细胞肺癌患者的 CT 图像上比较了手动、基于图谱方法分割后调整和基于深度学习方法的肺、食管、脊髓、心脏及胸腔纵隔勾画,结果表明,除了左肺和食管的图谱勾画以外,基于图谱和深度学习的调整时间比手工勾画时间大大减少。3D U-NET 架构是一类有效的深度学习方法,在多类器官的靶区勾画上都有良好的应用效果。Nikolov 等人提出了基于3D U-NET 网络结构的深度学习方法,利用临床实践中获得的 CT 数据及其根据统一的 OAR 勾画规则勾画的相应标记图像进行训练,在 24 例 CT 扫描上测试,结果表明该方法在头颈部多数危及器官的勾画性能达到临床专家水平,提高了放射治疗流程的有效性。

医学图像分割是医学领域的研究热点,在术前诊断、术中规划和术后引导及预后评估管理上起着重要的作用,越来越多的相关研究也证实了其优势性与适用性,尤其是基于卷积网络的深度学习模型具有很好的端到端特征学习能力。

目前,应用于放射治疗图像方面的基于靶区自动勾画的算法很多,但是大多是对单一部位的研究,而且某一算法的单独应用因图像在形成过程中受到噪声、组织运动等因素的影响,分割结果与理想效果总是具有一定差距,对于图像中微小细节如组织中的血管目前也很难分辨。随着计算机技术的发展,未来对图像分割的研究必定更加注重结合多种分割算法,并逐渐使算法应用于全身各部位,对需要进行放射治疗部位的勾画及放射剂量的确定将更加准确。同时,医学图像不同于自然图像,在图像分割中,自然图像仅需考虑二维结构,而医学图像还需考虑在三维空间结构上如何进行分割,现有的分割模型大都基于自然图像,随着图像分割技术的发展,势必会开发出越来越多适用于医学图像并能进行三维空间的分割算法,有助于临床医师更好地对患者进行放射治疗。放射治疗图像自动分割技术的进步不仅在患者肿瘤的预防、诊断、治疗和预后等方面展现了优越的性能,而且推动放射治疗朝精细化、准确化的方向不断进步。

（仇清涛　王少彬　陈　顺）

第三节　人工智能辅助的自动计划设计

一、治疗计划设计

治疗计划是确定放射治疗的各种参数(如射束强度、叶片位置、孔径权重等)的过程。我们可以将治疗计划的临床目标概括为治疗靶区组织,同时尽量减少正常器官的剂量。治疗计划的设计过程由专业的团队人员执行,团队主要包括放射肿瘤医师、医学物理师和剂量师、放射治疗师。

治疗计划主要分成两类:外照射放射治疗(EBRT)和内照射放射治疗(如近距离照射放射治疗)。在治疗计划过程中,我们首先收集患者的医学影像(如 CT、MRI 或 PET 扫描)。通过这些医学影像,可以对目标体积和危及器官(OARs)进行定位。根据国际放射单位和测量委员会(ICRU)等相关指南,我们可以以对诸如计划靶区(PTV)、临床靶区(CTV)和肿瘤区(GTV)等结构进行勾画。类似地,可以手动或自动分割 OARs 的感兴趣区域。计算机断层扫描(CT)是治疗计划的主要成像模式,此外磁共振成像(MRI),对于需要更好的软组织对比度的病例尤为重要。正电子发射体层摄影(PET)可以用于疾病分期和评估靶区,这些功能成像影像补充了 CT 和 MRI 的解剖学信息。

最常见的治疗计划设计问题可以看作逆向优化的过程。按照这个阐述,我们首先应确定靶区和危及器官的剂量目标;然后进行优化过程,以找到满足给定输入条件的治疗计划方案(如束流强度、子野形状等)。治疗计划的评估通常包括剂量分布、剂量体积直方图(DVH)、等剂量线的可视化,以及其他各种计划指标(例如适形度指数 CI、均匀性指数 HI 等)。但治疗计划是一个具有多个潜在冲突的多目标问题,需要全局考虑所有目标,并不存在一种单一的最优治疗计划解决方案。相反,我们可以认为高效的计划是帕累托(Pareto)最优的,对一个目标的改进只能以牺牲其他目标为代价。

单纯的逆向计划优化并不能保证该方案在临床上是可接受的。为了提高治疗计划的可接受性,剂量师(或医学物理师)通常通过手动迭代的过程进行治疗计划设计。在这个过程中,计划设计人员需要反复调整参数,如目标权重、参考剂量、剂量约束限值等,直到找到一个可接受的治疗计划解决方案。这个迭代的优化过程不仅耗时费力,而且所得到的计划质量高度依赖于人的技能和经验。因此,自动化方法旨在减少优化时间并标准化计划质量,完全自动化的方法不需要人为优化干预。

二、自动计划设计总览

在本部分内容中,我们将要概述自动计划设计方法;介绍 3 种主要方法的类别,即基于知识的计划(KBP)、基于协议的计划(PBP)和多目标优化(MCO),总结它们的优点和局限性。自动计划设计领域近年来发展迅速,我们期待该领域的持续发展。

手动计划设计存在两个主要限制:计划制作耗时较长和不同设计人员制作方案存在巨大差异,传统手动计划过程是通过对治疗计划参数(例如目标权重、参考剂量、约束范围等)进行迭代调整来完成的,需要计划设计人员在整个计划过程中精心设计,用时较长。其次,判断每个治疗计划是否满足要求或者何时结束迭代过程对每个计划设计者都是不同的。手动计划过程可以被认为是一个寻找平衡的尝试,遍寻所有目标和约束配置大概率是不可行的。因此,手动计划迭代不能提供任何关于计划可接受性的保证,仅是涉及在提高可接受性和花费合理的时间获取计划之间的权衡。因此,虽然已经有许多质量保证的协议和指南,但计划质量仍然取决于计划设计者的技能和经验。

自从 IMRT 逆向计划提出以来,自动计划设计就是一个活跃的研究领域。这些自动化方法通常旨在减少计划设计时间和缩小计划设计者之间产生的差异。我们可以使用以下分类对自动化方法进行分类:基于知识的计划(KBP)、基于协议的计划(PBP)和多目标优化(MCO)。在这里,我们对一些相关的工作进行了调研,以提供这些自动化方法在临床工作流中使用时的优点和缺点。

(一)基于知识的计划

KBP 方法建立在基于患者的几何和解剖信息可以预测治疗计划结果的一种假设。KBP 试图通过利用从先前计划的知识库中学习到的信息来减少计划设计时间。KBP 提出了各种实现途径,从分类解决方案预测 DVH,甚至到预测三维剂量分布。从这些预测方法出发,可以为新患者构建一个计划,用作进一步手动计划设计的初始猜测或最终接受的计划。KBP 通常遵循对已生成的治疗计划数据集进行监督机器学习模型的训练范例。形成这些数据集的一种常见方法是将收集和汇总作为临床工作流程的一部分来创建手动计划。完成数据收集后,可以训练监督模型以预测新患者的治疗计划结果。在给定足够输入信息的情况下(例如,我们可能使用患者的 CT 和分割数据),KBP 模型尝试预测体素剂量分布或剂量-体积直方图(DVH)。KBP 模型还用于直接预测机器参数,在预测剂量后,采取额外的剂量模拟步骤以将这些预测转换为可交付的计划。因为治疗计划是一个多标准优化问题,目前常用的剂量模拟方法通常在执行剂量模拟时利用简单的 L2-norm 惩罚可能并不完全合适,还可以通过跳过剂量预测步骤并直接预测机器参数来执行 KBP。然而,目前这些端到端预测的方法尚未能够产生令人满意的治疗计划。

KBP 方法的主要优势是模型部署时计算速度快。KBP 方法通常涉及使用基于学习的方法(即监督学习)。遵循这种方法,我们需要建立一个治疗计划数据库,用作训练模型的基础。这些基础治疗计划是研究或临床工作流程中使用的手动计划的集合。虽然这些 KBP 模型的训练过程可能需要较长计算时间,但在未来计划上部署训练好的模型则能实现非常快速的计划,这是 KBP 方法的一个关键优势。

当前 KBP 方法的主要缺点是可解释性和性能保证的不足。KBP 方法通常涉及使用数据库中的治疗计划训练"黑盒"模型。提高这些模型的可解释性一直是研究的一个领域,因为可解释性对于故障排除、安全、临床工作流程的集成等方面至关重要。先前的工作提供了经验证据,表明 KBP 模型可以表现得相当好,通常与临床中创建的手动计划相当。然而,在 KBP 表现不佳的情况下,缺乏模型的可解释性限制了 KBP 方法的实用性。当前 KBP 方法的第二个主要限制是性能保证的缺乏。由于 KBP 模型通常使用手动计划作为基础进行监督学习训练,因此确保模型预测的有效性(即 Pareto 最优)变得困难,特别是考虑到手治疗计划可能也不是合理的。换句话说,KBP 方法通常对所产生的计划效率没有任何保证,而仅仅试图模拟训练中使用的基础数据。综合来看,目前这些缺点可能会限制 KBP 方法在临床上的实用性。

(二)基于协议的计划

基于协议的计划(PBP)方法是一类使用规则或启发式方法来模拟有经

验的剂量师或物理师进行计划迭代的方法。已有研究提出了基于向高年资计划设计人员寻求建议形成各种规则来调整治疗计划参数（即目标权重，约束值等）。其他方法则采用无模型方法，选择使用强化学习来模拟人。

一方面，PBP 的具体方法高度多样，尽管它们都使用手动计划中优化的目标。另一方面，有通过模拟鼠标移动和键盘输入与现有治疗计划软件结合的 PBP 方法。其他变体涉及通过脚本 API 访问治疗计划系统。PBP 的商业实现可在 Phillips Pinnacle3 系统中获取。

虽然 PBP 方法可能提供实用的自动化方法，但它们也继承了手动计划的一些限制。在手动计划中，计划师在改善计划效率和长时间的计划迭代之间进行权衡。PBP 有助于减少主动规划时间，但并不直接保证产生的计划是有效的。为了确保产生的治疗计划的效率，我们转向下一个自动化方法类别：多目标优化。

（三）多目标优化

概括地说，治疗计划涉及多个潜在冲突目标的优化。对于非平凡问题，没有一个单一的治疗计划能够同时优化所有考虑的目标。为了制订有效的计划，我们尝试探索 Pareto 最优治疗计划集，我们随后将其称为 Pareto 前沿。这些 Pareto 最优计划是非支配性的（nondominated），其中对一个目标的改进只能以牺牲其他目标为代价。

我们从加权和目标开始，这种方法直接适用于手动计划。首先，我们为每个被考虑的目标函数指定非负权重。在加权和目标中，多目标优化（MCO）问题被转化为给定一组重要性权重的单一目标问题。通过解决不同的非负权重配置的加权和目标，我们可以隐性地找到凸问题的 Pareto 前沿。然而，在非凸问题的情况下，许多权重配置可能会退化为 Pareto 前沿上的近似解决方案，我们可能无法找到所有 Pareto 最优解。一般而言，MCO 方法可以分为两类：先验方法和后验方法。

在先验 MCO 中，根据提供的倾向找到 Pareto 最优解。这些方法需要计划设计者提供足够的偏好信息，其中一些著名的例子包括标量化（例如，ϵ-约束法、达成标量化等）、优先级优化和字典序法。从概念上讲，先验方法可以被认为是使用提供的偏好信息来在治疗计划解决方案空间中寻找 Pareto 最优解。例如在字典序法中，我们首先根据提供的偏好信息确定各种目标的排名。然后，我们采用迭代方法，根据已建立的排名顺序逐个优化每个目标。然而,将理想计划转化为偏好列表并不是一项简单的任务,并且有时从偏好信息中找到的治疗计划解决方案可能不符合计划者的期望。在这些情况下,很可能需要修改所提供的偏好信息。相比之下,后验方法试图生成或逼近 Pareto 前沿,创建 Pareto 最优治疗计划的数据库,计划设计人员可以从中选择。先前的工作提出了生成 Pareto 前沿的替代方法(例如,Pareto 曲面生成或 PGEN、模拟退火、进化算法等)。后验方法将从数据库中选择计划的任务委托给人。这一选择过程则是依照兼顾效率和临床可接受的原则。虽然后验方法中的选择过程在过去是手动执行的,但最近文献中报道了采用完全自动化的方法进行选择的工作。

Pareto 最优投影搜索(POPS)提供了一种全自动 MCO 方法。在传统的后验 MCO 方法中,我们生成 Pareto 最优计划的数据库,并且由人从该数据库中手动选择最理想的计划。POPS 方法通过使用所提供的评分函数搜索 Pareto 前沿来自动化该选择过程。POPS 方法有两个主要组成部分:无梯度搜索和使用二分法的投影。按照 POPS 方法,我们首先定义一个搜索框,先将一个种子点投影到可行性边界。然后,我们可以应用任何无梯度搜索方法,如 Nelder-Mead 单纯形搜索,其中搜索空间中的每个点都使用二分法投影到可行性边界。就像在传统的后验 MCO 中所做的那样,我们可以将这种方法概念化为搜索最理想计划的可行性边界(包含 Pareto 前沿)。

多目标优化方法也存在各种限制。例如,传统的多目标优化方法并非完全自动化。在后验 MCO 中,决策过程由计划设计者执行。同样,在先验多目标优化中,偏好信息的定义通常是手动完成的并且需要手动更新。完全自动化的多目标优化方法(如 POPS、ECHO 等)在不需要人积极参与规划的情况下执行决策过程。它们通过增加后台计算时间来消除计划设计的时间花费。

(孟令广　王海洋　皮一飞)

第四节　人工智能与图像质量提升和图像配准

一、医学影像质量提升

医学影像质量提升是指通过对医学影像进行处理,去除影响影像质量的噪声、伪影、模糊等不良情况,使影像质量更高、更清晰,进而方便医生更准确地进行医学检查、诊断、治疗等活动。传统的医学影像处理技术通常采用具有一定先验信息的数学模型,通过迭代重建的方式进行图像质量的提升。但其重建速度慢,输出质量差,临床应用有限。而深度学习则可以自动学习和识别影像中的模式和特征,从而直接将低质量图像转换为高质量图像,进而更为有效地提高影像的质量和精度。

深度学习在医学影像质量提升领域的应用可分为两种类别:图像降噪和图像质量恢复。

（一）图像降噪

噪声是影响医学影像质量的主要因素之一,会让图像像素发生随机的波动,大大降低图像的清晰度和诊断效果。图像降噪在临床中有很多应用场景,如低剂量 CT(LDCT)的降噪,锥形束 CT(CBCT)的降噪与伪影抑制等。基于深度学习方法的降噪方法一般直接构建一个生成模型,将一个有噪声的图像转换为一个低噪声的高质量图像,如 LDCT 向正常剂量 CT(NDCT)的转换。

近年来,基于深度卷积神经网络(DCNN/DNN)的去噪方法得到了广泛而深入的研究。大多数基于 DNN 的方法都直接作用于重建图像的后处理,而不依赖于原始的投影数据。Chen 等人提出了一种典型的使用 DNN 进行去噪的编码器–解码器网络。该网络使用由 NDCT 图像和 LDCT 图像组成的配对数据集进行有监督训练。该研究通过在常规获取的 NDCT 图像上添加泊松噪声,人工生成 LDCT 图像,然后利用 DNN 直接学习 LDCT 图像到 NDCT 图像的端到端映射。训练完成后,该网络可以将 LDCT 图像作为输入,并将其直接转换为与 NDCT 图像具有类似质量的图像。虽然这种简单的方法极大地降低了 LDCT 图像的噪声,但其局限性是所得到的图像看起来过于平滑,有时会丢失结构细节,因为这些方法的目标只是最小化训练数据集中 NDCT 图像和转换后的 NDCT 类图像之间的重建损失,并且它们不能很好地适用于新的、未见过的图像。

为了进一步提升网络的预测能力,并尽可能地保留结构细节,许多研究使用了生成对抗网络(GAN)进行 LDCT 到 NDCT 的转换,如 pix2pixGAN。pix2pixGAN 方法利用配对的 LDCT–NDCT 数据集,训练一个生成器,从 LDCT 图像生成类 NDCT 图像,并基于真实 NDCT 与生成器生成的类 NDCT

图像之间的相似度,进行重建损失的优化。同时训练一个鉴别器,来区分生成的类 NDCT 图像和真实的 NDCT 图像。生成器试图产生类似于 NDCT 的图像,通过优化对抗损失和重建损失来欺骗鉴别器。而鉴别器的目标则是准确地鉴别出真实图像与生成图像的区别。在生成器与鉴别器的对抗中,生成的图像会具备越来越丰富的结构细节信息。GAN 方法的问题在于对完美对齐的配对训练图像的需求,这样的数据在临床环境中通常很难获得。准备这种配对数据集的方法可大致分为两种:向高质量的 NDCT 图像添加人工噪声来创建 LDCT;或者在不同的时间按照不同的辐射剂量进行多次 CT 的采集。人工构建 LDCT 的方法存在噪声分布与真实不符的问题。而不同剂量的多次采集会对患者造成额外的辐射剂量和两次采集之间的定位误差。即使使用 DIR(基于形变场的图像配准)进行配准也无法补偿这种定位误差,因为无法实现完全对齐。

为了解决 GAN 网络对于配对数据集的局限性,CycleGAN 被广泛采用。CycleGAN 通过添加一组额外的生成器与鉴别器,并强制施加正向与逆向转换效果必须一致的约束,实现在图像不对齐的情况下也能学习转换映射。如 Kang 等人应用 CycleGAN 来学习低剂量和正常剂量心相之间的映射。由于心脏运动,LDCT 与 NDCT 之间并没有完全对齐。他们的方法有效地降低了低剂量心脏图像中的噪声,同时抑制了结构的变形和损失。

(二)图像质量恢复

图像的质量不仅受噪声的影响,还受到其他因素的影响,比如伪影、运动模糊等。深度学习也可以应用于这些问题,通过生成式对抗网络(GAN)等技术来拟合从损坏图像到高质量图像的映射,在图像质量恢复方面取得了不错的成果。比如,SRGAN 可以将低分辨率的医学影像恢复成高分辨率的影像;DeepPET 可以在低剂量的情况下通过 PET 图像重建来提高影像质量。

超分辨率(SR)的目的是从低分辨率图像中恢复高分辨率图像。大多数现有的 SR 方法都是从外部低分辨率和高分辨率示例对组成的成对数据集中学习映射函数。传统 SR 方法学习字典来建模特征空间。基于深度学习的方法学习低分辨率图像和高分辨率图像之间的端到端映射,从而通过卷积隐藏层隐式地实现特征空间的字典或映射功能。在 SRCNN(基于卷积神经网络的超分辨率重建网络)的实现过程中,低分辨率输入图像首先通过多次插值放大到所需的大小,然后被输入到编码器–解码器网络;进而网络通过学习得到低分辨率图像的插值放大版本与真实高分辨率图像之间的端到端映射。SRCNN 已应用于乳房 X 射线影像、胸部 CT 影像、MRI 影像。

基于生成对抗网络的超分辨率重建网络(SRGAN)可以被认为是 SRCNN 的 GAN 强化版本。SRGAN 训练一个上采样层多于下采样层的编码器–解码器网络,从大量下采样的图像中恢复细节纹理,并训练一个鉴别器来区分超分辨率图像和原始高质量图像。SRGAN 已被广泛应用于脑 MRI 图像的低分辨率图像向高分辨率图像转换。

二、医学影像配准

医学影像配准是将不同模态(如 CT、MRI 等),不同时间(如 4D–CT 的不同 phase)的医学影像数据进行对齐,使它们在同一坐标系下展示,以便于医生更准确地进行诊断。按照待配准对象模态的不同可分为单模态配准与跨模态配准。按照对齐过程中形变方式的不同可分为刚性配准与弹性配准。按照配准对象维度的不同可分为 2D 与 3D 配准。传统医学影像配准方法依靠人工选取对应特征点,建立对应匹配关系(如基于标记点、线结构等)通过运算求得每一张影像的相似变换矩阵,进行配准。但是这种方法费时费力,且难以应对复杂的医学影像。基于深度学习的医学影像配准具有速度快、自适应性强和可扩展性好的优势,可以适应多种复杂情况等优势。

本部分内容将基于深度学习的医学图像配准方法分成 3 种类别:深度迭代配准、有监督配准、无监督配准。

(一)深度迭代配准

在深度迭代配准中,深度学习模型首先学习一个度量,该度量可以量化目标图像和参考图像之间的相似性;然后,将学习到的相似度度量与传统优化器结合使用,迭代更新经典(即非基于深度学习的)配准框架的相关参数。例如,Simonovsky 使用 CNN 学习一个度量来评估 3D 脑部 MRI 的 T_1–T_2 图像对之间的相似性,然后将学习到的度量导入一个连续优化框架以完成弹性配准。这种基于深度学习的度量优于人工定义的相似度量,如多模态之间的互信息。类似的,Cheng 使用预先训练的带有堆叠去噪自编码器的 FCN 来估计 2D 的 CT–MRI 图像对的相似性;这两项工作的主要区别在于网络架构(CNN 与 FCN)、应用场景(3D 与 2D)和训练策略(从头训练与预训练)。

对于 T_1-T_2 加权 MRI 图像和 CT-MRI 图像,Haskins 声称,良好的相似性度量是易于学习的,因为这些成对的跨模态图像具有相似的解剖学结构,因此具有大量相似的视觉特征,并很容易建立简单的灰度映射。Haskins 在此基础上将深度相似度量扩展到更具挑战性的场景,即视觉差异巨大的 3D 的MRI-TRUS 前列腺图像配准,并取得了较好的配准效果。

总之,"深度相似度"可以取代人工定义相似度指标,对于建立像素到像素和体素到体素的对应关系非常有用。近年来深度相似性仍然是一个重要的研究方向,它经常与"度量学习"和"描述子学习"等其他术语交替提及。

（二）有监督配准

尽管深度迭代配准取得了成功,但在经典配准框架中,学习相似度度量然后进行迭代优化的过程对于实时配准来说太慢了。相比之下,一些有监督配准方法只需要一步就可以直接预测待配准图像对之间的形变关系,而不需要进行迭代优化。这些方法通常需要真实的形变关系作为训练标签。这些用于监督的形变关系往往是人工模拟的或直接利用经典配准框架直接计算获得。Sokooti 开发了一种基于多尺度 CNN 的配准模型,这种模型可以直接预测图像对之间的位移矢量场（DVF）。为了获得更大、更多样化的数据集,他们首先人工模拟得到具有不同空间频率和振幅的 DVF,然后对生成的 DVF 进行数据增强,最终产生了大约 100 万个训练示例。这种直接进行一步预测的深度学习方法表现出与传统 B 样条配准方法十分相近的性能。

在有监督的训练过程中,除了使用形变关系进行监督以外,图像相似度度量有时也会被同时引入,进而为更准确的配准提供额外的指导。这种结合被称为"双重监管"。Fan 开发了一种具有双重指导的双监督训练策略,用于大脑 MRI 图像配准。该策略一方面计算真实形变场与预测形变场的插值,另一方面计算形变后图像与目标图像之间的相似性。前者能使网络快速收敛,后者能进一步细化训练,最终得到更准确的配准结果。

（三）无监督配准

基于无监督学习的配准近年来受到了广泛关注。有监督配准依赖于真实的形变场作为训练标签。而真实的形变场往往难以取得:一方面通过传统的配准方法得到的形变场限制了网络的性能上限,另一方面模拟生成的形变场又类型有限,最终导致配准模型在新图像上的表现并不理想。Wu 认为基于有监督学习的配准方法具有很低的泛化性能。他采用卷积堆叠自编码器直接从目标和参考图像中提取特征,并设计了一种基于特征相似度的自监督配准网络。Balakrishnan 提出了一种无监督配准模型 Voxel Morph,该模型不需要监督信息。该模型由 U-Net 和空间转换网络(STN)两部分组成。作者针对 3D MRI 脑部配准这一问题,首先使用 U-Net 架构实现 DVF 的直接预测:U-Net 编码器的输入是目标图像和参考图像的拼接,解码器直接输出 DVF。然后使用空间转换网络基于学习到的配准场对目标图像进行扭曲,从而得到目标图像的重建版本。在整个训练过程中,通过最小化重建后的目标图像与参考图像之间的差异,VoxelMorph 可以更新参数以直接生成完备的 DVF。这种无监督配准框架不仅运算速度快,而且配准效果好。Balakrishnan 在后来的研究中利用辅助分割信息(解剖分割图)进一步提升了模型的配准精度。

　　DLIR 是另一个著名的无监督配准框架。DLIR 通过 4 个阶段逐步执行图像配准。第一阶段是仿射图像配准(AIR),其余 3 个阶段是基于形变场的图像配准(DIR)。在 AIR 阶段,CNN 以目标和参考图像对作为输入,输出对仿射变换参数的预测,从而获得仿射对齐的图像对。在随后的 DIR 阶段,这些对齐的图像对作为 CNN 的新输入,输出是一个 B 样条位移向量作为 DVF。利用该 DVF,可以获得配准图像对。而其余两个 DIR 阶段可以进一步细化配准结果。

　　上面描述的无监督配准框架都使用人工定义的相似度度量和一些正则化项来设计损失函数。例如,VoxelMorph 的损失函数通过均方误差和互相关来量化生成图像和参考图像之间的体素对应关系,以及一个正则化项来约束 DVF 空间平滑性。尽管经典相似度量在单模态配准中很有效,在大多数多模态情况下它们的有效性低于深度相似度量。为此,许多研究提出了在无监督机制下学习先进深度相似度量的研究思路,以实现具有鲁棒性的多模态配准。一个有代表性的方法是 Fan 提出的无监督对抗网络。该网络具有基于 U-Net 的生成器和基于 CNN 的鉴别器。生成器同时输入目标图像与参考图像,并输出一个 DVF,而鉴别器通过比较生成图像与参考图像的相似性来评估配准效果。网络整体基于鉴别器的反馈来迭代优化,通过生成器与鉴别器的对抗来提高配准效果。该无监督对抗相似网络在单模态大脑 MRI 图像配准和多模态骨盆图像配准方面取得了良好的效果。

(陈　帜　朱佳瑞　任　格)

第五节　人工智能在放射治疗质量保证中的发展状况

调强放射治疗最大的优势是能够实现靶区内剂量分布的高度适形,同时又尽可能地降低正常组织受照量。但由于调强技术的复杂性,加速器在执行过程中会受到多叶准直器(multileaf collimators, MLC)参数、加速器剂量输出稳定性等多种因素的影响,这直接影响放射治疗计划执行后的剂量准确性。因此,必须制定全面的质量保证(quality assurance, QA)和质量控制(quality control, QC)程序来检查和评估机器状态和放射治疗计划实施的可靠性,以提高患者治疗的安全性。作为放射治疗物理师,我们在日常工作中需要执行多样化的 QA 任务,包括机器 QA 和患者 QA 两个方面。随着放射治疗技术的日益复杂,我们难以直观分析放射治疗过程中的各种问题。因此,我们需要更为科学有效的方法来辅助决策。而人工智能的引入提供了无数潜在的解决方案。应用机器学习/深度学习等算法,我们可以从 QA 数据中学习到一些难以察觉的特征,然后基于这些特征做预测分析,并根据情况进行早期干预。这一点在一些患者负荷较重的大型放射治疗单位尤为重要。目前已有大量的数据可供我们通过人工智能去"学习",将过去的经验作为知识,指导今后的放射治疗实践活动。

一、人工智能在患者计划质量保证中的辅助

剂量验证准确性检查的主要手段包括:点剂量验证、二维平面剂量验证、三位剂量验证。目前放射治疗实践中主要关注二维剂量验证,其验证方法是将物理师设计好的计划导入到特定的模体上进行剂量计算并生成一个验证计划。然后将该验证计划在加速器上执行,并使用机载测量设备或者剂量学膜体来采集剂量分布数据,再将其结果与计划系统中的计算值进行对比分析,并选择某一评估标准来判断计划的执行结果是否可接受。评估这种剂量分布差异的比较方法主要有剂量差异(DD)法,吻合距离(DTA)法和伽马分析法。DD 法能够很好地描述剂量平坦区域的剂量差异,而在剂量变化梯度较大的区域,DTA 则比 DD 法更具优势,因为此时较小的距离差异也可能引起很大的剂量偏差。而伽马分析法是指综合了剂量差异标准和距

离符合标准的一种剂量比较方法,例如临床上常用的 3%/3 mm 的伽马分析标准,其含义是在以测量点为球心,3 mm 为半径的区域内如果可以找到一点的剂量与测量值的剂量差异在 3% 以内,则其伽马指数小于或等于 1,表示其通过了测量。伽马通过率(Gamma passing rates,GPR)定义为伽马指数小于或等于 1 的点占所有观测点的百分比值。

　　然而,计划验证工作包含复杂的流程,其完成效率依赖于技术人员的经验和学识水平。在一些大型放射治疗单位,患者量过多导致高负荷使得计划验证工作消耗了大量的医务人员精力。另外验证工作造成的放射治疗设备高占空比也带来了设备的额外的损耗。因此,能否借助人工智对计划验证的结果进行充分、准确的预估,在此基础上减少不必要的计划验证,成为目前放射治疗 QA 工作中的一个热点问题。

　　目前,一些研究已经利用机器学习方法预测了治疗验证计划的 GPR。Valdes 等基于既往 498 例 IMRT 计划,提取了包括加速器类型、MLC 和射野相关参数在内的 78 个计划复杂度特征,利用 Poisson 回归和 Lasso 正则算法预测了 3%/3 mm 标准下的 GPR,并在之后的研究中通过多中心的验证来评估模型的泛化性能。这种模型输入的是基于两维半导体阵列的验证结果,空间分辨率的较低。伽马分析标准为 3%/3 mm,而该标准通常被认为对临床相关误差不敏感。Dao 等选取了 182 例 IMRT 计划,采用 3 种基于树的机器学习算法预测了基于 EPID 验证测量的 GPR,可以对 2%/2 mm 标准下的 GPR 进行预测,最大误差小于 4%,平均绝对误差小于 1%。Granville 等使用计划复杂度指标和直线加速器性能指标作为特征,基于支持向量机算法训练了分类器对特定患者的 VMAT 计划的 QA 测量结果进行分类,证实了计划相关参数结合加速器 QC 指标用于预测特定患者 VMAT 计划 QA 测量结果的潜力。Tomohiro 等选取了本机构的 600 例 VMAT 计划,每个计划由包括计划复杂度指标、机器类型和光子束能量在内的个特征值构成,通过建立 3 种机器学习模型(回归树分析、多元回归分析和神经网络)实现了 GPR 的准确预测。Valdes 等人开发了虚拟调强放射治疗计划 QA 工具,使用泊松回归机器学习模型来预测通过率。其初始数据集包含来自宾夕法尼亚大学的 498 个临床 IMRT 计划,以及基于 MapCHECK 设备的 QA 结果。除 78 个计划的重要特征外,还进一步增加了 10 个的特征。对于 MapCHECK,提取的重要特征包括在半径为 20 cm 的圆外输送的面积份额(以捕捉对称性差异)、占空比、孔径小于 5 mm 的相对 MLC 的份额(以量化 MLC 中圆形叶片的影响)等。

　　机器学习方法预测放射治疗计划的 GPR 尚存在预测精度不高的问题。这可能是由于传统的机器学习方法在数据处理阶段,需要尽量选择与预测指标相关性更高的特征并排除不稳定特征的干扰,这不仅增加了特征值选择、提取和计算的难度,而且还可能会遗漏掉一些重要的特征。深度学习算法深度学习方法可以从数据中自动提取重要特征,这大大减少了特征发现和提取的成本。Interian 等利用深度学习卷积神经网络对 IMRT 计划的通量图进行学习并预测 3%/3 mm 标准下的 GPR,他们发现深度学习 CNN 不需要使用专家设计的特征就可以达到与之前传统机器学习算法相媲美的预测精度,基于深度学习方法预测 IMRT 计划的 GPR 也因此得到了发展。Seiji Tomori 等选取了 60 例前列腺癌 IMRT 计划,并建立了一个结构相对简单的 CNN 模型去预测 4 种标准下的 GPR,结果发现 QA 模体上的剂量分布信息是预测 GPR 的有效数据,而且在 2%/2 mm 标准下模型预测值与测量值之间具有更好的相关性。但与其他伽马分析标准相比,2%/2 mm 标准下的 GPR 预测效果却最差,原因可能是预测整个计划的 GPR 削弱了小野以及不规则野对 GPR 的影响。Valdes 博士和他的团队使用能够设计自己特征的算法,将深度神经网络与他们自己的泊松回归模型进行了比较,并使用了之前描述的相同患者 QA 数据。这说明具有迁移学习的细胞神经网络可以在没有人类专家监督的情况下,通过从通量图中自动设计特征来预测 IMRT QA 通过率,它的输入是每个计划的通量图,而不需要专家设计的特征。其预测结果的准确性与上述由物理学家专家精心设计的虚拟 IMRT QA 系统相当。Seiji Tomori 等人使用 60 个 IMRT QA 计划,建立了一个基于深度学习的 IMRT QA 伽马评估预测模型。模型由 15 层 CNN 构成,输入为 QA 体模中的平面剂量分布,GPR 基于 EBT3 剂量学胶片测得。输入的训练数据还包括 PTV、直肠和重叠区域的体积,以及每个场的监测单元。该网络可以产生 4 个标准下的 GPR 预测值,标准包括 2%/2 mm、3%/2 mm、2%/3 mm 和 3%/3 mm。采用应用 5 次交叉验证来验证模型性能。所有标准的测量值和预测值之间都存在线性关系。结果表明,深度学习方法可以为患者特异性 QA 的伽马评估提供有用的预测模型。Lam 等人应用了 3 种基于树的机器学习算法来训练模型,并使用瓦里安 Portal Dosimetry 提供的总共 1 497 个 IMRT 剂量图预测 GPR。结果是 AdaBoost 和随机森林算法在测量的 2%/2 mm GPR 的 3% 范围内都有 98%±3% 的预测,最大误差<4%,MAE<1%。XGBoost 显示出稍差的预测精度,以 95% 作为标准的 GPR 为 3%,最大误差为 4.5%。这 3 个模

型在前 10 个最重要的特征中确定了相同的 9 个特征,这些特征与计划复杂性和距中心轴的最大孔径位移或光束中的最大钳口尺寸有关。Nyflot 等人研究了一种深度学习方法,用于对潜在的治疗传递错误进行分类,并使用 186 张 EPID 图像的纹理特征预测 QA 结果。从每个 QA 计划导出 3 组平面剂量,对应于无错误情况、随机 MLC 错误情况和系统 MLC 错误情形。将每个计划交付给 EPID 小组,并使用 EPID 剂量测定软件进行伽马分析。使用了两种放射学方法(图像和纹理特征)。两种方法的结果用作 4 个机器学习分类器的输入,以确定图像是否包含引入的误差。在训练之后,使用单个提取器作为用于分类的特征提取器。深度学习网络的性能优于纹理特征方法,并且两种放射学方法都优于使用 GPR 来预测临床相关误差。

二、人工智能在机器质量保证中的辅助

Li 和 Chan 开发了机器学习模型来预测直线加速器随着时间推移的性能。该研究将人工神经网络的时间序列预测建模应用于 5 年的每日 Linac QA 的纵向数据。经过试错和迭代,选择包含一个隐藏层、6 个隐藏神经元和 2 个输入延迟的网络架构。将预测模型与公认的自回归综合移动平均模型进行了比较。在准确预测直线加速器束对称性方面,人工神经网络时间序列模式比自回归综合移动平均模型更准确。赵等人利用 43 组机器调试期间来自三维水箱测量的 QA 束流年检数据,建立了机器学习模型。该模型可以用 10×10 cm^2 的数据输入,在 1% 的精确度内准确预测深度剂量百分比(PDD)和其他射野尺寸(如 4×4 cm^2、30×30 cm^2)的剂量剖面。该应用程序能够简化 TPS 调试过程的数据采集工作。

Carlson 等人基于机器学习技术训练模型来预测理想叶片运动与实际值之间的差异。模型能够给出叶片运动的预测参数,如叶片位置和速度。模型将 74 个 VMAT 计划的同步 DICOM-RT 文件和加速器日志文件之间的位置差异作为训练模型的目标响应。分别使用了线性回归、随机森林和立体主义算法来训练模型。发现立体主义模型在预测 MLC 位置误差的准确性方面优于所有其他模型。这些预测的目的是将其纳入 TPS,并为临床医生提供更实际的剂量分布视图。Osman 等人收集了 400 个计划执行日志文件,并使用前馈 ANN 架构训练了一个模型,将输入参数与输出映射,以预测 MLC 叶片位置偏差。训练/测试集分别为 70% 和 30% 。在预测测试数据中每个叶片的叶片位置时,ANN 模型实现了 0.000 1 mm^2 的最大 MSE。Chuang 等人

使用 116 个 IMRT 和 125 个 VMAT 计划执行后的日志文件开发了一个机器学习模型,以预测计划执行期间的 MLC 差异,并将剂量测量结果作为反馈。还开发了一种从日志文件中提取差异和机械参数的工作流程,并使用所提出的机器学习算法来预测差异。所使用的机器学习模型包括线性回归、决策树和集成方法。

Sun 等人使用 1 754 个具有不同范围和调制宽度组合的质子射野,以 3 种不同的算法(随机森林、XGBoost 和 Cubist)训练输出因子(OF)模型,训练/测试集分别为 81% 和 19%。发现基于立体主义的解决方案优于所有其他模型,测量和预测的 OF 间的平均绝对差异为 0.62%,最大差异为 3.17%。结论是机器学习方法可以用于输出因子测量的健全性检查,并且有可能消除耗时的针对患者的测量。类似地,Grewal 等人利用 4 231 次 QA 测量,训练/测试分割为 90% 和 10%,利用高斯过程回归和浅层神经网络两种学习算法建立模型,预测均匀扫描质子束的 OF 和 MU。他们发现机器和深度学习算法的预测精度高于目前临床上使用的经验模型,并将这种模型已经应用于临床工作中。

三、发展方向

随着机器学习技术在放射治疗 QA 中应用的逐渐成熟,最近的模型有了显著的改进。这些模型从简单的泊松回归发展到深度学习分类模型,然后发展到提高预测精度的复杂混合模型。预计未来在现有知识基础上建立的 ML 模型可以继续完善。在临床环境中,基于这些模型的 QA 流程更加高效。与此同时,充分理解虚拟 QA 的局限性非常重要。Kalet 等人强调了 ML 应用在放射治疗 QA 中的一些独特挑战,包括数据质量、模型适应性和模型局限性。到目前为止,数据质量是建立准确预测模型的最基本和最基本的要求。由于探测器系统的限制,不完整的数据(如小样本量)不仅会导致错误的结论,而且来自探测器的"真实"QA 数据,特别是对于极小/较大的场大小或大的低剂量区域,也会导致不完善的预测模型。多机构验证通常有助于验证和推广 ML 模型。除了数据完整性的挑战外,Kearney 等人还提高了人们对该领域持续滥用深度学习的认识。

到目前为止,人工智能在放射治疗 QA 中的许多应用都集中在预测机器性能和 IMRT/VMAT QA 结果上。控制机器稳定性和计划执行准确性的因素非常繁多,我们需要在充分理解和分析这些因素的基础上来设计各种模型。基于人工智能的 QA 预测工具将来可能会引入到商业化的 TPS 中,这样物理师可以在计划设计阶段预判当前计划的风险情况并给出最为合理的决策。QA 结果的预测能力可能会对当前的放射治疗过程产生深远的影响。然而,在决定大规模使用机构内部模型或商业模型之前,我们首先应该谨慎地评估数据和模型的应用范围及其局限性。

（李定杰　孙　丽　郑佳俊）

参考文献

［1］SHRIVAKSHAN G T,CHANDRASEKAR C. A comparison of various edge detection techniques used in image processing［J］. International Journal of Computer Science Issues(IJCSI),2012,9(5):269.

［2］VANDOKKUM P G. Cosmic-ray rejection by Laplacian edge detection［J］. Publications of the Astronomical Society of the Pacific, 2001, 113 (789):1420.

［3］崔静. 多模态影像技术在兔 VX2 胃癌的应用及生物靶区勾画的实验研究［D］. 郑州,郑州大学,2016.

［4］SEO H, BADIEI KHUZANI M, VASUDEVAN V, et al. Machine learning techniques for biomedical image segmentation:an overview of technical aspects and introduction to state-of-art applications. Medical physics,2020, 47(5):148-167.

［5］ZHOU X,TAKAYAMA R,WANG S,et al. Deep learning of the sectional appearances of 3D CT images for anatomical structure segmentation based on an FCN voting method［J］. Medical physics,2017,44(10):5221-5233.

［6］COMELLI A,DAHIYA N,STEFANO A,et al. Deep learning-based methods for prostate segmentation in magnetic resonance imaging ［J］. Applied Sciences,2021,11(2):782.

［7］KITTLER J,ILLINGWORTH J. Minimum error thresholding［J］. Pattern recognition,1986,19(1):41-47.

［8］LI S,XIAO J,HE L,et al. The tumor target segmentation of nasopharyngeal cancer in CT images based on deep learning methods ［J］. Technology in cancer research & treatment,2019,18:1533033819884561.

[9]ERMIŞ E,JUNGO A,POEL R,et al. Fully automated brain resection cavity delineation for radiation target volume definition in glioblastoma patients using deep learning[J]. Radiation oncology,2020,15(1):1-10.

[10]HUANG G,LIU Z,VAN L,et al. Densely connected convolutional networks. Proc. -30th IEEE Conf. Comput[J]. Vis. Pattern Recognition,CVPR. 2017, 1:2261-2269.

[11]NEMOTO T,FUTAKAMI N,YAGI M,et al. Efficacy evaluation of 2D,3D U-Net semantic segmentation and atlas-based segmentation of normal lungs excluding the trachea and main bronchi[J]. Journal of radiation research, 2020,61(2):257-264.

[12]MEI L J,YANG X J,TANG L,HASSAN A H,YONEMURA Y,LI Y. Establishment and identification of a rabbit model of peritoneal carcinomatosis from gastric cancer[J]. BMC Cancer,2010,10:124.

[13]田娟秀. 肿瘤放射治疗危及器官和靶区智能勾画与图像融合方法研究[D]. 长沙:湖南大学,2019.

[14]崔静. 多模态影像技术在兔 VX2 胃癌的应用及生物靶区勾画的实验研究[D]. 郑州:郑州大学,2016.

[15]LUSTBERG T,VAN SOEST J,GOODING M,et al. Clinical evaluation of atlas and deep learning based automatic contouring for lung cancer[J]. Radiotherapy and Oncology,2018,126:312-317.

[16]ZHU W,HUANG Y,ZENG L,et al. AnatomyNet:Deep Learning for Fast and Fully Automated Whole-volume Segmentation of Head and Neck Anatomy[J]. Medical Physics,2018,46(2):576-589.

[17]KHAN F M,SPERDUTO P W,GIBBONS J P. Treatment planning in radiation oncology[M]. Philadelphia:Lippincott Williams & Wilkins,2021.

[18]HUSSEIN M,HEIJMEN M,VERELLEN D,et al. Automation in intensity modulated radiotherapy treatment planning—a review of recent innovations[J]. Br J Radiol,2018,91(1092):20180270

[19]MICHALSKI J M,MOUGHAN J,PURDY J,et al. Effect of standard vs dose-escalated radiation therapy for patients with intermediate-risk prostate cancer:the NRG oncology RTOG 0126 randomized clinical trial[J]. JAMA

Oncol,2018,4(6):e180039.

[20]GE Y, WU Q J. Knowledge - based planning for intensity - modulated radiation therapy:a review of data-driven approaches[J]. Med Phys,2019, 46(6):2760-2775.

[21]SCHREIBMANN E, XING L. Feasibility study of beam orientation class - solutions for prostate IMRT[J]. Med Phys,2014,31(10):2863-2870.

[22]MA M, KOVALCHUK N, BUYYOUNOUSKI M K, et al. Incorporating dosimetric features into the prediction of 3D VMAT dose distributions using deep convolutional neural network [J]. Phys Med Biol, 2019, 64 (12):125017.

[23]FAN J, WANG J, CHEN Z, et al. Automatic treatment planning based on three - dimensional dose distribution predicted from deep learning technique[J]. Med Phys,2019,46(1):370-381.

[24]BICE N, FAKHREDDINE M, LI R, et al. Latent space arc therapy optimization[J]. Phys Med Biol,2021,66(21):215019.

[25]MOLNAR C. Interpretable Machine Learning:A Guide for Making Black Box Models Explainable[M]. Seattle:Independently Published,2018.

[26]XING L,GIGER M,MIN J. Artificial Intelligence Medicine:Technical Basis and Clinical Applications[M]. New York:Academic Press,2021.

[27]SHEN C, NGUYEN D, CHEN L, et al. Operating a treatment planning system using a deep-reinforcement learning-based virtual treatment planner for prostate cancer intensity - modulated radiation therapy treatment planning[J]. Med Phys,2020,47(6):2329-2336.

[28]TOL J P,DAHELE M,PELTOLA J,et al. Automatic interactive optimization for volumetric modulated arc therapy planning[J]. Radiat Oncol Lond Engl, 2015,10:75.

[29]BOYLAN C,ROWBOTTOM C. A bias-free, automated planning tool for technique comparison in radiotherapy - application to nasopharyngeal carcinoma treatments[J]. J. Appl Clin Med Phys,2014,15(1):4530.

[30]HANSEN C R, BERTELSEN A, HAZELL I, et al. Automatic treatment planning improves the clinical quality of head and neck cancer treatment plans Clin[J]. Transl Radiat Oncol,2016,1:2-8.

[31]XING L, LI J G, PUGACHEV A, et al. Estimation theory and model parameter selection for therapeutic treatment plan optimization[J]. Med Phys,1999,26(11):2348-2358.

[32]CLARK V H, CHEN Y, WILKENS J, et al. IMRT treatment planning for prostate cancer using prioritized prescription optimization and mean-tail-dose functions[J]. Linear Algeb Appl,2008,428(5-6):1345-1364.

[33]JEE K W, MCSHAN D L, FRAASS B A. Lexicographic ordering: intuitive multicriteria optimization for IMRT[J]. Phys Med Biol, 2007, 52(7): 1845-1861.

[34]HUANG C, YANG Y, PANJWANI N, et al. Pareto Optimal Projection Search (POPS): automated radiation therapy treatment planning by direct search of the pareto surface[J]. IEEE Trans Biomed Eng,2021,68(10):2907-2917.

[35]HUANG C, YANG Y, XING L. Fully automated noncoplanar radiation therapy treatment planning[J]. Medical Physics,2021,48(11):7439-7449.

[36]NELDER J A, MEAD R. Asimplex method for function minimization[J]. Comput J,1965,7:308-313.

[37]CHEN H, ZHANG Y, ZHANG W H, et al. Low-dose CT via convolutional neural network[J]. Biomedical Optics Express,2017,8(2):679-694.

[38]YANG Q S, YAN P K, ZHANG Y B, et al. Low-dose CT image denoising using a generative adversarial network with wasserstein distance and perceptual loss[J]. IEEE Transactions on Medical Imaging,2018,37(6): 1348-1357.

[39]KANG E, KOO H J, YANG D H, et al. Cycle-consistent adversarial denoising network for multiphase coronary CT angiography[J]. Medical physics,2019,46(2):550-562.

[40]UMEHARA K, OTA J, ISHIDA T. Super-Resolution Imaging of Mammograms Based on the Super-Resolution Convolutional Neural Network[J]. Open Journal of Medical Imaging,2017,07(4):180-195.

[41]UMEHARA K, OTA J, ISHIDA T. Application of Super-Resolution Convolutional Neural Network for Enhancing Image Resolution in Chest CT[J]. Journal of Digital Imaging,2018,31(4):441-450.

[42]PLENGE E, POOT D H, BERNSEN M, et al. Super-resolution methods in

MRI:Can they improve the trade – off betweenresolution, signal – to – noise ratio, and acquisition time? [J]. Magnetic resonance in medicine,2012, 68(6):1983–1993.

[43]CHENG X,ZHANG L,ZHENG Y. Deep similarity learning for multimodal medical images[J]. Computer Methods in Biomechanics and Biomedical Engineering:Imaging & Visualization,2018,6(3):248–252.

[44]HASKINS G, KRUECKER J, KRUGER U, et al. Learning deep similarity metric for 3D MR – TRUS image registration[J]. International Journal of Computer Assisted Radiology and Surgery,2019,14(3):417–425.

[45]FAN J, CAO X, YAP P T, et al. BIRNet:Brain image registration using dual–supervised fully convolutional networks[J]. Medical Image Analysis, 2019,54:193–206.

[46]WU G, KIM M, WANG Q, et al. Scalable High – Performance Image Registration Framework by Unsupervised Deep Feature Representations Learning[J]. IEEE Transactions on Biomedical Engineering,2016,63(7): 1505–1516.

[47]LEE H, GROSSE R, RANGANATH R, et al. Unsupervised learning of hierarchical representations with convolutional deep belief networks[J]. Communications of the ACM,2011,54(10):95–103.

[48]BALAKRISHNAN G, ZHAO A, SABUNCU M R, et al. VoxelMorph:A Learning Framework for Deformable Medical Image Registration[J]. IEEE Transactions on Medical Imaging,2019,38(8):1788–1800.

[49]DE VOS B D,BERENDSEN F F,VIERGEVER M A,et al. A deep learning framework for unsupervised affine and deformable image registration[J]. Medical Image Analysis,2019,52:128–143.

[50]FAN J, CAO X, WANG Q, et al. Adversarial learning for mono–or multi– modal registration[J]. Medical Image Analysis,2019,58:101545.

第三章 人工智能在放射治疗临床应用中的决策支持

第一节　人工智能与放射敏感性、放射治疗效果和预后预测

在生物信息量爆炸的大数据时代,人工智能为放射治疗在临床问题的应用提供了诸多便利。所谓的"大数据",可概括地理解为数据体量之大,已经超过了单纯依靠人工可以计算的范围,需要计算机技术的辅助才可以完成分析。而"人工智能",顾名思义,指通过模仿人类的智慧去解决重复和复杂的工作,为人类提供解决问题的工具。在放射治疗方面,人工智能主要提供了两个常用的工具,一是影像组学(radiomics),二是深度学习(deep learning)。其中,影像组学主要是基于机器学习(machine learning)算法人工手动提取图像特征值进行建模分析。而深度学习则是以人工神经网络为架构,自动识别图像特征(pattern)完成数据特征提取进行分类分层预测。

2012 年,荷兰科学家 Philippe Lambin 首次提出影像组学的概念。和组学家族的其他成员(如基因组学、病理组学等)相似,影像组学使用特征分析技术从影像图像中提取高通量的特征数据,并对其进行分析整理以发现并解决临床问题。影像组学的理论前提是,影像图像的特征与患者的基因表型及病理变化相关,但这些信息无法仅仅通过肉眼观察得出,需要借助计算机等辅助手段,提取出图像中的特征分布。影像组学以机器学习算法为基础,从图像的感兴趣区提取大量的特征数据,通过分类降维等方法筛选高相关性的特征,并利用筛选出的特征建模,找到特定的影像学生物标记物(bio-marker),从而解决相关临床问题。相似的,基于特征纹理分析技术的发展,剂量组学也在近几年应运而生。剂量组学可以通过剂量强度、纹理和形状的剂量特征来描述剂量分布,具有更高的准确性、粒度和空间信息,是放射治疗剂量分布参数化的有效方法。

在放射治疗过程中,个体化治疗策略的实现对于提高治疗效果、降低治

疗副作用至关重要。而影像组学的应用使得医生们能够更好地理解患者的肿瘤特点,更准确地判断患者对放射治疗的敏感性,进而制定更为个性化的治疗方案。通过对大数据的分析,影像组学可以发现肿瘤的潜在生物标志物,为临床医生提供更多的治疗选项和预后预测指导。此外,影像组学也可以在放射治疗后的随访中起到辅助作用,帮助医生及时发现并诊断肿瘤复发和转移情况,从而进行及时的干预和治疗。因此,影像组学的应用有望为放射治疗患者的个体化治疗带来更多的突破和进展。

临床常用的肿瘤标记物检查多为有创检测,需要通过抽取血液等方式获得样本,检测样本也需要等待较长的时间。而全基因组学的信息检测价格昂贵,且仅提供基因表达等静态信息,缺乏动态生物学信息。相比之下,影像组学可提供全面的肿瘤生物学信息。对于肿瘤放射治疗患者而言,放射治疗的前中后期都会接受系统的影像学检查(如 CT、PET、MRI 和乳腺X 射线摄影检查等),这些影像图像中存储着大量与肿瘤相关的生物学信息。通过影像组学的分析处理,研究人员可以从患者的影像学和临床资料中获取与疾病相关的信息,从而预测患者对放射治疗的敏感性及治疗的预后情况。与传统的经验医学和询证医学不同,影像组学通过输入大量样本信息对模型进行反复训练,可针对个体的从基因到蛋白及肿瘤微环境等信息进行综合分析,从而实现个体化诊断、治疗和监测。本节主要针对影像组学在放射治疗疗效和预后预测分析进行介绍和举例。

放射治疗中,疗效或敏感性的主要评价指标包括完全缓解(CR)、部分缓解(PR)、疾病进展(PD)和疾病稳定(SD)等。而对于放射治疗患者的预后评估,常用的指标包括无进展生存时间(PFS)、无瘤生存期(DFS)、无复发生存期(RFS)和总生存时间(OS)等。这些评价指标能够帮助医生和患者了解放射治疗的治疗效果和患者的预后情况,从而指导治疗方案的制定和调整。

一、脑肿瘤

在众多脑肿瘤的研究中,大多数的影像组学研究都是关于神经胶质瘤。神经胶质瘤恶性程度高,易复发,患者的 5 年生存率低于 5%。生存回归模型是最常用于预测这类问题的模型之一。Kickingereder 等人的研究纳入119 位神经胶质瘤患者,通过提取不同图像(T_1 增强 MRI,FLAIR)和感兴趣区(肿瘤信号增强区和无信号增强区)的特征,进行主成分分析并建立生存模型,预测无进展生存时间和总生存时间。值得一提的是,该研究还将临床信息加入影像组学模型中。结果表明,临床信息的加入可以提高该研究生存模型对无进展生存时间和总生存时间的预测能力。其中,无进展生存时间的一致性指数(concordance index,又称 C 指数)从 0.611 提高到了 0.637,总生存时间的 C 指数从 0.654 提高到了 0.696。影像组学研究初期,其内容多局限于简单的结局预测,但随着影像组学的发展,多组学的融合可以为临床提供更多更准确的决策信息。Beig 等人整合了 203 位患者的影像组学特征、基因组学特征和临床信息,筛选出具有预测神经胶质瘤放射治疗敏感性的影像组学特征,并发现其与细胞分化、粘连及血管生成的信号通路相关。将患者的影像组学特征与基因组学特征一起研究的方法称为"放射基因组学"。

多组学分析和多中心研究可以提高影像组学稳定性和可靠性。除了简单地预测患者的无进展生存时间和总生存时间,探究影像组学特征与病理特征的关系可以增加影像组学特征的可解释性,更深入地了解影像组学与疾病发生发展的关系。例如,Li 等人回顾性地从当地医院影像中心收集了167 名患者作为测试集,提取组学特征并建立模型。又从公开数据集收集了261 名患者影像资料作为外部验证集。此外,研究团队还前瞻性地从当地医院收集了 224 名患者作为前瞻性数据验证集。该研究除了进行影像组学建模,还收集了患者的 RNA 测序和免疫组化检查结果,并探讨了筛选出的影像组学特征与肿瘤浸润巨噬细胞之间的关系。在提取和筛选手术前的磁共振 T_2 加权像中的影像组学特征后,研究团队建立了生存模型,预测患者总生存时间。值得一提的是,这些筛选出的影像组学特征与免疫反应,尤其是肿瘤浸润巨噬细胞相关。该研究结果为神经胶质瘤的诊断和治疗提供了重要参考。

二、头颈肿瘤

对于一些头颈肿瘤,位置较为浅表,超声图像即可为患者的疗效预测提供信息支持。Osapoetra 课题组利用超声图像的组学信息对头颈部鳞状细胞癌患者 3 个月内的放射治疗疗效进行了预测分析。该研究将患者分为两组,在 3 个月内达到病理完全缓解为早期响应患者,未达到病理完全缓解的为晚期响应患者。最佳模型的曲线下面积达 0.92。逻辑回归模型是解决临床问题常用的模型之一。可预测头颈肿瘤放射治疗敏感性,为后续的治疗方案提供相应的决策信息。Beukinga 等人从 FDG-PET 图像中提取组学特征,通过 LASSO 筛选和逻辑回归建模等方法对接受新辅助放射治疗、化学治疗的晚期食管癌患者治疗后完全病理缓解与否进行评估预测。此外,该研究通过量化体素强度差异的系统排列程度,从接受放射治疗、化学治疗后的 18F-FDG PET 图像中提取相关特征,预测患者是否达到完全病理缓解,以指导临床医生判断患者是否需要进行后续手术处理。除了利用治疗前的影像图像预测肿瘤患者的放射治疗敏感性,还可以通过对治疗过程中多个连续时间点的影像图像进行分析,以了解治疗效果的变化情况。Scalco 等人发现放射剂量和肿瘤放射治疗相关器官形态变化存在着密切的关联。该研究收集了头颈肿瘤患者放射治疗前中后期的影像图像,对多个时间点的影像组学特征进行了分析处理,结果显示肿瘤的放射剂量和腮腺形态的改变相关。除了肿瘤本身,放射治疗过程中,肿瘤周围器官形态功能的改变亦会影响肿瘤患者的生存质量。为了更好地验证预测结果的准确性,Bao 等人在整理了患者完全病理缓解情况的基础上,对这些患者的治疗后 36 个月的疾病进展情况进行了追踪。结果显示,该研究中患者 36 个月后的疾病进展情况与模型预测结果基本一致。

临床数据中普遍存在数据分布不均衡的情况,例如在癌症晚期患者中,达到 5 年总生存时间的人数远少于未达到 5 年总生存时间的人数。这种不均衡的数据分布可能会影响统计学分析以及某些机器学习模型的拟合准确性。为了缓解数据分布不均衡对模型训练产生的影响,Xie 等人比较了多种重抽样方法对训练集训练结果的影响。结果表明,自适应合成法(adaptive synthetic)和人工少数类过采样法(synthetic minority oversampling technique)可以提高模型预测水平。该研究对鼻咽癌患者放射治疗后总生存时间进行了预测,验证组模型预测的曲线下面积达 0.82。Lv 等人在预测头颈肿瘤患者的生存时间的同时,也预测了患者是否感染人乳头瘤病毒(HPV)。人乳头瘤病毒感染可降低头颈肿瘤患者的生存时间。影像组学技术对人乳头瘤病毒感染情况的预测进一步提高了对患者总体生存时间的准确性。

三、乳腺癌

截至 2020 年,女性乳腺癌患病率已超过肺癌,成为最常见的肿瘤之一。每 6 位因癌症死亡的女性中就有 1 位是乳腺癌患者。对于局部晚期乳腺癌,新辅助化学治疗(NAC)和随后的手术是标准的治疗策略,但个体疗效存在差异。因此,早期和准确地预测患者是否完全缓解可以为 NAC 方案和预后的制定提供重要依据。Mao 等人过提取乳腺癌患者肿瘤区域内、肿瘤边界外 5 mm 和肿瘤边界外 10 mm 的影像组学特征,建立了预测新辅助放射治疗、化学治疗敏感性的模型。研究表明,同时使用肿瘤区域内和肿瘤边界外 5 mm 的影像组学特征可提高模型对乳腺癌新辅助放射治疗、化学治疗敏感性的预测(最优曲线下面积为 0.85)。该研究还发现,多序列磁共振图像联合可为乳腺癌患者新辅助放射治疗、化学治疗的敏感性预测提供更多信息。Liu 等人使用乳腺癌患者的多序列磁共振图像(包括 T_2 加权像、扩散张量成像和 T_1 增强)提取影像组学特征,建立支持向量机(SVM)模型,预测乳腺癌新辅助放射治疗、化学治疗患者的病理完全缓解。研究比较了使用临床常规患者信息和影像组学特征建模的结果差异。结果表明,使用多序列磁共振图像中提取的影像组学特征建模的预测结果均优于临床模型。

　　除了生存模型和逻辑回归模型之外,列线图也是常用的肿瘤预后预测模型。前两种模型的结果通常使用接受者操作特征曲线(ROC)和曲线下面积(AUC)来评估。而列线图则是将复杂的回归方程转化为了可视化的图形,以反映每个影响因素对结局的影响。Park 等人使用弹性网络回归算法(elastic net)筛选出了一组影像组学标签(signature)。该研究在使用这组影像组学标签建立生存分析模型的同时,还使用影像组学标签、病理结果和磁共振结果建立了列线图。研究结果表明,合并多种信息的列线图对乳腺癌患者的预后预测更加准确(C 指数为 0.76)。在放射治疗患者的日常检查中,除了平扫图像,增强的磁共振或 CT 图像也可以为影像组学预后预测分析提供额外的信息支持。Wu 等人对接受新辅助放射治疗、化学治疗的乳腺癌患者进行了动态增强扫描磁共振图像(DEC-MRI)的影像组学分析。研究结果表明,肿瘤的恶性程度和肿瘤有大面积磁共振造影剂低灌注区呈正相关,肿瘤异质性大的患者预后较差。该研究采用多域空间交互矩阵量化肿瘤内空间分布异质性,并筛选出 22 个影像组学特征,建立多项式模型(multinomial model)对患者的无复发生存期进行预测,准确率达到 0.975。

四、前列腺癌

　　对于肿瘤患者治疗期间不同时间点的影像图像的影像组学特征变化进

行分析比较的研究方法,通常被称为"Delta 影像组学"。Abdollahi 等人纳入了 33 名前列腺癌患者,并收集整理这些患者接受强度调控放射治疗(IMRT)前后的磁共振图像,提取影像组学特征,预测患者早期 IMRT 治疗疗效。其中,delta 影像组学特征值计算方法为:(IMRT 治疗后特征值-IMRT 治疗前特征值)/IMRT 治疗前特征值。研究结果表明,delta 放射学模型的预测性能低于使用治疗前或治疗后的 MR 图像的模型。该研究的研究人数有限,也只选取了两个时间点的图像信息进行分析。虽然在前列腺癌的放射治疗效果和预后预测上,delta 影像组学的方法尚不明确,但其对肿瘤周围器官放射治疗前后的变化较敏感。例如,Lorenz 等人分析了器官风险(OARs)中的 delta 放射组学(定量图像测量值的变化)轮廓,发现放射治疗一周后,前列腺癌患者膀胱和直肠壁发生了显著变化。

对临床放射治疗患者,基于剂量体积直方图(DVH)和影像组学原理,剂量组学(dosiomics)也可更直接精准地反应放射剂量对肿瘤放射治疗患者放射治疗敏感性和预后预测分析的影响。Murakami 等人将剂量组学特征纳入到模型中,预测前列腺患者生化复发结果。研究结果表明,从肿瘤临床靶区(CTV)提取的剂量组学特征与前列腺癌患者放射治疗后的生化复发率相关(风险比为 0.73)。当剂量组学特征与临床变量结合时,可以提高模型的预测准确率(曲线下面积为 0.67)。剂量组学的出现为放射治疗患者的预后预测增加了更精准的剂量学分布信息。

五、其他肿瘤

值得一提的是,也有许多研究使用影像组学评分(radiomics score)预测肿瘤患者放射治疗疗效与预后。Li 等人使用影像组学评分、病理分级和 T 分期构建了逻辑回归模型和列线图,于预测直肠癌患者放射治疗后的远程转移和 3 年生存率。影像组学评分可被理解为是线性模型的特征权重的加权和。虽然不同研究中影像组学评分的计算公式不尽相同,目前尚无统一标准,该算法只适用于线性模型。肺癌是仅次于乳腺癌的常见恶性肿瘤之一。2-脱氧-2-18 氟-葡萄糖正电子发射断层扫描(FDG-PET/CT)常用于肺癌分期,以便考虑后续治疗方案,如手术或包括立体定向体放射治疗的化学治疗-放射治疗。Arshad 等人收集了 358 名非小细胞肺癌患者的 FDG-PET/CT 图像,这些患者来自 7 个不同的医院。研究人员从 655 个影像组学特征中筛选出一个最佳特征向量(feature vector),它是在 64 Gy 水平下灰度大小区域矩阵的尺寸方差(GLSZM_SzVarianc_64 Gy)的统计特征加权线性组合的结果。研究显示,该特征向量可肺癌患者的总体生存率呈线性相关。作为影像组学特征量化工具,影像组学评分和最佳特征向量对放射治疗患者的预后预测分析具有一定的价值。然而,这些算法的理论基础和准确度仍需要进一步论证。此外,由于仅适用于线性模型,它们在更广泛的临床问题上的应用推广受到一定程度的限制。

近年来,随着科技的不断进步和研究的深入,影像组学在放射治疗领域的应用逐渐扩大。它从最初的针对一个时间点的影像图像到多时间点动态联合分析(包括 delta 影像组学),从单一种类影像图像到多序列多模态影像图像互补分析,从影像组学本身到影像组学、基因组学和剂量组学等融合分析。影像组学逐渐向多组学、多模态数据融合的方向发展,以更好地整合数据、挖掘深入可靠的信息。目前,有许多关于影像组学在肿瘤患者放射治疗治疗效果及预后预测方面的分析研究,但大多数结果仅仅是缺少后续的实验验证和大规模的临床实践。虽然影像组学特征可以用来预测临床结果,但其真实含义以及与临床结果在现实意义上的关联性仍然存在许多未知的因素。因此,在未来的发展过程中,影像组学需要进一步深入发展,将研究结果用于临床实践中,为临床医生提供决策依据。

(肖昊男　董妍婧　黎　田)

第二节　人工智能在放射治疗毒性评估中的创新与应用

放射治疗是一种常用的癌症治疗方法,广泛应用于多种癌症的治疗中,包括头颈癌、乳腺癌、前列腺癌等。放射治疗利用高能量的电离辐射杀死癌细胞,减小肿瘤大小,并且可以降低病情的复发率和死亡率。相对于传统的手术和化学治疗等治疗方式,放射治疗对患者的生活质量影响较小,且可以有效控制癌症的发展,提高患者的生存率,因此在现代医疗领域中具有不可替代的地位。

尽管放射治疗可以有效控制癌症的发展,但毒性问题是不可避免的。

在放射治疗的过程中,患者可能出现不良反应和并发症,影响生活质量和治疗效果。放射治疗毒性包括急性毒性和慢性毒性两种类型,其发生和严重程度取决于多种因素,例如剂量、治疗持续时间、患者的年龄、性别、身体状况等。放射治疗毒性导致的多种不良反应会给患者带来极大的痛苦和不便。此外,慢性毒性可能会导致晚期并发症的发生,给患者的生命和健康带来潜在的威胁。

我们可以采取多种措施来减少和防止放射治疗毒性的发生和影响。这包括:精确计算和控制放射剂量,以减小放射线对正常组织的伤害;在治疗前和治疗中对患者进行全面评估和监测,及时发现和处理不良反应;探索新的治疗方法和技术,如分割放射治疗、调强放射治疗、氧气增强放射治疗等;应用先进的技术和方法,如人工智能,从大数据中挖掘放射治疗毒性的相关特征,预测和评估患者的放射治疗毒性风险,为患者提供个性化的治疗方案。这些措施将有助于降低放射治疗毒性带来的挑战,提高放射治疗的治疗效果和安全性,为癌症患者带来更好的治疗效果和生活质量。

一、放射治疗毒性的分类

(一)急性毒性

放射治疗的急性毒性是指在放射治疗期间或放射治疗后的短期内出现的不良反应和并发症。这些不良反应可能在治疗过程中或几周内出现,通常在治疗结束后逐渐消失。急性毒性的发生和严重程度与多种因素有关,包括放射剂量、治疗部位、治疗方式、患者的身体状况等。

常见的急性毒性症状包括恶心、呕吐、腹泻、疲劳、食欲减退、发热、皮肤红肿等。放射性口腔炎也是一种常见的急性毒性症状,包括口腔疼痛、溃疡、口干、咀嚼和吞咽困难等。放射性皮炎是另一种常见的急性毒性症状,皮肤可能变得干燥、红肿、瘙痒、起水疱、脱皮等。此外,放射治疗可能还会引起头发脱落、味觉和嗅觉异常、骨髓抑制等症状。放射治疗常见急性毒性和处理方式见表3-1。

表 3-1　放射治疗常见急性毒性和处理方式

部位	毒性	类别	一般管理方法
皮肤、结缔组织和乳房	皮炎	急性	保持皮肤清洁干燥、涂抹保湿剂、避免刮痕、避免使用刺激性物质和避免阳光直接照射等。如果出现中度或重度皮肤反应,应及时就医寻求专业治疗
	纤维化	晚期	皮肤清洁干燥、涂抹保湿剂、使用非处方药物、物理治疗、口服药物和康复治疗等,并及时就医
	淋巴水肿	晚期	压力绷带、淋巴引流治疗、运动和锻炼以及保持健康的生活方式等。在治疗淋巴水肿时,应遵循医生的指导并在专业医生的监督下进行
	骨痛发作	急性	使用非处方药物、物理治疗、改变生活方式和口服药物等。在治疗骨痛时,应遵循医生的指导并在医生的监督下进行
中枢神经系统	中枢神经系统水肿/放射性坏死	急性和晚期	根据症状和程度进行处理。处理方法包括使用类固醇药物、物理治疗、手术治疗和康复治疗等。在治疗中枢神经系统水肿和放射性坏死时,应遵循医生的指导并在医生的监督下进行
	认知问题	晚期	认知行为疗法、认知训练、药物治疗和康复治疗等。在治疗放射治疗引起的认知问题时,应遵循医生的指导并在专业医生的监督下进行
头部和颈部	黏膜炎	急性	口腔卫生、药物治疗、饮食调整和放松心情等。在治疗黏膜炎时,应遵循医生的指导并在医生的监督下进行
	口干症	急性和晚期	增加水分摄入量、使用口腔润滑剂、改变饮食习惯、预防口腔感染和刺激唾液分泌等。在治疗口干症时,应遵循医生的指导并在医生的监督下进行
	牙裂/放射性骨坏死	晚期	根据症状和程度进行处理。处理方法包括牙齿修复或拔牙、口腔卫生、局部药物治疗、手术等。在治疗牙裂或放射性骨坏死时,应遵循医生的指导并在医生的监督下进行
	吞咽困难	晚期	调整饮食形态,进行吞咽功能训练,增加唾液分泌,调整体位,使用促进食管蠕动和镇痛的药物,必要时及时就医咨询,并进行肠内营养支持

续表 3-1

部位	毒性	类别	一般管理方法
肺部	肺炎	晚期	使用抗生素、改善气道通畅、控制炎症反应、维持营养和水分平衡、休息和恢复等。在治疗肺炎时,应遵循医生的指导并在医生的监督下进行
心脏	心包炎	急性	使用抗感染药、抽取积液、控制症状和进行心包穿刺等。在治疗心包炎时,应遵循医生的指导,并在医生的监督下进行
肠胃	食管炎	急性	根据症状和程度进行处理。处理方法包括药物治疗、饮食调整、改善口腔卫生、使用保湿剂和避免吸烟和饮酒等。在治疗食管炎时,应遵循医生的指导并在医生的监督下进行
	恶心	急性	药物治疗、饮食调整、改善生活方式和心理支持等。在治疗恶心时,应遵循医生的指导并在医生的监督下进行
	胃炎/溃疡	急性和晚期	药物治疗、饮食调整、控制症状和改善生活方式等。在治疗胃炎或胃溃疡时,应遵循医生的指导并在医生的监督下进行
	肠炎	急性和晚期	根据症状和程度进行处理。处理方法包括药物治疗、饮食调整、补充水分、控制症状和管理并发症等。在治疗肠炎时,应遵循医生的指导并在医生的监督下进行
	直肠炎	急性和晚期	症状评估、饮食控制、药物治疗、放射治疗技术改进和支持治疗等。这些治疗方法可以减轻患者的症状,提高生活质量,并促进恢复。在治疗直肠炎时,应遵循医生的指导并在医生的监督下进行
泌尿生殖系统	梗阻性泌尿系统症状	急性和晚期	药物治疗、手术治疗和支持性治疗等。具体治疗方案应根据患者的具体情况进行制定,并在医生的指导下进行
	膀胱炎	急性和晚期	药物治疗、饮食调整、补充水分、控制症状和改善生活方式等。在治疗膀胱炎时,应遵循医生的指导并在医生的监督下进行

尽管急性毒性通常是暂时的,但它们仍然会对患者的生活质量和治疗效果造成影响,可能导致患者出现焦虑、抑郁等心理问题,降低患者对治疗的依从性。因此,对于放射治疗的急性毒性,医疗团队需要密切关注患者的症状和反应,及时采取措施减轻不适和缓解症状,同时加强心理护理和支持,帮助患者渡过难关。

(二)慢性毒性

放射治疗的慢性毒性是指在放射治疗结束后,出现的长期或永久性的不良反应和并发症。这些毒性可能在治疗后数月、数年,甚至是数十年后才出现,且可能会持续多年。慢性毒性的发生和严重程度与多种因素有关,包括放射剂量、治疗部位、治疗方式、患者的身体状况等。

放射治疗的慢性毒性症状多种多样,常见的包括:皮肤瘢痕组织增生、皮肤色素沉着、软组织纤维化、关节僵硬、骨质疏松、血管纤维化、喉部狭窄、听力损失、视力损失等。此外,放射治疗还可能增加患者患癌的风险,特别是乳腺癌和甲状腺癌。放射治疗慢性毒性的症状、严重程度和治疗方法见表3-2。

表3-2　放射治疗慢性毒性的症状、严重程度和治疗方法

毒性	症状	严重程度	治疗方法
皮肤反应	皮肤红肿、干燥、瘙痒、脱皮等	轻到中度	保持皮肤清洁和湿润,避免暴露于阳光下,局部使用激素类药膏
口腔炎	口腔黏膜糜烂、溃疡、口臭等	轻到中度	定期口腔清洗、避免进食辛辣食物,局部使用麻醉类药物
食欲减退	食量减少、味觉异常等	轻到中度	营养补充,食用易消化、高热量、高蛋白的食物,避免油腻、辛辣等刺激性食物
恶心、呕吐	晕眩、呕吐、食欲减退等	轻到中度	空腹时避免进食,适量进食易消化食物,口服抗恶心药物
脱发	头发稀疏、脱落等	轻到中度	避免频繁洗头,使用温和的洗发水,戴帽子或头巾保暖
减轻血小板	容易出血、皮肤出血等	中到重度	减少剂量或暂停放射治疗,口服或注射血小板生长因子

续表 3-2

毒性	症状	严重程度	治疗方法
减少白细胞	容易感染、发热等	中到重度	减少剂量或暂停放射治疗，口服或注射升白细胞药
放射性肺炎	咳嗽、气短、胸痛等	中到重度	给予支持性治疗，如吸氧、雾化吸入等，应用激素类药物、抗生素等治疗
肠道反应	腹泻、便秘、腹痛等	中到重度	调整饮食结构，适当增加膳食纤维，口服镇痛药、止泻药

慢性毒性可能会给患者的生活造成长期的影响和负担，而且有些慢性毒性是不可逆的。因此，在放射治疗治疗过程中，医疗团队需要密切关注患者的剂量和治疗计划，最大程度地减少慢性毒性的风险。治疗后，患者也需要定期接受检查和随访，及时发现和治疗慢性毒性的症状和并发症。同时注意生活方式的改变，例如戒烟、戒酒、保持健康饮食、适当运动等。

二、放射治疗毒性的传统评估方法

对放射治疗毒性的评估非常重要，可以帮助医生更好地把握患者的病情，及时采取必要的措施以提高治疗效果和减少副作用。传统放射治疗毒性评估的方法主要包括临床症状评估和放射学评估。临床症状评估是通过观察患者的体征、症状、生理指标等来评估其毒性反应情况，是最常用的放射治疗毒性评估方法之一。医生会定期对患者进行检查和询问，以了解患者的症状和毒性反应情况。例如，对于头颈部肿瘤放射治疗的患者，常见的毒性反应包括口干、吞咽困难、颈部肿胀等，医生可以通过观察患者的面部表情、口唇水分情况、颈部水肿程度等来判断其症状的严重程度。

放射学评估是通过医学影像技术来检测患者的病变部位和周围组织器官的情况，以判断放射治疗是否对患者的正常组织造成了损害。常用的放射学评估方法包括放射线照射后 CT、MRI 等医学影像技术。例如，在肺癌放射治疗中，医生会通过 CT 扫描来检测患者的肺部情况，以判断放射治疗是否引起了放射性肺炎等毒性反应。

除了临床症状评估和放射学评估之外,还有一些其他的方法也可以用于评估放射治疗的毒性反应,如生物学指标评估、心理学评估等。生物学指标评估是通过检测患者体内的生化指标、免疫学指标等,来评估其对放射治疗的毒性反应程度。心理学评估是通过对患者的心理状态、情绪变化等进行观察和测量,来评估患者在放射治疗过程中的心理反应和应对能力。

尽管传统放射治疗毒性评估方法已经广泛应用,但它们仍然存在一些缺陷,这些缺陷可能会导致评估结果的误判和误导,从而影响治疗效果。

(一)主观性强

传统放射治疗毒性评估方法通常是通过医生的观察和判断来确定患者的毒性反应情况。这种评估方法往往受到医生个人主观意识的影响,不同的医生可能会对同一患者的评估结果产生不同的判断,导致评估结果的不稳定性和不可靠性。

(二)缺乏客观性指标

传统放射治疗毒性评估方法通常依赖于临床症状和放射学检查等手段来评估患者的毒性反应情况,这些手段虽然可以直观地反映患者的症状和影像学变化,但是缺乏客观性指标来评估毒性反应的程度和严重程度,限制了评估结果的准确性。

(三)时间延迟性

传统放射治疗毒性评估方法通常需要一定的时间来观察患者的症状和影像学变化,然后进行评估,这会导致评估结果的时间延迟性。在这段时间内,患者的毒性反应可能已经发生了变化,评估结果就无法准确反映患者的实际情况。

(四)没有考虑个体差异性

不同的患者在接受放射治疗治疗时,可能会因为个体差异性而产生不同的毒性反应。然而传统放射治疗毒性评估方法没有考虑到这种个体差异性,限制了评估结果的准确性。

(五)缺乏动态监测

传统放射治疗毒性评估方法通常只能对患者的毒性反应进行一次评估,无法对患者的症状和影像学变化进行动态监测,限制了评估结果的准确性和实用性。

三、人工智能辅助放射治疗毒性评估

随着人工智能的不断发展,越来越多的研究表明人工智能可以对放射治疗毒性评估产生巨大的帮助。将人工智能应用在放射治疗毒性评估中,不仅可以提高评估的准确性和客观性,还可以缩短评估时间,提高评估的效率和可重复性。

在传统放射治疗毒性评估方法中,医生需要综合考虑患者的临床症状(如恶心、呕吐等)、生理指标(如白细胞减少等)和影像学表现(如肺部浓度减低等),才能对患者的放射治疗毒性反应进行全面评估。这一过程需要大量的时间和精力,并且易受到医生主观意识的影响,使得结果存在误差。而人工智能可以通过深度学习和模型训练,自动识别和分析与放射治疗毒性相关的指标和特征,从而实现快速、准确地对患者的毒性反应进行评估。

此外,人工智能在放射治疗毒性评估中的应用还可以实现对患者数据的实时监测和处理,从而能够及时发现和预防放射治疗毒性反应的发生和发展。这不仅可以保障患者的治疗效果,还可以减轻医生的工作负担,提高医疗资源的利用效率。

总之,人工智能的发展对放射治疗毒性评估带来了巨大的影响。随着人工智能的不断进步和应用,相信将来人工智能在放射治疗毒性评估中的应用会变得更加广泛和深入,为临床医疗带来更多的好处和便利。

人工智能在放射治疗毒性评估中的优势主要包括以下几个方面。①客观性强:相比传统放射治疗毒性评估,人工智能评估放射治疗毒性不依赖于医生个人主观意识,而是通过对患者数据的分析和处理,自动评估患者的毒性反应情况,具有客观性强的特点。②多样性:人工智能可以从不同的角度和维度对患者的毒性反应进行评估,包括影像学、生理指标、临床症状等多个方面,从而能够更全面、准确地评估患者的毒性反应情况。③实时性:人工智能可以对患者数据进行实时处理和分析,实时监测患者的毒性反应情况,从而能够及时调整治疗方案,减少毒性反应的发生和发展。④高效性:人工智能可以对大量的患者数据进行处理和分析,能够更快地完成放射治疗毒性评估工作,提高工作效率,减轻医生工作负担。⑤准确性:人工智能可以通过对患者数据的深度学习和模型训练,自动识别和分析有关放射治疗毒性的指标和特征,更准确地评估患者的毒性反应情况,提高诊断准确性。⑥可重复性:人工智能评估放射治疗毒性具有高度的可重复性,能够在

相同的条件下对不同患者进行毒性评估,减少人为因素的影响,提高评估结果的稳定性。

（一）数据来源

人工智能在放射治疗毒性应用中的数据来源是多种多样的,需要通过多种途径和技术获取。这些数据可以为人工智能算法提供有效的输入和支持,从而实现放射治疗毒性的评估和预测,来源主要包括患者的临床资料和医疗影像等。具体来说,以下是一些常见的数据来源。

1. 患者临床资料　包括患者基本信息、病史、生理指标、临床症状等信息。这些信息可以通过电子病历系统、病历文本和医学数据库等获取。

2. 医疗影像　包括 CT、MRI、PET 等医疗影像。这些影像数据通常通过医疗影像系统、影像数据库和医学图像处理软件等获取,可以用于识别和量化放射治疗对患者组织和器官的影响,从而实现放射治疗毒性的评估和预测。

3. 生物标志物　包括血液生化指标、基因表达谱和蛋白质组学等生物标志物。这些生物标志物数据可以通过生物样本采集和生物分析技术等获取,可以用于评估放射治疗对患者身体系统的影响和毒性程度。

4. 患者反馈数据　包括患者自述的身体不适、生活质量、心理状态等反馈数据。这些数据可以通过问卷调查、面谈等方式获取,可以用于评估放射治疗对患者的影响和治疗效果。

（二）人工智能在放射治疗毒性中的应用

人工智能在放射治疗毒性中的应用可以分为两个方面:一是在评估放射治疗毒性方面的应用,二是在预测放射治疗毒性方面的应用。

在评估放射治疗毒性方面,通过分析患者的放射治疗计划、治疗记录、影像数据等,人工智能可以快速准确地识别患者出现的放射治疗毒性反应的类型和严重程度,并提供更加客观和科学的评估结果。

在预测放射治疗毒性方面,人工智能可以利用大量的患者数据,建立预测模型来帮助医生预测患者是否可能出现放射治疗毒性反应,并预测其严重程度。深度学习(DL)已被用作许多皮肤疾病的自动评估工具。例如,DL通常用于黑色素瘤的分割和分类。Al Nazi 和 Abir 采用转移学习方法对黑色素瘤进行自动检测和分割。皮肤镜图像通过 U-Net 进行分割,然后对感兴趣区域(ROI)进行特征提取,随后进行黑色素瘤分类。分割的平均 Dice 得分为 0.87,分类准确率达到 92%,表明采用 DL 方法能获得令人满意的结果。其他类似的研究也表明,通过 DL 方法开发的模型与通过传统方法开发的模型相比具有更好的性能。至于放射治疗毒性效应预测,也已经有一些基于机器学习(ML)的方法来精确预测乳腺癌患者的 RD 严重程度和疼痛等级。因此,采用 DL 方法实现的自动可靠的计算机辅助系统可以作为 RD 严重程度评估工具,为医生提供支持和帮助。

除此之外,人工智能还可以帮助医生制定更加精确和有效的放射治疗计划,例如通过计算机模拟和深度学习等技术,根据患者的个体差异和放射治疗目标,优化放射治疗剂量和分布,从而减少患者的放射治疗毒性风险,提高治疗效果。人工智能在各个部位毒性应用介绍如下。

1. 人工智能辅助评估放射治疗皮肤毒性　放射治疗中最常见的毒性之一就是皮肤毒性。为了减少放射治疗对皮肤的损伤,需要对皮肤毒性进行准确的评估和管理。近年来,人工智能(AI)在放射治疗皮肤毒性评估和管理中的应用已经成为研究的热点。

一种常见的人工智能应用是基于机器学习构建皮肤毒性预测模型。这些模型使用机器学习算法,通过训练数据集学习皮肤毒性与其他相关因素之间的关系,并预测患者接受放射治疗后的皮肤毒性程度。这些模型基于多个变量进行预测,如剂量、治疗部位和患者年龄等,能对患者的放射治疗计划进行个性化的调整。例如,2023 年 Cilla 等人收集 128 例乳腺癌患者放射治疗数据,并在治疗前、中和后对其皮肤进行了光谱测量,使用了定量光谱标记作为监督机器学习模型的输入参数,包括红外线、可见光和紫外线反射率,以及色度坐标。使用了 3 种监督机器学习模型,包括支持向量机(SVM)、分类回归树分析(CART)和逻辑回归(LR),开发了预测乳腺放射治疗后急性皮肤毒性的模型。

另一个人工智能在放射治疗皮肤毒性评估中的应用是基于图像分析的皮肤毒性评估。这种方法使用计算机视觉和图像分析算法,对皮肤图像进行分析,从而能够快速准确地评估皮肤损伤程度。这种方法比传统的人工评估方法更快速、更准确,可以提高治疗效果和减少患者的痛苦。例如 2022 年 Ni 等人分析了 1 000 多张鼻咽癌放射治疗后出现放射性皮炎的图像,使用卷积神经网络深度学习模型对放射性皮炎进行自动分割并分级和定量评估。

除此之外,人工智能还可以帮助医生和患者进行皮肤毒性的监测和管理。例如,开发基于人工智能的手机应用程序,患者可以通过拍摄自己的皮肤照片进行监测和记录,医生则可以根据这些照片进行远程诊断和管理。

2. 人工智能辅助评估放射治疗消化道毒性　人工智能在放射治疗消化道毒性上的应用,可以从以下几个方面来讨论。

(1)放射性食管炎毒性评估:急性食管炎是肺癌和食管癌放射治疗后常见的毒性反应,偶尔也会在上胸椎骨转移的姑息治疗中出现。症状通常在治疗几周后开始出现,严重程度取决于总辐射剂量和接受高剂量辐射的食管长度。在一项前瞻性研究中,212 名接受 60 Gy 放射治疗的局部晚期不可切除疾病患者中,25% 的 T_4 病变患者出现了瘘,而 $T_2 \sim T_3$ 病变患者中则为 8%。

人工智能在放射性食管炎的预测上有很多研究,最初的研究侧重于使用剂量学因子进行构建模型。Palma 等人发现,食管 60 Gy 最小剂量体积(V60)是预测 ARE 的关键剂量因素。食管的最大剂量、平均剂量、5 cc 体积剂量(D5 cc)以及受到大于 20 Gy、30 Gy、35 Gy 和 40 Gy 剂量的体积(V20、V30、V35、V40)等多种剂量容积直方图(DVH)剂量学参数被认为是 ARE 的预测因素。其他研究还提供了与食管 DVH 剂量学参数不同的预测因素,如V50、等效剂量和 D2 cc。预测因子的不同与放射性食管炎相关的 DVH 参数不同有关,例如 Nieder 等人使用的 D5 cc、D10 cc,以及 Butof 等人采用的等效剂量(EUD)。另一个解释是不同放射治疗技术提供了不同的三维(3D)剂量分布,例如 Palma 和 Butof 等人在研究中使用的三维适形放射治疗(3D-CRT)以及调强放射治疗(IMRT)。

在剂量预测使用的 DVH 或基于 DVH 的参数仅表征整个感兴趣体积(VOI)的剂量信息,而不代表 VOI 的剂量空间分布信息。剂量空间模式由RT 技术确定。为了确定剂量空间信息,即用于描述 3D 剂量分布的新特征(称为剂量组学)被提出,并显示出在临床应用中的潜力。相比之下,通过表征 VOI 的图像衍生[磁共振成像(MRI)/计算机断层扫描(CT)/正电子发射断层扫描(PET)等]异质信息来研究内在器官治疗反应。总体而言,这 3 种类型的特征,包括 DVH 剂量学、影像组学和剂量组学特征,更全面地捕捉了VOI 在剂量学和成像中的异质性。一些研究也证明了使用多种特征组合构建模型对于模型性能的改进。例如,河南省肿瘤医院的一项回顾性研究中,分析了 161 名仅使用 IMRT 治疗的肺癌放射治疗患者发生放射性食管炎的情况,探究了多组学特征和单组学特征对食管炎的预测,结果表明影像组学特征要比剂量学特征有更好的预测能力,多组学特征(影像组学和剂量学特征的组合)没有提升预测模型的准确性,即多组学特征与影像组学特征有相似的预测能力。

此外,针对食管癌放射治疗中出现食管瘘(图3-1)的研究也有报道,例如河南省肿瘤医院使用回顾性数据分析了近600名食管癌患者的放射治疗数据,通过机器学习和影像组学方法分析了不同感兴趣区域食管瘘的预测差异,结果表示来自GTV的影像组学和剂量组学等多组学特征可以更好地预测食管瘘,为人工智能在食管瘘上的预测和应用提供了一定建议。

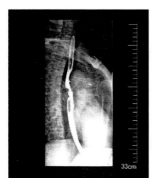 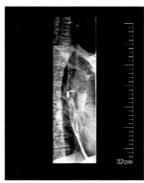 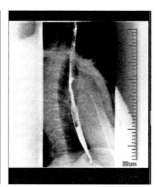

食管瘘右侧位　　　　　食管瘘正位　　　　　食管瘘左侧位

图3-1　食管瘘钡餐造影

(2)放射性咽喉毒性评估:放射性咽炎是指因放射治疗而引起的咽部黏膜炎症,是放射治疗头颈部恶性肿瘤时的副作用之一,也是放射治疗中最常见的急性反应之一。其主要症状包括喉咙疼痛、咽喉干燥、吞咽困难、声音嘶哑和味觉改变等。随着放射治疗的继续,咽部疼痛可能会加重,并且有可能导致口腔、喉咙和食管等部位的黏膜破裂、出血、感染和溃疡形成。

人工智能在咽喉毒性上的应用主要以预测为主。例如,Gabry等人通过分析153名接受根治性放射治疗的鼻咽癌患者的回顾性剂量组学、影像组学和人口统计数据,将不同的机器学习方法和特征与基于腮腺平均放射剂量的正常组织并发症概率(NTCP)模型进行了比较,以探讨了使用剂量学、影像学和人口统计特征的机器学习是否可以改善头颈癌患者放射治疗后口干风险的预测。结果表明机器学习可以提供比NTCP模型更准确和个性化的口干风险评估。Dijk等人使用CT图像生物标志物(IBMs)来改善基于患者特异性特征的12个月后口干(XER 12 m)和黏液(STIC 12 m)的预测,前瞻性地收集了249例接受根治性放射治疗(有无全身治疗)的头颈癌患者的计划CT扫描和患者评估的结果指标,通过分析CT图像生物标志物,发现腮腺体积、形态、位置和对比度与口干和黏液有关,表明CT影像因子可以提高基于患者特异性特征的口干和黏液的预测,为个性化放射治疗提供依据。Zhang等人开发了基于MRI图像学特征的机器学习模型,用于早期检测鼻咽癌患者的放射性颞叶损伤,他们从鼻咽癌患者的MRI图像中提取颞叶的图像学特征,然后使用不同的机器学习算法构建预测RTLI的模型,并评估其性能。结果表明基于MRI图像学特征的机器学习模型可以有效地区分RTLI和非RTLI患者,具有较高的准确度、灵敏度和特异度。Gabrys等人使用影像组学和剂量学,设计一个机器学习模型的框架,用于预测患者发生口干症的风险,能有效预测放射治疗治疗患者中口干症(xerostomia)的发生概率。此外,人工智能在咽喉上放射治疗毒性的研究还有大量报道。虽然人工智能在放射性食管炎方面的研究已有一定的进展,但是在临床落实应用上仍然需要继续努力。

(3)放射性直肠炎毒性评估:人工智能在放射性直肠炎的应用主要用于预测和诊断等。例如,Yang等人使用机器学习算法来分析放射治疗前的影像和剂量数据,以探讨使用机器学习算法来预测前列腺癌患者放射治疗后直肠毒性的可行性。与传统方法相比,机器学习算法在预测前列腺癌患者放射治疗后直肠毒性方面具有更高的准确性和灵敏度。Drean等人研究与前列腺癌放射治疗相关的直肠出血高度预测的亚区域。通过对274名前列腺癌放射治疗患者的数据进行分析,发现在直肠中距离肛门3 cm以上的区域,特别是靠近前列腺的区域与直肠出血的发生率呈高度相关。研究还发现患有直肠出血的患者往往是患有糖尿病和心血管疾病等其他慢性疾病的老年男性。这项研究为临床医生提供了一种新的放射治疗毒性预测方法,可以更加准确地预测患者发生直肠出血的风险,并采取相应的干预措施。同时,该研究还提供了直肠亚区域与直肠出血的相关性,为今后开发更有效的放射治疗策略提供了新的思路和方法。Mostafaei等人分析了100名前列腺癌患者的数据,利用组合回归算法和CT成像标记,对前列腺癌放射治疗中的辐射毒性进行预测。发现组合回归算法能够更准确地预测患者的放射性膀胱炎和直肠炎风险。同时前列腺的长度、横截面积和容积等成像标记对预测放射性膀胱炎和直肠炎的风险也起到了重要作用。这项研究为临床医生提供了一种新的放射治疗毒性预测方法,可以更加准确地评估患者的辐射毒性风险,并采取个性化的放射治疗策略。Chen 等人探讨了通过变形累积直肠表面剂量图来研究宫颈癌放射治疗相关直肠毒性的剂量特征。研究人员采用了变形配准技术,将每个放射治疗会话的计划剂量与每个会话的变形剂量进行匹配,并计算了累积剂量并绘制了直肠表面的剂量图。研究结果表明,直肠表面受到的高剂量区域与直肠毒性的发生有关。在分析中,研究人员还发现预测直肠毒性的最佳指标是直肠表面的最大剂量和平均剂量。这项研究为放射治疗医生提供了一个更准确的方法来预测和管理宫颈癌患者的直肠毒性,并可以优化治疗计划以降低毒性发生的风险。Zhen 等人探讨了使用深度卷积神经网络(DCNN)和迁移学习来预测宫颈癌放射治疗中直肠毒性的可行性。研究中,研究人员使用医学图像处理技术,对患者的磁共振成像(MRI)进行分割和处理,提取出直肠区域的图像特征。接着利用 DCNN 算法进行训练和预测,并使用迁移学习来提高模型的准确性。结果表明,该方法在预测直肠毒性方面的准确度高达 80% 以上。此外,还有很多研究探索了人工智能在直肠上的毒性。

3. 人工智能辅助评估放射治疗肺部毒性　由于放射治疗中肺部毒性对患者的影响较为严重(图 3 - 2),尤其是其中的放射性肺炎(radiation pneumonia,RP)具有致死性,因此针对肺部毒性的研究多侧重于放射性肺炎,并且开展较早。最开始的研究人员使用剂量学因子来作为预测放射性肺炎的预测因子。例如,Pinnix 等人分析了多个剂量因子,包括肺部的平均剂量(MLD)、肺部的体积剂量(V20、V30、V40、V50 和 V60)以及肺部的最大剂量(Dmax),研究了接受调强放射治疗治疗的霍奇金和非霍奇金淋巴瘤患者放射性肺炎的预测因素。使用了多种方法来分析患者的临床和剂量因素,并对结果进行了比较。结果表明,这些剂量特征对放射性肺炎的发生率有显著影响。Boonyawan 等使用了多种方法来分析临床和剂量因素对非小细胞肺癌患者术后放射治疗后放射性肺炎的影响。结果发现当 DVH 参数 V10 和 V20 增加时放射性肺炎发生风险升高。表明临床和剂量因素对放射性肺炎发生率有显著影响。然而,由于缺乏整个肺容积内空间剂量分布的信息,它们的预测能力被认为是有限的。

最近,影像组学的出现使得能够计算整个组织体积的高通量成像特征以用于癌症预测建模,这促使科学家们从剂量图图像中揭示三维空间剂量分布信息,并将其称为剂量组学。许多文献都报道了关于剂量组学用于放射性肺炎预测的研究。例如,Liang 等人提出了剂量组学的概念——基于三

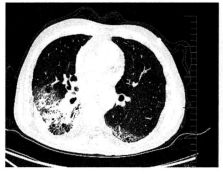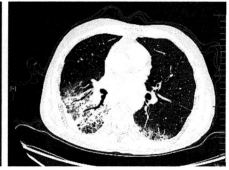

左图和右图为放射性肺炎 CT 图像轴位上的两个层面。

图 3-2   CT 上的放射性肺炎表现

维剂量分布得到的影像组学特征,并对比剂量组学和传统 DVH 参数和正常组织并发症可能性因素对放射性肺炎的预测,证明了剂量组学优于传统的 DVH 参数和正常组织并发症可能性(NTCP)因素。此外,剂量组学特征与 DVH 因素相结合可以获得更好的放射肺炎的预测性能。Jiang 等结合了 DVH 参数、剂量组学和从治疗前 CT 图像中提取的影像组学特征来预测放射性肺炎,发现联合模型提升了放射性肺炎的预测。此外,河南省肿瘤医院团队的李兵等人提出了剂量引导肺子区域方法,分析研究了该肺子区域提取的 DVH 参数、剂量组学特征和影像组学特征对放射性肺炎的预测能力,结果表明该方法和使用多组学特征可以有效提升对放射性肺炎的预测。然而,这些研究都把肺整个区域当做均质区域做分析,没有考虑肺部区域的异质性。

肺功能影像表征了肺部各区域之间的功能信息。近年来,有许多研究和临床试验研究表明肺功能影像引导放射治疗可以降低放射性肺炎的发生,并且基于肺功能影像引导的影像多组学特征可以更好地预测放射性肺炎的发生。例如 O'Reilly 等人利用来自 3 个高功能肺区域的剂量容积直方图因子(V20)与整个肺区域进行比较,证明了 RP 预测的改进。Lee 等人评估了高功能肺区域和整个肺区域之间几个剂量容积直方图因子(V5、V20 和 Dmean)的相关性,展示了分层患者进行肺炎预测的潜力。Owen 等人证明了照射低功能肺区域可能会增加放射性毒性。几项研究还展示了基于功能性肺部图像的剂量测量参数在预测 RP 方面的潜力。然而,这些研究只探究了剂量因素与 RP 之间的关联,而没有研究解剖学 CT 图像与放射肺炎之间的相关性。此外,大多数研究侧重于高功能肺区域的剂量特征,而不是低功能肺区域。2022年,河南省肿瘤医院团队的李兵等人在研究肺功能影像引导放射治疗的过程中,基于肺功能影像得到肺高低功能区,发现在两个区域提取得到的影像组学特征和剂量组学特征可以有效提升放射性肺炎预测。因此在研究过程中,肺功能影像的高低功能区均需考虑,以提升放射性肺炎的预测。当然,还有很多研究都是使用人工智能研究了放射性肺炎毒性。

4. 人工智能辅助评估放射治疗泌尿系统毒性　已有很多研究将人工智能运用在尿道毒性预测的相关领域。例如,Mylona等人通过对41位前列腺癌患者进行分析,发现尿道和膀胱亚区的剂量与尿毒性之间存在明显的关联,同时尿道和膀胱亚区内的剂量分布不均可能导致尿毒性的发生。基于这些结果,提出一种基于体素分析的方法,用于识别前列腺癌放射治疗后预测尿毒性的尿道膀胱亚区。该模型可以在放射治疗前对患者进行评估,并为患者制定个性化的治疗计划,从而减少尿毒性的发生。Mostafaei等人组合回归算法,利用CT成像标记来提高前列腺癌放射治疗中辐射毒性的预测能力。通过对100名患者的数据进行分析,发现组合回归算法能够更准确地预测患者的放射性膀胱炎和直肠炎风险。同时,研究还发现在组合回归算法中,前列腺的长度、横截面积和容积等成像标记对于预测放射性膀胱炎和直肠炎的风险起到了重要作用。这项研究为临床医生提供了一种新的放射治疗毒性预测方法,可以更加准确地评估患者的辐射毒性风险,并针对不同患者采取个性化的放射治疗策略。同时,该研究也证实了CT成像标记在放射治疗领域的重要性,为今后更加准确地评估放射治疗毒性提供了新的思路和方法。

5. 人工智能辅助评估放射治疗肾脏毒性　人工智能在放射治疗肾脏毒性上也有应用。例如,Amiri等人使用机器学习模型对CT图像进行放射性肾损伤的辐射学分析。该研究基于医学影像的放射性肾损伤预测,通过对众多临床病例的分析,使用计算机自动化的辐射学方法,从CT图像中提取大量的辐射学特征进行分析,并通过机器学习算法对这些特征进行分类,从而准确地预测出放射性肾损伤的风险。研究发现,通过辐射学分析,可以从CT图像中提取大量的辐射学特征,这些特征可以用于预测放射性肾损伤的风险。同时,机器学习模型的准确性也随着特征数量的增加而提高。该研究还探讨了机器学习算法的可解释性问题,通过对重要性特征的筛选,可以更加直观地了解放射性肾损伤的机制。该研究具有较高的应用价值,可以帮助临床医生更加准确地评估患者的放射性肾损伤风险,为放射治疗的精准化提供更加可靠的支持,也为机器学习在医学领域中的应用提供了新的思路和方法。

6. 人工智能辅助评估放射治疗乳腺毒性　人工智能在乳腺放射治疗上的毒性研究时有报道。例如,Mbah 等人基于两个临床研究队列(IRAS 和 MaRIAS)探讨了预测放射治疗正常组织毒性的方法,包括机器学习和生存分析等。研究结果表明,尽管这些模型可以预测毒性的概率,但它们的可靠性和实用性存在限制,包括患者数据的不足和质量问题、模型的选择和验证方法不当等。作者指出,这些问题需要更好的方法和更严格的标准来解决。Reddy 等人应用机器学习方法来预测乳腺癌患者在放射治疗期间可能出现的急性毒性反应。研究人员收集了乳腺癌患者的临床和治疗数据,包括放射治疗剂量和患者特征等信息。然后使用机器学习算法来分析这些数据,并预测患者可能出现的急性毒性反应,如皮疹和乳房疼痛等。结果表明该方法可以较准确地预测乳腺癌患者的急性毒性反应。此外,Saednia 等人使用热成像技术来捕捉接受放射治疗的乳腺癌患者体内温度的变化,并将数据输入机器学习算法中进行分析和处理,用来检测乳腺放射治疗引起的急性皮肤毒性。该研究结果表明,机器学习模型能够高度准确地检测急性皮肤毒性,具有较高的敏感性和特异性。

7. 人工智能辅助评估放射治疗阴道毒性　由于妇科肿瘤物理结构的特异性,通常会采用近距离治疗的方式,而由此带来的毒性也受到研究人员的关注。例如,Tian 等人利用机器学习技术构建预测模型,以预测局部晚期妇科恶性肿瘤患者经阴道插管手术后出现瘘的风险。研究中,研究人员分析了 93 名接受经阴道插管手术治疗的患者的临床数据,如年龄、体重、癌症类型等,并提取了与手术相关的医学图像特征。然后使用机器学习算法对数据进行训练,并构建了一个预测模型。研究结果表明,该模型能够准确预测患者出现瘘的风险,并且其准确度高达 90% 以上。这项研究为防止和管理手术后的并发症提供了一种更为精准的方法。

8. 人工智能辅助评估放射治疗肝胆毒性　人工智能在放射治疗肝胆毒性上也有应用研究。例如,Ibragimov 等人开发一种基于深度神经网络的个性化肝胆毒性预测模型,以预测接受肝脏立体定向放射治疗(SRT)的患者的肝胆毒性。该模型的目的是帮助医生更好地评估患者的放射治疗计划和减轻放射治疗后的不良反应。研究采用了 181 个肝脏 SRT 的患者的医学图像和剂量数据,其中 106 个患者用于训练深度神经网络,其余患者用于测试。该模型采用了一种称为卷积神经网络(CNN)的深度学习方法,并使用了一种称为 dropout 的正则化技术,以防止过拟合。结果表明,该模型可以成功地预测患者的肝胆毒性,并表现出与现有方法相比更高的准确性和稳健性。此外,研究还通过对模型中的特征进行分析,确定了对肝胆毒性预测有重要贡献的关键特征。

(三)人工智能在放射治疗毒性方面的局限性和挑战

人工智能在放射治疗毒性方面的局限性在于其通常基于之前的患者数据进行训练和预测,而这些数据可能来自特定类型的人群或特定的治疗方案,因此可能不适用于其他患者或不同的治疗方案。此外,人工智能模型还可能存在样本量不足的问题,这可能导致预测结果的可靠性不足。另外,人工智能模型可能无法考虑到每个患者的独特情况,如患者的年龄、身体质量指数、病史等因素。因此,尽管人工智能在放射治疗毒性方面具有很大的潜力,但仍需要谨慎使用,并与医生的临床经验和判断相结合,以确保治疗的安全性和有效性。

人工智能在放射治疗毒性方面面临的挑战包括以下几个方面。

1. 数据质量　人工智能需要大量高质量的数据来训练模型,但是放射治疗毒性数据的质量和数量都存在局限性,数据的采集和标注都需要大量时间和资源。

2. 复杂性　放射治疗毒性是一个复杂的问题,不仅受到肿瘤本身的特点和位置的影响,还受到患者个体差异和治疗计划的影响,这使得建立准确的预测模型变得更加困难。

3. 适应性　人工智能模型通常是基于历史数据训练的,而且很难适应新的治疗技术和治疗计划,这使得模型的预测能力可能会随着时间的推移而下降。

4. 可解释性　人工智能模型的预测结果通常是黑盒子,难以理解和解释,这对于医生和患者来说是一个不可忽视的问题。

5. 风险管理　放射治疗毒性的预测结果会对治疗计划和患者的安全产生重要影响,因此需要对模型的预测结果进行准确评估和风险管理。

近年来,人工智能已经在放射治疗毒性评估研究中取得较大的进展,在放射治疗皮肤毒性、消化道毒性、肺炎、泌尿系统毒性、乳腺毒性、妇科毒性等多个方面已取得较好效果。多数研究基于机器学习和深度学习方法建立放射治疗毒性预测模型,在一定程度上提高了评估准确性和客观性,其中一些已经在非常大和多样化的数据集上表现出了高性能,成为用于临床整合的潜在候选者。然而,目前人工智能在放射治疗毒性方面的研究仍存在一些问题。一些研究强调了 ML 预测似乎失败的情况,例如预测未计划的住院或疲劳。我们的概述也表明,基于 ML 模型的毒性预测的研究注重度在各个部位之间并不平衡。肺部、前列腺和头颈等部位,比其他部位如脑部、皮肤、血液和乳房等往往会收到更多的关注。例如在脑癌的相关研究中,由于脑肿瘤患者急性和迟发并发症主要表现为难以评估的神经系统疾病,一般文献中关于脑内放射性毒性相当稀缺,导致 ML 模型缺乏。同时由于人工智能研究和应用较为分散,不同研究之间变量、特征和模型的差异很大,又存在"黑盒"现象以及缺乏标准化的方法论和报告,导致现有工作的可比性很少。比如在建模方法中整合遗传信息,尽管是可取的,但仅在两项研究中得到处理,而其他的研究都没有涉及。此外,性能度量(如 AUC)并不是模型评估的全部和终极目标,应该带着一定的保留态度。AUC 度量甚至被批评为完全不适合作为性能指标,有时会产生误导。例如,在所有选定的论文中,最佳结果(AUC>0.85)是在小型或中型数据集(<150 名患者)中实现的。这意味着必须进一步验证当前表现最佳的模型在更大和(或)更多样化的数据集上的有效性。

由于毒性预测的 ML 模型的主要目标是临床整合,因此使相关研究对于没有特定计算背景或几乎没有计算背景的受众易于理解、透明和可访问,是非常重要的。但事实上,考虑到本综述的具体情况,大部分研究并没有总是准确地报告有关病理学、RT 治疗(技术、剂量、分数方案)、开发毒性类型(晚期或急性)以及方法论细节(特征选择程序和使用的模型)的临床信息。因此,设计一种严格的方法来传达预测模型的特征和结果,即制定标准化的流程和报告,具有至关重要的意义。目前有的标准是由透明报告多变量预测模型个体预后或诊断(TRIPOD)倡议提出的,它包括一个清单,涵盖了作者应该满足以提供有关其工作的基本和清晰信息所需的最小详细信息。特别提出了:关键点应包括目标摘要、研究设计、设置、参与者、样本大小、预测因子、结果、统计分析、结果和结论。这将确保对已发表研究的有用性、潜在偏见和可能缺陷的适当评估。

尽管有关放射治疗诱导毒性模型的临床适用性仍存在一些未解决的问题,但值得关注的是,2023 年已有相当数量的相关研究内容的论文被发表。这些研究最早可追溯至 21 世纪初,说明它仍然是一个相当年轻的研究领域,具有很大的未来研究潜力。而且我们的总体研究结果表明,机器学习在放射治疗毒性预测解决方案的研究中更是一种有效的工具。而为了最大限度地提高放射治疗的治疗指数并指导患者的临床选择,有效的毒性预测方案是必不可少的。在经过数据高质量化、技术优化、医生合作参与开发、流程和报告标准化等不断进步后,人工智能在放射治疗毒性管理中占据重要位置,为患者临床决策提供有价值的支持。

(李 兵 陈飞虎 李振江 吴仕章 刘 杨)

参考文献

[1] LAMBIN P, RIOS - VELAZQUEZ E, LEIJENAAR R, et al. Radiomics: extracting more information from medical images using advanced feature analysis[J]. Eur J Cancer,2012,48(4):441-446.

[2] KICKINGEREDER P,BURTH S,WICK A,et al. Radiomic profiling of glioblastoma: identifying an imaging predictor of patient survival with improved performance over established clinical and radiologic risk models [J]. Radiology,2016,280(3):880-889.

[3] BEIG N, BERA K, PRASANNA P, et al. Radiogenomic-based survival risk stratification of tumor habitat on Gd-T1w MRI is associated with biological processes in glioblastoma [J]. Clinical Cancer Research, 2020, 26 (8): 1866-1876.

[4] LI G,LI L,LI,Y,et al. An MRI radiomics approach to predict survival and tumour-infiltrating macrophages in gliomas [J]. Brain, 2022, 145 (3): 1151-1161.

[5] OSAPOETRA L O,DASGUPTA A,DICENZO,D,et al. Assessment of clinical radiosensitivity in patients with head-neck squamous cell carcinoma from pre-treatment quantitative ultrasound radiomics [J]. Sci Rep, 2021, 11 (1):6117.

[6]BEUKINGA R J,HULSHOFF J B,MUL V E M,et al. Prediction of response to neoadjuvant chemotherapy and radiation therapy with baseline and restaging 18F – FDG PET imaging biomarkers in patients with esophageal cancer[J]. Radiology,2018,287(3):983–992.

[7]SCALCO E, MORICONI S, RIZZO G. Texture analysis to assess structural modifications induced by radiotherapy[J]. Annu Int Conf IEEE Eng Med Biol Soc,2015,2015:5219–5222.

[8]BAO D,LIU Z,GENG Y,et al. Baseline MRI–based radiomics model assisted predicting disease progression in nasopharyngeal carcinoma patients with complete response after treatment[J]. Cancer Imaging,2022,22(1):10.

[9]XIE C, DU R, HO J W, et al. Effect of machine learning re – sampling techniques for imbalanced datasets in (18) F–FDG PET–based radiomics model on prognostication performance in cohorts of head and neck cancer patients[J]. Eur J Nucl Med Mol Imaging,2020,47(12):2826–2835.

[10]LV W, XU H, HAN X, et al. Context – aware saliency guided radiomics: application to prediction of outcome and HPV – status from multi – center PET/CT images of head and neck cancer[J]. Cancers,2022,14(7):1674.

[11]SUNG H,FERLAY J, SIEGEL R L, et al. Global cancer statistics 2020: GLOBOCAN estimates of incidence and mortality worldwide for 36 cancers in 185 countries[J]. CA Cancer J Clin,2021,71:209–249.

[12]MAO N,SHI Y,LIAN C,et al. Intratumoral and peritumoral radiomics for preoperative prediction of neoadjuvant chemotherapy effect in breast cancer based on contrast–enhanced spectral mammography[J]. Eur Radiol,2022, 32(5):3207–3219.

[13]LIU Z,LI Z,QU J,et al. Radiomics of multiparametric MRI for pretreatment prediction of pathologic complete response to neoadjuvant chemotherapy in breast cancer: a multicenter study [J]. Clin Cancer Res, 2019, 25 (12): 3538–3547.

[14]PARK H,LIM Y,KO E S,et al. Radiomics signature on magnetic resonance imaging: association with disease – free survival in patients with invasive breast cancer[J]. Clin Cancer Res,2018,24(19):4705–4714.

[15]WU J,CAO G,SUN X,et al. Intratumoral spatial heterogeneity at perfusion

mr imaging predicts recurrence – free survival in locally advanced breast cancer treated with neoadjuvant chemotherapy[J]. Radiology, 2018, 288 (1):26-35.

[16]ABDOLLAHI H, MOFID B, SHIRI I, et al. Machine learning – based radiomic models to predict intensity–modulated radiation therapy response, Gleason score and stage in prostate cancer[J]. Radiol Med, 2019, 124(6): 555-567.

[17]LORENZ J W, SCHOTT D, REIN L, MOSTAFAEI F, et al. Serial T_2 – weighted magnetic resonance images acquired on a 1. 5 Tesla magnetic resonance linear accelerator reveal radiomic feature variation in organs at risk:an exploratory analysis of novel metrics of tissue response in prostate cancer[J]. Cureus, 2019, 11(4): e4510.

[18]MURAKAMI Y, SOYANO T, KOZUKA T, et al. Dose – based radiomic analysis(dosiomics) for intensity modulated radiation therapy in patients with prostate cancer:correlation between planned dose distribution and biochemical failure[J]. Int J Radiat Oncol Biol Phys, 2022, 112 (1): 247-259.

[19]LI M, ZHU Y Z, ZHANG Y C, et al. Radiomics of rectal cancer for predicting distant metastasis and overall survival[J]. World J Gastroenterol, 2020, 26(33):5008-5021.

[20]ARSHAD M A, THORNTON A, LU H, et al. Discovery of pre–therapy 2 – deoxy–2–(18)F–fluoro–D–glucose positron emission tomography–based radiomics classifiers of survival outcome in non – small – cell lung cancer patients[J]. Eur J Nucl Med Mol Imaging, 2019, 46(2):455-466.

[21]CILLA S, MACCHIA G, ROMANO C, et al. Challenges in lung and heart avoidance for postmastectomy breast cancer radiotherapy:Is automated planning the answer? [J], Medical Dosimetry, 2021, 46(3):295-303.

[22]NI R, ZHOU T, REN G, et al. Deep learning–based automatic assessment of radiation dermatitis in patients with nasopharyngeal carcinoma[J]. International Journal of Radiation Oncology Biology Physics, 2022, 113 (3): 685-694.

[23]PALMA D A, SENAN S, OBERIJE C, et al. Predicting esophagitis after che-

moradiation therapy for non–small cell lung cancer:An individual patient data meta–analysis[J]. International Journal of Radiation Oncology Biology Physics,2013,87(4):690–696.

[24]NIEDER C, IMINGEN K S, MANNSÅKER B, et al. Risk factors for esophagitis after hypofractionated palliative(chemo) radiotherapy for non–small cell lung cancer[J]. Radiation Oncology,2020,15(1):91.

[25]GABRYŚ H S,BUETTNER F,STERZING F,et al. Design and selection of machine learning methods using radiomics and dosiomics for normal tissue complication probability modeling of xerostomia[J]. Front Oncol, 2018, 8:35.

[26]VAN DIJK L V,BROUWER C L,VAN DER SCHAAF A,et al. CT image biomarkers to improve patient–specific prediction of radiation–induced xerostomia and sticky saliva[J]. Radiotherapy and Oncology, 2017, 122(2):185–191.

[27]ZHANG B, LIAN Z, ZHONG L, et al. Machine–learning based MRI radiomics models for early detection of radiation–induced brain injury in nasopharyngeal carcinoma[J]. BMC Cancer,2020,20(1):502.

[28]GABRY H S,BANGERT M,BANGERT M. Design and selection of machine learning methods using radiomics and dosiomics for normal tissue complication probability modeling of xerostomia[J]. 2018,8:35.

[29]YANG Z,NOBLE D J,SHELLEY L,et al. Machine–learning with region–level radiomic and dosimetric features for predicting radiotherapy–induced rectal toxicities in prostate cancer patients[J]. Radiotherapy and Oncology, 2023,183:109593.

[30]DRÉAN G, ACOSTA O, OSPINA J D, et al. Identification of a rectal subregion highly predictive of rectal bleeding in prostate cancer IMRT[J]. Radiotherapy and Oncology,2016,119(3):388–397.

[31]MOSTAFAEI S, ABDOLLAHI H, KAZEMPOUR D S, et al. CT imaging markers to improve radiation toxicity prediction in prostate cancer radiotherapy by stacking regression algorithm[J]. Radiologia Medica,2020, 125(1):87–97.

[32]CHEN J,CHEN H,ZHONG Z,et al. Investigating rectal toxicity associated

dosimetric features with deformable accumulated rectal surface dose maps for cervical cancer radiotherapy[J]. Radiation oncology,2018,13(1):125.

[33]ZHEN X,CHEN J,ZHONG Z,et al. Deep convolutional neural network with transfer learning for rectum toxicity prediction in cervical cancer radiotherapy:a feasibility study[J]. Physics in Medicine & Biology,2017, 62:8246.

[34]PINNIX C C, SMITH G L, MILGROM S, et al. Predictors of radiation pneumonitis in patients receiving intensity modulated radiation therapy for Hodgkin and non-hodgkin lymphoma[J]. International Journal of Radiation Oncology Biology Physics,2015,92(1):175-182.

[35]BOONYAWAN K,GOMEZ D R,KOMAKI R,et al. Clinical and dosimetric factors predicting Grade ≥ 2 radiation pneumonitis after postoperative radiotherapy for patients with non-small cell lung carcinoma[J]. International Journal of Radiation Oncology Biology Physics, 2018, 101 (4): 919-926.

[36]LIANG B,YAN H,TIAN Y,et al. Dosiomics:extracting 3D spatial features from dose distribution to predict incidence of radiation pneumonitis[J]. Frontiers in Oncology,2019,9:269.

[37]JIANG W,SONG Y,SUN Z,et al. Dosimetric factors and radiomics features within different regions of interest in planning ct images for improving the prediction of radiation pneumonitis[J]. International Journal of Radiation Oncology Biology Physics,2021,110(4):1161-1170.

[38]LI B, ZHENG X, ZHANG J, et al. Lung subregion partitioning by incremental dose intervals improves omics - based prediction for acute radiation pneumonitis in non-small-cell lung cancer patients[J]. Cancers, 2022,14(19):4889.

[39]O' REILLY S, JAIN V, HUANG Q, et al. Dose to highly functional ventilation zones improves prediction of radiation pneumonitis for proton and photon lung cancer radiation therapy[J]. International journal of radiation oncology biology physics,2020,107(1):79-87.

[40]LEE H J,ZENG J,VESSELLE H J,et al. Correlation of functional lung heterogeneity and dosimetry to radiation pneumonitis using perfusion SPECT/

CT and FDG PET/CT imaging [J]. International Journal of Radiation Oncology Biology Physics,2018,102(4):1255–1264.

[41]OWEN D R,SUN Y,BOONSTRA P S,et al. Investigating the SPECT dose–function metrics associated with radiation–induced lung toxicity risk in patients with non–small cell lung cancer undergoing radiation therapy[J]. Advances in Radiation Oncology,2021,6(3):100666.

[42]LI B, REN G, GUO W, et al. Function–wise dual–omics analysis for radiation pneumonitis prediction in lung cancer patients[J]. Frontiers in Pharmacology,2022,13:971849.

[43]MYLONA E, ACOSTA O, LIZEE T, et al. Voxel–based analysis for identification of urethrovesical subregions predicting urinary toxicity after prostate cancer radiation therapy [J]. International Journal of Radiation Oncology Biology Physics,2019,104(2):343–354.

[44]AMIRI S,AKBARABADI M,ABDOLALI F,et al. Radiomics analysis on CT images for prediction of radiation–induced kidney damage by machine learning models [J]. Computers in Biology and Medicine, 2021, 133:104409.

[45]MBAH C,THIERENS H,THAS O,et al. Pitfalls in prediction modeling for normal tissue toxicity in radiation therapy:an illustration with the individual radiation sensitivity and mammary carcinoma risk factor investigation cohorts[J]. International Journal of Radiation Oncology, Biology, Physics, 2016,95(5):1466–1476.

[46]REDDY J, LINDSAY W D, BERLIND C G, et al. Applying a machine learning approach to predict acute toxicities during radiation for breast cancer patients[J]. International Journal of Radiation Oncology, Biology, Physics,2018,102:S59.

[47]SAEDNIA K, TABBARAH S, LAGREE A, et al. Quantitative thermal imaging biomarkers to detect acute skin toxicity from breast radiation therapy using supervised machine learning[J]. International Journal of Radiation Oncology Biology Physics,2020,106(5):1071–1083.

[48]TIAN Z, YEN A, ZHOU Z, et al. A machine–learning–based prediction model of fistula formation after interstitial brachytherapy for locally advanced

gynecological malignancies[J]. Brachytherapy,2019,18(4):530-538.

[49]IBRAGIMOV B,TOESCA D,CHANG D,et al. Development of deep neural network for individualized hepatobiliary toxicity prediction after liver SBRT[J]. Medical physics,2018,45(10):4763-4774.

第四章 人工智能技术在放射治疗中的应用前景与挑战

第一节 机器学习在肿瘤呼吸运动追踪中的研究进展

在放射治疗时,胸腹部肿瘤靶区位置由于呼吸会发生较大变化。这种运动会导致肿瘤剂量的不足以及健康组织的额外剂量照射,导致治疗效果下降的同时增加了患者的毒副作用。实时图像引导放射治疗可跟踪靶区,从而在提高肿瘤靶区照射剂量的同时减少对正常组织器官的照射剂量。近年来,基于机器学习(machine learning,ML)的方法已被广泛应用于肿瘤靶区的追踪。本节归纳、总结了 ML 方法进行两类肿瘤实时追踪(基于标记物的跟踪及无标记跟踪)的进展与潜力。

图像引导放射治疗(image guided radiation therapy,IGRT)技术利用各类影像对肿瘤进行定位,提高了治疗的准确性。然而,放射治疗中,胸腹部肿瘤会随着呼吸运动而发生较大变化,这就要求 IGRT 技术不仅在治疗前需要对患者进行图像的引导,在治疗中也需实时介入患者的治疗。另外,立体定向体放射治疗(stereotactic body radiotherapy,SBRT)等低分次治疗的流行,进一步提升了治疗中进行 IGRT 干预的迫切性。而美国放射肿瘤学会(American Society For Radiation Oncology,ASTRO)也建议不仅要每天进行 IGRT,而且需要将实时 IGRT 作为患者进行目标定位方法。

目前,机器学习(machine learning,ML),尤其是深度学习(deep learning,DL)方法,作为人工智能(artificial intelligence,AI)的关键技术之一,在众多研究中展示了其在肿瘤靶区追踪方面的潜力。多数研究围绕着二维影像上进行肿瘤靶区定位。基于二维影像,进行重建获取肿瘤靶区的三维位置。在这种情况下,肿瘤靶区位置可以由标记物来实时获得,例如,植入肿瘤靶区的金属标记物、靶区周围的骨解剖结构等。

一、肿瘤呼吸运动追踪方法

(一)有标记物方法

有标记物的方法主要分为有外部标记物和无外部标记物两种方法。有外部标记物的方法需要首先建立外部标记物与内部肿瘤间运动的相互关系,而后通过检测外部标记的位置实时估计肿瘤的实际位置。而无外部标记物方法则利用植入金标、根据靶区周围骨解剖结构推测等方法直接对肿瘤的运动位置进行追踪。

1. 外部标记物方法　Yan 等人评估了肺癌患者放射治疗的外部标志物和内部靶点之间的相关性。在临床医生指导下,将 3～5 个红外反射标记物(外部标记物)放置在患者胸壁,利用红外摄像头获取体外标记物位置。之后,利用荧光镜成像中的手术夹获取内部位置。随后,使用交叉协方差函数分析外部和内部信号间的相关性。同时,使用线性回归模型从多个外部标记点生成复合信号来拟合内部肿瘤运动。针对 7 例肺癌患者进行测试,在不同的外部标记组合下产生复合信号的平均相关误差为 0.12。丁兰洲等人根据双目视觉原理获得体外标记物的三维坐标,并采用最小二乘支持向量机结合粒子群优化算法对任意时刻的肿瘤三维坐标进行拟合,最终实现肿瘤的实时定位与跟踪。所提算法任意时刻的拟合坐标与实际坐标之间的误差小于 1.8 mm。目前射波刀机器人系统(cyberknife robotic)在进行跟踪系统时通常使用 3 个外部标记物来表征体外呼吸运动,然后用移植金标的方式获取内部肿瘤靶区位置,但 Nuyttens 等人证明 3 个标记物的方式可能难以准确表征复杂的呼吸运动。因此,Ernst 使用了更多的标记物来表征患者呼吸运动。

与使用数量有限的标记物方法相比,基于整个皮肤表面运动测量可以获取更全面的特征信息。Udaya 等使用红-绿-蓝深度(red green blue depth, RGB-D) 相机采集患者连续的胸腹深度图像,利用主成分分析(principal component analysis,PCA)的方法去除深度数据的噪声,建立一个患者特有的呼吸运动模型用于患者外部呼吸运动的高精度实时测量。测量结果与肺活量计结果间具有 0.97 的相关性。此外,将激光线扫描作为金标准(ground truth),得到的平均误差为 0.53 mm。通过皮肤表面运动提取的外部特征与肿瘤运动之间的相关性在不同区域是不同的。具有低相关系数的外部特征可能会引入无关特征,从而降低模型的拟合精度。针对这一问题,Wang 等人提出一种基于最小代价函数的改进相关模型,用于自动提取高相关性性表面运动特征用于肿瘤的追踪。该算法首先将表面积分割成多个区域。之后,根据皮尔逊(Pearson)相关系数自动选择与肿瘤运动相关的移动表面区域。利用该方法,在腹式呼吸、胸式呼吸模式下获得特征的相关系数分别为 0.912 和 0.896。

外部标记物与内部肿瘤靶区位置的相关性具有患者特异性,并且在个体之间变化很大,范围为 0.39~0.99。因此,需要提前获知相关度较差的患者,在临床实践之前选择更加适当的呼吸运动管理方法。影像组学则可以从影像数据中提取、分析高通量的定量特征。众多研究已经证明了这些定量特征进行各类预测能力。基于此,Li 等人证明了影像组学结合 ML 方法可以用于准确识别内外相关模型具有较大误差的患者。该研究从平均密度投影的内靶区中提取影像组学特征,使用交叉验证最小绝对收敛和选择算子进行特征选择。针对 108 例肺癌和 71 例肝癌患者测试了 26 个模型的预测效果。对于肺部肿瘤,支持向量分类器以及逻辑回归模型取得 0.941 的曲线下面积(area under the curve,AUC);线性支持向量分类器的灵敏度最高,为 0.848;多层感知器以及宽深模型的特异性最高,达到 0.936。对于肝脏,逻辑回归模型获得了最高的 AUC,为 0.892;MLP 取得最高灵敏度,为 0.862;线性支持向量分类器的特异性则最高,为 0.829。Zhang 等人也证明了影像组学是一种有效的呼吸运动相关性预测工具,可以提取肿瘤运动特征,用于肺肿瘤患者运动管理策略中的相关性预测。该研究从肺癌患者 4D-CT 的平均密度投影中提取影像组学特征,采用基于轻量级梯度提升机器学习的交叉验证方法进行特征选择。随后,根据斯皮尔曼相关系数计算肺肿瘤的内外相关性。针对回顾性收集 67 例患者进行测试,得到的最高敏感性、特异性以及 AUC 分别为 0.864±0.086、0.936±0.0581 以及 0.946。

2. 内部标记物方法   传统研究内部标记物的追踪,多使用模板匹配的方法。模板匹配方法需要标记物的先验信息。通常用于规则形状的标记物,例如圆柱形金标准等。Fledelius 等人建立了一种稳健的自主分割方法,用于锥形束计算机断层扫描单组投影中分割植入的圆柱形标记物。对于前列腺标志物,99.8% 的投影可以分割成功。而对于肝脏恶性肿瘤患者,分别在99.9%肝脏标记物和99.8%外部标记物的投影中可以成功分割。

而其他类型的标记物,如盘绕标记物在植入后可能变形成任意形状,从而导致标记物形状属性的丢失。而建立新的分割模型需要额外学习标记物的新形状属性,从而增加患者的额外照射剂量。针对这个问题,Mylonas等人提出一个基于卷积神经网络的实时跟踪模型用于任意形状的标记物分割。使用该模型对标记物进行分割,对于植入前列腺的规则形状标记物,模型取得的灵敏度和特异性分别为99.4%和99.3%。对于植入肺中的任意形状标记物,其灵敏度和特异性分别为98.5%和99.6%。

(二)无标记物方法

无标记物的追踪方法可以避免标记物植入引起的额外费用、患者的副作用和潜在并发症等问题。此外,还可以消除标记物的CT伪影,并可避免标记物迁移造成的治疗不准确问题。具有较为重要的临床使用意义。然而,治疗时取得清晰的影像靶区较为困难,难以针对患者肿瘤靶区进行实时追踪。目前,ML方法已经显示出在了其在无标记物追踪方面各类应用的巨大潜力。

首先,由于不准确和高辐射剂量的问题,4D-CT不能用于无标记追踪呼吸门控治疗。针对这个问题,Shinichiro等人开发一种深度神经网络模型,将3D-CT数据生成4D-CT。利用该模型对20名患者原始和模拟4D-CT数据集间的无标记跟踪准确性进行测试,跟踪位置误差在 X、Y 和 Z 方向的平均值分别为0.56 mm、0.65 mm、0.96 mm。

其次,实际治疗中,如果需要对肿瘤位置进行实时追踪,需要对患者进行透视影像的采集,而鉴于实时性要求,采集的时间极其有限,只能采集一个或几个X射线投影用于实时成像,而较少投影便意味着图像质量的下降,因此,如何从低质量影像中进行肿瘤进行实时定位便具有重大意义。Sakata等人开发了一种用于无标记肿瘤跟踪的机器学习方法,并证明了该算法在肺癌靶区追踪中的应用潜力。该研究使用计划4D-CT数据生成数字重建射线照片(digitally reconstructed radiography,DRR)数据集,并在相应的DRR影像上勾画肿瘤位置。然后将训练数据分为阳性(包括肿瘤)和阴性(不包括肿瘤)两组。采用极端随机树算法对模型参数进行优化。在对跟踪阶段,建立机器学习模型,利用荧光透视图像获得肿瘤似然图。然后使用前两帧计算肿瘤位置的先验概率。最后通过计算肿瘤似然图上的最大概率和肿瘤位置的先验概率来预测肿瘤位置。使用搭建算法针对8例肺癌患者进行测试,所有患者的平均跟踪位置欧氏距离为(1.03±0.34)mm(平均值±标准差),

第 95 百分位数为（1.76±0.71）mm。

再次，相对于肺部肿瘤，肝脏肿瘤和周围正常组织间的对比度更低，更难追踪。针对这个问题，Shao 等人结合图神经网络 DL 模型和生物力学建模两种方法，提出一个可以根据单个机载 X 射线投影实时跟踪肝脏肿瘤的模型框架。该框架首先利用 DL 方法从 X 射线投影学习的图像特征来预测肝脏表面变形。然后，通过生物力学建模估计肝脏内部变形，利用肝脏表面变形作为边界条件，通过有限元分析求解肿瘤运动。该研究使用 10 例肝癌患者的数据对所提 DL 框架进行测试。最终的平均定位误差为（1.2±1.2）mm，表明该框架可以较为准确地对肝部肿瘤进行追踪。

最后，影像组学特征也有用于无标记物追踪的潜力。Kevin 等人利用从 CT 影像中提取影像组学特征来预测哪些肿瘤对无标记物运动跟踪具有较高的准确性。首先提取 2 287 个影像学特征，然后利用凝聚层次聚类将这些特征缩小为 145 个与峰值旁瓣比（peak sidelobe ratio，PSR）相关度最高的聚类。最后选择相关度最小聚类间的特征来限制数据的冗余。该研究发现了众多与 PSR 呈现正相关的影像组学特征。可以用于确定哪些患者可以在无标记物的跟踪管理中受益。

二、机器学习用于肿瘤追踪研究现状

与放射治疗其他热门、成熟的领域（如危机器官自动勾画、各类影像的配准等）相比，ML 在放射治疗肿瘤运动追踪中的应用还处于相对早期阶段，研究论文数量也较少。这可能是由于这类研究数据相对难以取得、理论研究难度也相对较大的原因。而随着机器学习算法特别是深度学习算法研究的深入，会有更多地学者进入肿瘤追踪研究领域，解决目前呼吸运动追踪困难。

各类 ML 算法已经被成功应用于有标记物的肿瘤靶区追踪中，众多研究也报道出较为精确的跟踪精度。标记物植入会引起的额外费用、患者的副作用和潜在并发症等各类问题。因此，随着 ML 算法的不断改进，越来越多的研究着眼于无标记物的追踪。特别是肝脏、胰腺等与周围组织器官相似度较高、追踪难度较大的肿瘤，目前也有越来越多的研究在不适用 MRI 引导的前提下，对肿瘤进行精准的追踪。

然而，目前大多数肿瘤追踪方面研究算法采用的数据为各院自行采集的小数据集数据，大范围多中心数据较少，难以避免各类由于患者个体差异引起的偏差以及医院不同带来的主动误差,降低了整个模型的鲁棒性。此外,公开的数据集以及标准化指标也非常缺乏,这限制了计算机、人工智能、信息处理等领域的交叉工作,也不利于更深算法理论的发展。而随着学者公开数据、多中心合作意识的发展,越来越多的专家学者愿意公开自己的数据集。此外,随着癌症影像档案(The Cancer Imaging Archive,TCIA)这类公开网站的建立也会进一步促进多中心公开数据的发展。相信以后 ML 在肿瘤追踪方面的应用会越来越广泛。

(孙文正　黄康华　雷宏昌)

第二节　放射治疗临床决策辅助机器学习算法

人工智能技术在放射治疗中应用的主要过程是通过训练模型,从放射治疗相关数据中学习规律和模式,并用于辅助放射治疗决策,提高放射治疗效果和减少患者不良反应,使放射治疗更加安全、准确和个性化。一般来说,人工智能模型的优劣有 2 个主要因素决定,即数据和算法模型。数据的数量和质量决定了人工智能模型能够学习的知识量。算法模型决定了人工智能模型学习的效率和泛化能力。在真实的放射治疗场景中,数据的复杂多样性凸显了算法模型的重要性。本节简要介绍了 3 种针对复杂放射治疗数据的建模方法。

一、多视图建模方法

多视图建模方法旨在通过利用多个来源或视图的数据来增强模型的性能和鲁棒性。这些数据视图可能基于不同的传感器、数据来源或特征提取方法,并且可能具有不同的数据分布。多视图学习的目标是将这些不同的视图结合起来,以提供更全面和准确的学习结果。多视图学习可以广泛应用于许多领域,例如计算机视觉、自然语言处理和神经科学等。在放射治疗领域,多视图数据可由多模态影像构成(如 MRI、CT、PET-CT 等),也可以由不同的组学特征构成(如影像组学、剂量组学和轮廓组学等)。多视图建模和单视图建模方法的主要区别在于对同一组输入数据使用冗余视图的需求。通过多个视图,学习任务可以利用更加丰富的模式。然而,如果学习方法无法适当地处理多个视图,这些视图甚至可能降低多视图学习的性能。为了解决这个问题,目前已经提出了几种成功的多视图建模方法,这些方法充分考虑了多个视图之间的关系。通过对这些不同的多视图建模方法进行了分析,观察到有两个重要原则是这些建模方法获得成功的关键:共识原则和互补原则。

(一)共识原则

共识原则致力于最大化多个不同视图上的一致性。假设可用的数据集 X 具有两个视图 X^1 和 X^2。因此,一个样本(x_i,y_i)可以被视为是(x_i^1,x_i^2,y_i),其中 y_i 是与样本相关联的标签。Dasgupta 等人证明了两个视图上的两个假设(可以理解为在某一视图上的训练结果)f^1 和 f^2 之间的一致性与误差率 $P_{\text{err}}(f^1)$,$P_{\text{err}}(f^2)$ 之间的联系,即

$$P(f^1 \neq f^2) \geqslant \max\{P_{\text{err}}(f^1), P_{\text{err}}(f^2)\} \tag{4-1}$$

从该不等式可以得出结论:两个独立假设间不一致的概率便是任一假设的误差率上限。因此,通过将两个假设的不一致率最小化,每个假设的误差率也将被最小化。

近年来,很多方法在某种程度上利用了这一共识原则,即使在许多情况下,研究者们并不知道他们的方法与这个共同的基本原则之间的关系。例如,协同训练算法交替训练以最大化未标记数据的两个不同视图上的相互一致性。通过最小化标记示例上的误差并最大化未标记示例上的一致性,协同训练算法最终在每个视图上实现了一个准确的分类器。在共同正则化算法中,共识原则可以通过正则化项来表示:

$$\min \sum_{i \in U} \left[f^1(x_i) - f^2(x_i) \right]^2 + \sum_{i \in L} V(y_i, f(x_i)) \tag{4-2}$$

其中,第一个项强制未标记示例在两个不同视图上达成一致,第二个项评估了标记示例相对于损失函数 $V(\cdot, \cdot)$ 的经验损失。相关学者通过额外考虑假设的复杂性,将得到完整的目标函数,解决此目标函数将得到学习两个最优假设的结果。观察到将核正交分析(kernel canonical correlation analysis,KCCA)应用于两个特征空间可以提高分类器的性能,因此 Farquhar 等人提出一种名为 SVM-2K 的监督学习算法,该算法结合了 KCCA 的思想和支持向量机(support vector machine,SVM)。SVM 可以被认为是将特征投影到一维空间,然后进行阈值处理,而 SVM-2K 则在这个一维空间上强制施加两个视图的共识约束。这个约束可以写为:

$$\|f^1(x_i^1) - f^2(x_i^2)\| < \eta_i + \epsilon \qquad (4-3)$$

其中，η_i 是一个变量，强制实现两个视图之间的共识，ϵ 是一个松弛变量。在多视图嵌入中，还有学者同时考虑不同视图的一致性和互补性，对多个特征进行嵌入。例如，多视图谱嵌入首先为每个视图的样本构建补丁，在补丁中，强制任意点及其 k 个最近邻的输出在低维嵌入空间中具有相似的结果。在完成局部一致性优化之后，来自不同视图的所有补丁通过全局坐标对齐合并为整体，这可以看作是全局一致性优化。

（二）互补原则

互补原则指出，在多视图场景中，数据的每个视图可能包含其他视图所没有的某些知识。因此，可以使用多个视图来全面而准确地描述数据。在涉及多视图数据的机器学习问题中，可以利用多视图下潜藏的互补信息，通过应用互补原则来提高学习性能。

Nigam 等人利用在一个视图上学习的分类器对未标记数据进行标记，然后准备这些新标记的示例用于在另一个视图上进行下一次迭代的分类器训练。在未标记数据集上，两个视图上的模型因此共享互补信息，从而提高了学习性能。Wang 等人研究了共同训练算法在没有冗余视图的情况下为何会成功。他们使用同一基学习器的不同配置来描述不同方法的数据，这可以看作是另一种视图，并且表明当两个学习器之间的差异大于错误数量时，学习器的性能可以通过共同训练样式算法来提高。两个具有不同偏差的分类器将为一些示例标记不同的标签。如果分类器 h1 在一个视图上标记的示例对于分类器 h2 在另一个视图上很有用，则 h1 应该包含 h2 不知道的一些信息。因此，这两个分类器将相互交换互补信息，并在互补原则下相互学习。随着共同训练过程的进行，这两个分类器将变得越来越相似，直到性能无法进一步提高。

在多核学习中，不同的核可能对应于不同的相似性度量准则。由于度量数据相似性的不同方法具有特定的优势，因此可以采用一种学习方法在互补原则下进行适当的组合，而不是尝试建立最佳核。因此，所有不同种类的相似性度量准则将一起工作，以实现对数据的准确评估。此外，不同的核也可以使用来自各种视图的输入，可能来自替代来源或模态。因此，通过考虑数据的各种视图下的互补信息并从这些不同视图中组合多个核心，可以获得全面的相似性度量。解决多视图问题的传统方法之一是将来自不同视图的向量连接成新向量,然后直接在连接的向量上应用单视图学习算法进行处理。然而,这种连接会导致在小的训练样本上过度拟合,并忽略每个视图的特定统计属性。因此,对于具有多个输入视图的长特征向量的问题,构建一个视图之间共享的低维表示非常必要。已有多个方法通过构建多个视图共享的潜在子空间来解决这个问题。在共享子空间中,不同的视图之间相互连接,整合不同视图下的互补信息。在训练过程中,给定一个在一个视图上的新观察,可以找到与之对应的潜在嵌入,该嵌入也与另一个视图上的点相连。基于此,Yang 等人开发了一种新的谱嵌入算法,即多视图谱嵌入,它将多视图特征编码为物理有意义的嵌入。Tang 等人提出了一种半监督的多视图距离度量学习(SSM–DML)方法用于图像分类。由于可以提取各种低级特征来表示图像,因此每个特征空间将为数据提供一个相似性度量,因此很难确定哪种度量是最合适的。通过考虑不同视图下的互补信息,可以利用度量学习构建共享潜在子空间,精确地度量不同示例之间的差异。

在多视图学习中,互补和共识原则都发挥着重要作用。例如,在共同训练样式算法中,一方面,Dasgupta 等人已经证明,通过分别最小化两个视图上的两个假设的不一致率,可以最小化每个假设的错误率;另一方面,Wang 等人证明了共同训练样式算法成功的原因在于两个学习器之间的差异程度,换言之,是不同视图下的互补信息影响了共同训练样式算法的性能。在解决多视图学习问题时,应牢记共识和互补原则,以充分利用多个视图的优势。

二、领域自适应建模

传统机器学习的目标是在一组训练样本上学习模型,以在未知测试数据上找到一个最小风险的目标函数。然而,为了训练这样一个广义模型,它假设训练和测试数据都是从相同的分布中抽取的,并且具有相似的联合概率分布。在实际应用中,这种约束很容易被违反,因为训练和测试集可能来自不同的特征空间或分布。由于多种原因,例如域的统计属性可能随时间演变,或者可以从不同的来源收集新样本,导致具有相同属性、维度和分布的新实例的收集可能会面临困难,因此创建新标记数据集是一项费时费力的任务。然而,当训练数据并不能准确反映测试数据分布时,训练出的模型在应用于测试数据时可能会出现性能下降的情况。为了解决以上问题,研究人员提出了一个称为领域自适应(domain adaptation)的机器学习新研究领域。在这种情况下,训练和测试集被称为源域和目标域。领域自适应通常旨在从源标记数据中学习出一个模型,该模型可以通过最小化领域分布之间的差异来推广到目标域。

传统的领域适应假设特征和标签空间保持不变,但它们的概率分布可能会在不同领域之间变化。然而,找到具有相同标签空间的源域和目标域通常是艰难乃至不可能的。当源和目标标签空间不完全相同时,匹配整个源和目标分布会创建一个表示空间,其中包含属于源类别的数据特征,这些类别在目标类别中不存在。目标域会视这些类别为异常类别,并将它们扩展到目标域将导致负迁移,这将严重损害模型性能。因此,除了边际分布差异外,我们还需要考虑标签空间在不同域之间不同的情况。不同域之间的边际分布和标签空间差异分别称为域间差距和类别差距。基于类别差距,领域自适应可以分为4个主要类别:封闭集领域适应、开放集领域适应、部分领域适应和通用领域适应。

(一)封闭集领域适应

封闭集领域适应是指源域和目标域共享相同的类别,同时仍存在领域差距的情况。传统的领域适应就属于这一类别。

(二)开放集领域适应

在开放集领域适应中,相关域共享共同标签集合中的一些标签,也可能有私有标签。Saito 等人提出了新的开放集领域自适应方法,其中去除了源私有类别中的数据。在这种改进型开放集中,源标签集被视为目标标签集的子集。当存在多个源域,每个源域都包含目标类别的一个子集时,开放集领域适应是适当的。领域适应技术旨在利用所有包含在共享类别中的源域信息,以提高模型在目标域中的性能。

(三)部分领域适应

相对于开放集领域适应,部分领域适应指的是目标标签集合是源标签集合的子集的情况。在这种情况下,可以将可用的源域视为包含大量类别的通用域,而目标域仅是具有较少类别的源标签集合的子集。

(四)通用领域适应

通用领域适应(UDA)总结了上述情景。与上述情形需要先了解源和目标标签集合不同,通用领域适应不受任何先验知识的限制。在这种情况下,源域和目标域可能共享公共标签集,同时每个域可能有私有标签集或异常类别。通用领域适应首先尝试找到跨域共享标签空间,然后类似于开放集和部分域适应方法,对公共标签集上的数据分布进行对齐。最终,将在匹配的源标记数据上训练分类器,以便将其安全地应用于未标记的目标数据。在测试阶段,开放集和通用领域适应的训练的分类器应能够将准确的标签分配给属于共享标签空间的目标样本,并将异常类别的样本标记为未知。

现有的领域适应方法可以广泛分类为浅层和深层结构方法。浅层领域适应方法主要利用基于实例和特征的技术来对齐域分布。一种对齐分布的方法是通过将域之间的距离最小化。领域适应中最常用的距离度量是最大均值差异(MMD),Wasserstein 距离,相关性对齐(CORAL),Kullback-Leibler(KL)散度和对比域差异(CDD)。另一方面,深层领域适应方法则利用神经网络。这类方法通常使用卷积、自编码器或对抗性网络来减小域间差距。这个类别的方法中,一些方法也可能在两个网络中的一个或多个层次使用距离度量,一个用于源数据,一个用于目标数据,以衡量相应层次的特征表示之间的差异。

三、不平衡建模

在二分类任务中,类别不平衡意味着一个类别中的对象数量远大于另一个类别。如果直接在一个不平衡的数据集上训练经典分类器,它可能会高概率地将少数类别的对象错分到多数类别中。然而,值得注意的是,在实际应用场景中,正确地分类少数类别的对象更加有价值。以放射治疗的预后为例,假设有一个研究队列包括 99 个没有远处转移的患者和 1 个在适形放射治疗后发生远处转移的患者(事件)。分类器的目标是在这个队列上最小化训练误差以达到目标,它可以通过将所有患者分类为无事件类别来实现 99% 的准确率。使用此分类器,虽然 99 个无事件的患者被正确预测了,但最重要的有事件的患者被错误分类了,这可能会导致放射治疗师制定不恰当的放射治疗计划。因此,在实际应用场景中,如何在不平衡的数据上训练出一个有前途的分类器来正确分类少数类别的对象是非常有意义的。现有的克服这个问题的不平衡学习方法可以分为 3 组,数据层组,算法层组和集成层组。

(一)数据层组

该组方法通常使用过采样或欠采样来平衡训练数据集中的正类和负类

之前,进行模型训练。过采样旨在根据少数类的分布产生一些虚假对象以平衡多数类,而欠采样则试图从多数类中消除一些对象以平衡少数类。合成少数类过采样技术(synthetic minority oversampling technique,SMOTE)是一种常用的过采样方法,它通过在少数类中的现有对象与其 K 个最近的少数类邻居之间插值来生成虚拟对象。例如,Sutton 等人开发了一种 SMOTE 辅助分类器来对乳腺癌 PCR(病理完全反应)进行 MRI 后新辅助化学治疗的分类,以解决 PCR 和非 PCR 患者之间的不平衡问题。其后,类似于边界 SMOTE、安全级别 SMOTE、基于本地邻域的 SMOTE 和深度 SMOTE 的其他变体也被提出。例如,为了识别慢性活动性多发性硬化病变,Zhang 等人开发了一种平衡感知深度学习框架,使用深度 SMOTE 策略自动识别 QSM(定量磁化率成像)上的缘和病变。NCRN(基于邻域清洁规则的欠采样)是一种著名的欠采样方法,它从大多数类中消除大多数邻居来自少数类的对象。总的来说,数据层组的方法是基于距离的,当类别边界清晰时可能有效。然而,当多数类和少数类之间存在重叠时,数据层组的方法可能会加重或扭曲重叠或省略一些信息对象。

(二)算法层组

该组方法试图设计惩罚/正则化项并将其集成到目标函数中,以提高分类器感知少数类的能力。例如,基于 ROC 曲线下面积(AUC),Wang 等人设计了一个针对少数类的惩罚项,并将其整合到 ELM(极限学习机)分类框架中,以提高对少数类的感知能力。Khan 等人设计了一个成本敏感的损失函数,并将其嵌入到深度神经网络中,用于少数类和多数类的强健特征学习。所提出的方法具有良好的分类校准和猜测规避能力。Jiao 等人采用成本敏感的 SVM 对少量不平衡胎儿肺超声图像提取的放射组学特征进行预测新生儿呼吸道疾病的研究。与数据层组相比,算法层组的方法具有相当的优点。他们不改变训练数据的分布,可以降低训练过程中的计算成本。因此,Wang 等人指出,在算法层组中,成本分配通常由成本矩阵确定,但成本矩阵往往难以预定义或需要进行精细调整。

(三)集成组

集成层组方法通常尝试将不平衡的分类问题划分为几个平衡的分类问题,然后以集成方式融合这些子问题。例如,Chawla 等人将 SMOTE 和自适应 Boosting 相结合来解决不平衡问题。唐等人展示了基于 Bagging 的集成方法的优越性,并开发了一个投票集成框架来预测头颈鳞状细胞癌的预后。Zhang 等人提出了一种基于堆叠泛化原理的深集成层 TSK 模糊分类器,用于处理痴呆预测中的不平衡问题。通常,大多数集成层方法遵循两步训练过程:数据平衡和集成学习。在数据平衡中,直接使用欠采样或过采样可能会继承我们上面所述的缺点。此外,在集成学习过程中,如何深入挖掘信息对象中的模式并强调噪声对象以避免过拟合仍然是一个挑战。

（张远鹏　耿兴云　职少华）

第三节　放射治疗中不确定性层次建模方法

鼻咽癌是我国常见的恶性肿瘤之一,患者在放射治疗过程中常出现急性放射性皮炎这一副作用。对急性放射性皮炎进行有效治疗的前提是必须在早期就能对其进行准确评级,而早期诊断主要还是医生根据经验进行主观判断,导致诊断结果存在误差且会耗费大量的医疗资源。因此,利用机器学习方法设计一种高效的能够对急性放射性皮炎进行准确评估的系统是十分有必要的。本节将介绍两种新的多层次模糊分类器来解决急性放射性皮炎严重性等级评估问题。

一、定量化集成的多层次 T-S 模糊分类方法

定量化集成的多层次 T-S 模糊分类器（quantitative-integration-based hierarchical TSK fuzzy classifier,QI-TSK-FC）是基于优化的 0 阶 T-S 模糊分类器堆叠构建而成。通过等间距划分模糊区间、随机生成聚类中心、随机特征选择等对模糊规则前件参数的优化方法来增强模型的语义可解释性。利用优化岭回归重新定义目标函数来获取模糊规则后件参数,该方法不仅考虑当前层内真实输出与预测输出之间的误差,还考虑到相邻层之间预测输出的误差,以达到保持层内层间一致性的目的。为保持每个中间训练单元与原始训练空间具有相同的物理解释并充分发挥每个训练单元的分类优势,将部分输入特征与所有已训练单元的输出相融合,作为中间层的输入。此外,找到一组合适的输出组合系数来对整个输出进行优化,进而提高模型的泛化能力。

（一）经典模糊分类器

在阐述 QI-TSK-FC 的训练过程前先对一些基础知识做出简单介绍,主要包括经典 T-S 模糊分类器、层次化 T-S 模糊分类器、经典岭回归等。

1.经典 T-S 模糊分类系统　QI-TSK-FC 模型主要以 0 阶 T-S 模糊系统为基础。设 0 阶 T-S 模糊系统第 k 条模糊规则表达式为:

$$R_k: \text{IF } x_1 \text{ is } A_1^k \text{ and } x_2 \text{ is } A_2^k \text{ and}\cdots\text{and } x_d \text{ is } A_d^k$$

$$\text{THEN } y^k = p_0^k, k = 1, 2, \cdots, K \tag{4-4}$$

其中 $x_i(i=1,2,\cdots,d)$ 表示第 i 个特征向量, d 为特征数, A_i^k 表示第 k 个模糊规则中第 i 个特征所对应的模糊集合, K 表示模糊规则数, p_0^k 为第 k 个规则的输出。在模糊化过程中,利用高斯隶属度函数计算各特征隶属度,公式为:

$$\mu_{A_i^k}(x_i) = \exp\left(\frac{-(x_i - \varepsilon_i^k)^2}{2\xi_i^k}\right) \tag{4-5}$$

其中 ε_i^k 和 ξ_i^k 表示隶属函数的中心和宽度,可通过模糊 C 均值算法(fuzzy C-means,FCM)或其他聚类方法求出。在经过模糊化等运算之后,T-S 模糊分类器的输出可表示为:

$$y^0 = \frac{\sum_{k=1}^K u^k(x) p_0^k}{\sum_{k=1}^K \bar{u}^k(x)} = \sum_{k=1}^K \tilde{u}^k(x) p_0^k = \sum_{k=1}^K u^k(x) p_0^k \tag{4-6}$$

其中 $u^k(x)$ 和 $\tilde{u}^k(x)$ 分别表示为:

$$u^k(x) = \prod_{i=1}^d \mu_{A_i^k}(x_i) \tag{4-7}$$

$$\tilde{u}^k(x) = \frac{u^k(x)}{\sum_{k'=1}^K u^{k'}(x)} \tag{4-8}$$

2.层次化 T-S 模糊分类器　经典 T-S 模糊分类器具备结构简单、计算方便以及较好的语义可解释性等优点。但其单一的结构难以充分挖掘医学影像中的特征信息,从而影响系统整体性能。对此,我们引入一种层次化 T-S 模糊分类器。层次化 T-S 模糊分类器由多个结构简单的子分类器以堆叠的方式组成,使得系统能够更深入地表达特征,进一步提高了系统的性能。层次化 T-S 模糊分类器主要分为 3 种结构,包括增量型、聚合型和级联型。

相对于经典 T-S 模糊分类器,层次化 T-S 模糊分类器中各子分类器涉及的输入和模糊规则较少,从而避免了由维数灾难引起的规则爆炸问题。

但是随着训练深度的增加,层次化 T-S 模糊分类器也面临着如下挑战:①为达到简化模型训练、增强模型语义可解释性的目的,我们通常选择利用特征筛选的方式进行降维,但由于特征的多样性,如何选择合适的特征优选方法则是个挑战;②模糊划分不当、模型规模庞大、模糊规则复杂等都会导致层次化 T-S 模糊分类器的语义可解释性降低;③层次化模型中已训练单元的决策信息对后续训练单元的训练有一定的影响等。针对以上挑战,QI-TSK-FC 模型给出了很好的解决方法,将在"(二)定量化集成的 T-S 模糊分类器"中进行详细说明。

3. 经典岭回归　经典岭回归是对不适定问题(ill-posed problem)进行回归分析的一种常用的正则化方法,其实质上是一种以损失部分信息来换取更高稳定性的改良的最小二乘法。在层次化 T-S 模糊系统中,岭回归目标函数定义如下:

$$J(\beta_{td}) = (H_{td}\,\beta_{td} - T)^2 + \lambda\,(\beta_{td})^2 \tag{4-9}$$

其中 $td = 1, 2, \cdots, \mathrm{TD}$,TD 为训练深度(即单元个数);$H_{td}$ 表示第 td 个训练单元的规则输出矩阵;β_{td} 为第 td 个训练单元的输出权值;$H_{td}\beta_{td}$ 表示第 td 层的预测输出;T 为真实输出;λ 是正则化参数,是一个很小的常数。

令式 4-9 对 β_{td} 求偏导并令 $\dfrac{\partial(J(\beta_{td}))}{\partial(\beta_{td})} = 0$,得到输出权重 β_{td} 的表达式如下,其中 I 为单位矩阵:

$$\beta_{td} = (H_{td}{}^T H_{td} + \lambda I)^{-1} T H_{td}{}^T \tag{4-10}$$

(二)定量化集成的 T-S 模糊分类器

QI-TSK-FC 是个多层次模型,每一层训练单元都是优化的 0 阶 T-S 模糊分类器。其中第一层的 QI-TSK-FC 模型将模型优化问题转化为求解 $Y = H\beta$ 的问题。本部分内容主要是对其他层的训练过程做出详细介绍。

1. 模糊规则前件优化　设存在训练数据集 $D = \{(x_1, t_1), (x_2, t_2), \cdots, (x_N, t_N)\}$,其中 x_i 为第 i 个输入样本,t_i 为其对应真实输出,N 为样本总数,d 为特征数。首先将模糊区间等间距划分,并赋予每个区间相应的语言解释,保证模型具备较好的语义可解释性。采用高斯隶属度函数,令其聚类中心 α_r 随机落在第 r 个分区内,则第 i 个样本的第 j 个特征对于第 r 个模糊区间的隶属度公式为:

$$u_r(x_{ij}) = \exp\left(\frac{-(x_{ij} - \alpha_r)^2}{2\delta_r^2}\right) \tag{4-11}$$

其中 $i = 1, 2, \cdots, N$；$j = 1, 2, \cdots, d$；$r = 1, 2, \cdots, C$；δ_r 是 $[0,1]$ 之间的随机数。选择特征隶属度最大的组成隶属度矩阵 $\mu = [\mu_{i,j}]_{N \times d}$，其中 $\mu_{i,j} = \max(u_r(x_{ij}))$。之后设置一个特征选择矩阵 φ，根据特征所含信息量的大小进行特征筛选，仅保留所含信息量超过 70% 的特征。最后计算每条规则输出 $\omega_{i,l}$ 并得到规则输出矩阵 $H_{td} = [\omega_{i,l}]_{N \times L_{td}}$，$\omega_{i,l}$ 可由以下公式获取。

$$\omega_{iz} = \prod_{j=1}^{d} \mu(i,j) \times \varphi(j,z) \tag{4-12}$$

$$\varphi(j,z) = \begin{cases} 0 \sim 1 \text{ 之间随机数，初始值} \\ 1, \text{特征所含信息量} \geqslant 70\% \\ 0, \text{其他} \end{cases} \tag{4-13}$$

2. 基于优化岭回归的模糊规则后件优化　设计一种优化岭回归方法来定义目标函数，其定义如下：

$$J(\beta_{td}) = (H_{td}\beta_{td} - T)^2 + \lambda (H_{td}\beta_{td} - Y_{td-1})^2 \tag{4-14}$$

其中 β_{td} 为第 td 层模糊规则前件参数，T 代表真实输出，$H_{td}\beta_{td}$ 表示第 td 层的预测输出，Y_{td-1} 表示第 $(td-1)$ 层的预测输出。前一平方项考虑了当前层训练单元预测输出与真实输出之间的误差，后一平方项考虑了相邻层之间的误差，这不但获得了训练单元内部的一致性，还获得了相邻训练单元之间的一致性，提高了模型的泛化能力和逼近能力。将上式对 β_{td} 求偏导得到后件参数 β_{td} 的表达式为：

$$\beta_{td} = \frac{1}{1+\lambda} \times (H_{td}{}^T H_{td})^{-1} (TH_{td} + \lambda Y_{td-1}H_{td})^T \tag{4-15}$$

此时，第 td 个训练单元的预测输出 Y_{td} 为

$$Y_{td} = H_{td}\beta_{td} \tag{4-16}$$

3. 多层部分训练样本融合策略　本部分内容主要介绍 QI-TSK-FC 所设计的中间层输入集构造方法，其中第一层为原始训练集，其下一层的输入集构造参考式 4-17。下面给出除此之外中间层输入训练集的具体构造方法。设当前层输入集为 X_{td}，则下一层输入集 X_{td+1} 定义为：

$$X_{td+1} \leftarrow \begin{bmatrix} x'_{11} & \cdots & x'_{1d} \\ \vdots & \ddots & \vdots \\ x'_{N'1} & \cdots & x'_{N'd} \end{bmatrix} \oplus \left(\begin{bmatrix} y_{11}^{(1)} & \cdots & y_{1P}^{(1)} \\ \vdots & \ddots & \vdots \\ y_{N'1}^{(1)} & \cdots & y_{N'P}^{(1)} \end{bmatrix} + \begin{bmatrix} y_{11}^{(2)} & \cdots & y_{1P}^{(2)} \\ \vdots & \ddots & \vdots \\ y_{N'1}^{(2)} & \cdots & y_{N'P}^{(2)} \end{bmatrix} + \cdots \right.$$

$$\left. + \begin{bmatrix} y_{11}^{(td)} & \cdots & y_{1P}^{(td)} \\ \vdots & \ddots & \vdots \\ y_{N'1}^{(td)} & \cdots & y_{N'P}^{(td)} \end{bmatrix} \right) \otimes \begin{bmatrix} m_{11} & \cdots & m_{1d} \\ \vdots & \ddots & \vdots \\ m_{P1} & \cdots & m_{Pd} \end{bmatrix} \tag{4-17}$$

式中 $\begin{bmatrix} x'_{11} & \cdots & x'_{1d} \\ \vdots & \ddots & \vdots \\ x'_{N'1} & \cdots & x'_{N'd} \end{bmatrix}$ 表示随机从原始训练集中选取的部分样本,

$\begin{bmatrix} m_{11} & \cdots & m_{1d} \\ \vdots & \ddots & \vdots \\ m_{P1} & \cdots & m_{Pd} \end{bmatrix}$ 是用于降维的随机投影矩阵,中间括号内为已训练好的前

td 个训练单元的部分预测输出之和。X_{td+1} 融合原始训练集中部分样本以及前 td 个训练单元的部分预测输出,而仅训练部分样本的策略减小了模型训练规模,实现了降维。QI-TSK-FC 考虑到前一层训练单元的输出对后一层训练单元输入的影响,且存在因输入特征的随机性而导致训练单元决策结果也拥有随机性的可能,而 QI-TSK-FC 将所有已训练单元的决策结果都考虑在内可有效解决这一问题。

4.多层定量输出集成策略   QI-TSK-FC 还提出寻找一组合适的系数来对所有训练单元的预测输出进行集成,使模型无须使用迭代的方式即可进行集成输出。即找到 $B = (b_0, b_1, \cdots, b_{TD-1})$,所有训练单元的预测输出 $f(x) = \sum\limits_{td}^{TD} b_{td-1} f_{td}(x) = BF$,其中 $F = [f_1(x), f_2(x), \cdots, f_{TD}(x)]$,$f_{td}(x)$ 为第 td 层的预测输出。目标函数定义为:

$$e(b_0, b_1, \cdots, b_{TD-1}) = \Big(\sum_{td=1}^{TD} b_{td-1} f_{td}(x) - T \Big)^2 + \eta \Big(\sum_{td=1}^{TD} b_{td-1} f_{td}(x) - \frac{1}{TD} \sum_{td=1}^{TD} f_{td}(x) \Big)^2$$

$$= (BF - T)^2 + \eta \Big(BF - \frac{1}{TD} F \Big)^2 \qquad (4\text{-}18)$$

式中前一平方项使得预测输出无限逼近真实输出,后一平方项充分发挥每一训练单元的分类优势。令其对 B 求偏导得到所求输出系数为:

$$B = \frac{1}{1 + \eta} \times (TF^T + \frac{\eta}{TD} FF^T) (FF^T)^{-1} \qquad (4\text{-}19)$$

(三)总结

QI-TSK-FC 是一个新颖的模糊多层次模型,其通过设计一种特征优选以及新的建模方法来提高模型在处理急性放射性皮炎时的分类准确性。本部分内容主要介绍了该模型对除第一训练单元外的其他层的训练过程。QI-TSK-FC 等间距划分模糊区间且每个模糊区间都有相应的语言解释,保证了模型具备较好的可解释性。利用优化岭回归技术的建模方法,既考虑

了当前层的输出误差,又考虑了相邻层间的输出误差。这不仅获得了层内与层间的一致性,还提高了模型的泛化能力。此外,QI-TSK-FC 还考虑到当前层的输出对下一层输入的影响,将所有已训练单元的部分决策结果融入下一层输入集中,这使得模型经过层层优化后能够得到较好的分类效果。最后,QI-TSK-FC 还提出将所有训练单元的决策结果利用一组系数进行集成输出,该方法的优势在于模型无须经过迭代即可获得整体输出结果。

二、基于双重随机过程的多层次 T-S 模糊分类方法

基于双重随机过程的多层次 T-S 模糊分类器(RDE-T-S)是一种面向急性放射性皮炎患者头颈部感兴趣区域评级的方法。RDE-T-S 模型就特征优选、训练规模简化、特征及决策信息优化问题提出合理的解决方案,具体方法为:①利用特征优选机制剔除冗余特征,提出部分随机连接的训练方式简化模型训练;②基于特征优选机制和已训练单元分类效果的高低来优化输入特征;③利用前层所有已训练单元分类效果较好的决策信息来优化模糊规则后件参数;④提出一种基于主客观权重组合的乘法赋权集成法以提高模型泛化性能。

(一)信息增益

模型 RDE-T-S 主要基于经典 T-S 模糊分类器,使用信息增益进行特征优选。其中关于经典 T-S 模糊分类器的介绍详见"一、定量化集成的多层次 T-S 模糊分类方法(一)经典模糊分类器",本小节主要对信息增益进行简单回顾。

信息增益是针对特征冗余问题的一种有效的特征选择方法,能够筛选出对分类问题影响较大的特征,信息增益值越大,代表该特征能够为分类问题带来较多的有用信息。

信息增益的定义为:设存在特征 a、输入集 X,则 a 对 X 的信息增益 $\text{Gain}(X,a)$ 为 X 的信息熵 $\text{Ent}(X)$ 与条件熵 $\text{Ent}(X \mid a)$ 之差。其表达式为:

$$\text{Gain}(X,a) = \text{Ent}(X) - \text{Ent}(X \mid a) \tag{4-20}$$

其中信息熵 $\text{Ent}(X)$ 表示 X 的不确定性,令数据集 X 中属于第 r 类的样本所占比例为 $p_r(r = 1,2,\cdots,C)$,则其表达式为:

$$\text{Ent}(X) = -\sum_{r=1}^{C} p_r \log_2 p_r \tag{4-21}$$

条件熵 $\mathrm{Ent}(X\mid a)$ 为特征 a 给定条件下 X 的不确定性,依据特征 a 的值将输入集 X 等间距地划分为 V 个子集 $\{X_1, X_2, \cdots, X_V\}$,则 $\mathrm{Ent}(X\mid a)$ 表达式为:

$$\mathrm{Ent}(X\mid a) = \sum_{v=1}^{V} \frac{|X_v|}{|X|} \mathrm{Ent}(X_v) \tag{4-22}$$

其中 $|X_v|$ 表示特征 a 属于某类别的样本个数, $|X_v|/|X|$ 为特征 a 属于某类别的概率。将第 $j(j = 1,2,\cdots,d)$ 个特征的对于输入集 X 的信息增益值记为 $G_j = \mathrm{Gain}(X,j)$, d 为总特征数。则所有特征的信息增益值为:

$$G = \left[G_1, G_2, \cdots, G_d \right] = \left[\mathrm{Gain}(X,1), \mathrm{Gain}(X,2), \cdots, \mathrm{Gain}(X,d) \right]$$

$$\tag{4-23}$$

(二)基于双重随机过程的多层次 T–S 模糊分类器

RDE–T–S 也是基于 0 阶 TSK 的模糊分类器,但这是一个完全不同于 QI–TSK–FC 的多层次模糊系统。RDE–T–S 采用信息增益而非特征选择矩阵来筛选特征,提出了一种多规则层部分随机连接的建模方法,以及输入集特征重构方法。此外 RDE–T–S 还提出了一种基于主客观权重组合的集成赋权法来对模型预测结果集成输出。详细优化措施如下所示。

1. 特征优选与部分随机连接机制　RDE–T–S 提出一种基于信息增益的特征优选方法来减少大量冗余特征信息对模型分类效果的影响,保留携带了有利于系统分类的信息的特征以简化训练规模,提高模型分类性能。

设存在一组急性放射性皮炎训练数据 $D_{tr} = \{x_i, t_i \mid x_i \in R^d, t_i \in R^C, i = 1,2,\cdots,N_{tr}\}$, $x_i = \left[x_{i1}, x_{i2}, \cdots, x_{id} \right]$ 为 d 维特征向量, t_i 为其对应真实输出, C 为类别数, d 为特征数, N_{tr} 为训练样本数。利用式 4-20 ~ 式 4-23 计算第 j 个特征的信息增益值 G_j ,根据式 4-24 重新设置第 i 个样本中第 j 个特征值 x'_{ij} 的取值, x_{ij} 为其原来的值,阈值 ξ 为提前设定的值。

$$x'_{ij} = \begin{cases} 1, G_j < 阈值\ \xi \\ x_{ij}, G_j \geq 阈值\ \xi \end{cases}, j = 1,2,\cdots,d \tag{4-24}$$

将输入集中信息增益值不小于阈值的特征予以保留,设特征优选后特征数为 d' 。之后进行模糊化处理。将模糊聚类数设定为 R ,利用高斯隶属度函数计算特征属于模糊集 r 的隶属度 $\mu^r_{ij'}(r = 1,2,\cdots,R)$,公式如下:

$$\mu_{A_{j'}^r}(x_{ij'}) = \exp\left(\frac{-(x_{ij'} - c_{j'}^r)^2}{2\delta_{j'}^r} \right) \tag{4-25}$$

其中 $c_{j'}^r$ 和 $\delta_{j'}^r$ 可利用 Fuzzy C-means（FCM）来求解。最后得到隶属度矩阵 $\mu(x_i)$。

$$\mu(x_i) = \begin{bmatrix} \mu_{i1}^1 & \cdots & \mu_{i1}^R \\ \vdots & \ddots & \vdots \\ \mu_{id'}^1 & \cdots & \mu_{id'}^R \end{bmatrix}_{d' \times R} ,\, i = 1,2,\cdots,N_{tr} \tag{4-26}$$

传统层次结构 T-S 模型大都以全连接方式进行训练,且仅有一个规则层。而全连接方式需要大量参数且随着训练深度的增加,模糊规则数也在不断增加,而这会对模型的学习能力、分类性能以及语义可解释性造成影响。对此,RDE-T-S 提出使用多个规则层,且规则层之间采用部分随机连接的方式,由于输入层特征已包含大量病理信息,所以 RDE-T-S 在输入层与第一规则层仍旧采用全连接方式。第一规则层 $H^{(1)}(m=1)$ 的输出矩阵为:

$$H^{(1)} = \begin{bmatrix} h_{11}^{(1)} & \cdots & h_{1K^{(1)}}^{(1)} \\ \vdots & \ddots & \vdots \\ h_{N_{tr}1}^{(1)} & \cdots & h_{N_{tr}K^{(1)}}^{(1)} \end{bmatrix}_{N_{tr} \times K^{(1)}} \tag{4-27}$$

其中 $h_{ik}^{(1)} = \mu_{i1}^{r_{1'}}, \mu_{i2}^{r_{2'}}, \cdots, \mu_{id'}^{r_{d'}}$ 表示第 i 个样本在规则层^{1}中第 k 条规则的输出,$i = 1,2,\cdots,N_{tr}, k = 1,2,\cdots,K^{(1)}$,$K^{(1)}$ 为规则层^{1}的规则数,$r_{j'} \in \{1,2,\cdots,R\}$,$j' = 1',2',\cdots,d'$。当 $m > 1$ 时,设规则层^{m}从规则层$^{m-1}$中随机选择的规则数为 K',则规则层^{m}的规则输出矩阵 $H^{(m)}(m > 1)$ 为

$$H^{(m)} = \begin{bmatrix} h_{11}^{(m)} & \cdots & h_{1K^{(m)}}^{(m)} \\ \vdots & \ddots & \vdots \\ h_{N_{tr}1}^{(m)} & \cdots & h_{N_{tr}K^{(m)}}^{(m)} \end{bmatrix}_{N_{tr} \times K^{(m)}} \tag{4-28}$$

$$h_{ik}^{(m)} = (h_{ik}^{(m)} + h_{ik'}^{\prime(m-1)})/K' \tag{4-29}$$

$h_{ik}^{(m)}$ 初始值设为 0,$h_{ik'}^{\prime(m-1)}$ 为第 i 个样本在规则层$^{m-1}$中第 k' 条规则的输出,$K^{(m)}$ 为规则层^{m}的规则数,$k' = 1,2,\cdots,K^{(m-1)}$。$h_{ik'}^{\prime(m-1)}$ 按如下两种情况进行取值:

$$h_{ik'}^{\prime(m-1)} = \begin{cases} 0, \text{该节点未被规则层}^m \text{第 } k \text{ 条规则选中} \\ h_{ik'}^{(m-1)}, \text{该节点被规则层}^m \text{第 } k \text{ 条规则选中} \end{cases} ,\, m = 2,3,\cdots,M \tag{4-30}$$

其中 $h_{ik'}^{(m-1)}$ 为规则层$^{m-1}$中被规则层^{m}选中的规则,且当前样本 i 中 $h_{ik'}^{\prime(m-1)} = h_{ik'}^{(m-1)}$ 的次数一定为 K',M 表示规则层层数。最后,第 td 个基训练

单元的知识决策矩阵 RL_{td} 为：

$$RL_{td} = \begin{cases} H^{(M)}, & td = 1 \\ H^{(M)} + \lambda \times Z_{td}, & td > 1 \end{cases}, \quad td = 1, 2, \cdots, \text{TD} \quad (4-31)$$

$$Z_{td} = \begin{cases} 0, & td = 1, \text{初始化} \\ Z_{td-1}, & td > 1 \text{ 且 } TRAcc_{td-1} < \varepsilon \\ Z_{td-1} + H_{td-1}^{(M)}, & td > 1 \text{ 且 } TRAcc_{td-1} \geqslant \varepsilon \end{cases} \quad (4-32)$$

TD 为基训练单元个数，λ 是一个较小的数，ε 为训练精度阈值，是人为设定的值，$TRAcc_{td}$ 表示第 td 个基训练单元的训练精度。后件参数的表达式如式 4-31 所示，对于第一个基训练单元（$td = 1$），利用最小学习机 LLM 对其进行学习，而其他基训练单元则是在此基础上添加了高斯噪声扰动作为当前基训练单元的后件参数 β_{td}。该高斯噪声是基于前层训练单元训练样本的均值和方差而产生的。

$$\beta_{td} = \begin{cases} RL_{td}^T (RL_{td}RL_{td}^T + \theta R)^{-1} T, & td = 1 \\ RL_{td}^T (RL_{td}RL_{td}^T + \theta R)^{-1} T + \tau \times N(\mu, \sigma^2), & td > 1 \end{cases} \quad (4-33)$$

其中 $N(\mu, \sigma^2)$ 为服从高斯分布的随机数，τ 为扰动幅度，θ 是一个人为设置的很小的数。最后得到第 td 个基训练单元的输出为：

$$Y_{td} = H_{td}\beta_{td} \quad (4-34)$$

式 4-33 利用具有深度的规则层以及部分随机连接机制来增强模型的学习能力，减少模糊规则数以提高模型的可解释性。式 4-30 和式 4-31 根据已训练单元分类精度的高低来迭代式优选已训练单元的决策信息，进而得到当前层的决策表达，这种迭代方法使得后续训练单元的决策信息得以优化。

2. 特征优化的随机建模方法　RDE-T-S 提出一个基于特征优选的随机建模方法来优化训练特征，方法为：①从当前层训练集 X_{td} 随机选择最佳训练特征数的样本；②利用信息增益随机优选输入特征；③随机优选已训练单元无限逼近真实值的样本空间。结合①～③共同形成下一基训练单元的输入 X_{td+1}，保证每一层的输入空间都与原始输入空间有相同的物理解释。

将满足式 4-24 中"$G_j \geqslant$ 阈值 ξ"条件的特征 x_j 设定为较优的训练特征，其数量记为 d_{well}。分别计算模型在训练不同特征数时的正确率和召回率，将两者结果都比较高时的训练特征数作为模型最佳训练特征数，记为 $d_a(d_a \leqslant d)$。

（1）当 $d_a = d$ 时，第 $td + 1$ 个训练单元的训练集 X_{td+1} 为：$X_{td+1} = X_{td}$。

（2）当 $d_a < d$ 时，X_{td+1} 为：

$$X_{td+1} = \left[X^{(1)} ; X^{(2)} \right] \tag{4-35}$$

$$\begin{cases} X^{(1)} = \left[x_i^{(1)} , \cdots , x_{N_{tr}}^{(1)} \right] , i = 1, 2, \cdots , N_{tr} \\ x_i^{(1)} = (x_{ij'}^{(1)} , \cdots , x_{id_a}^{(1)}) , j' = 1, 2, \cdots , d_a \end{cases} \tag{4-36}$$

$$\begin{cases} X^{(2)} = \left[x_i^{(2)} , \cdots , x_{N_{tr}}^{(2)} \right] , i = 1, 2, \cdots , N_{tr} \\ x_i^{(2)} = (x_{ij''}^{(2)} , \cdots , x_{i(d-d_a)}^{(2)}) , j'' = 1, 2, \cdots , (d - d_a) \end{cases} \tag{4-37}$$

其中 $x_{ij'}^{(1)}$ 是指从训练集 X_{td} 中随机选择 d_a 维特征。$x_{ij''}^{(2)}$ 可从集合 $\{\max\{y_{i1}^{(p')}, y_{i2}^{(p')}, \cdots, y_{iC}^{(p')}\}, x_{ij}\}$ 中的两个取值中随机选择，但要满足选择二者的概率之和为 1 的条件且满足 $\exists p' \in \{1, 2, \cdots, (td - 1)\}$，$\forall p \in \{1, 2, \cdots, (td - 1)\}$，有 $\dfrac{\sum\limits_{i=1}^{N_{tr}} \| y_i^{(p')} - t \|^2}{N_{tr}} \leqslant \dfrac{\sum\limits_{i=1}^{N_{tr}} \| y_i^{(p)} - t \|^2}{N_{tr}}$，其中 $y_i^{(p')} = (y_{i1}^{(p')}, y_{i2}^{(p')}, \cdots, y_{iC}^{(p')})$，$y_{ic}^{(p')}$ 表示第 p' 个基训练单元中第 i 个样本的第 c 类的预测输出。

RDE-T-S 直接继承前训练单元输入特征空间信息，而决策信息在经过迭代式优选后保证了前层训练单元较好的预测结果，进而保证了后层训练单元决策信息的准确传递，使得输入特征得以优化。

3. 基于主客观权重组合的集成赋权法　本部分内容主要介绍 RDE-T-S 提出的对基训练单元的预测结果进行集成输出的方法，这是一种基于主客观权重组合的集成赋权法。下面将对该方法进行详细阐述。

设第 td 个基训练单元决策集成权重 ω_{td} 为：

$$\omega_{td} = \frac{\sqrt{S_{td}^2 \cdot O_{td}^2}}{\sum\limits_{td=1}^{TD} \sqrt{S_{td}^2 \cdot O_{td}^2}} \tag{4-38}$$

式 4-38 中 O_{td} 和 S_{td} 分别表示第 td 个基训练单元决策结果的客观和主观权重。O_{td} 对应表达式如式 4-39 所示：

$$O_{td} = \frac{Y_{p'}^T}{\sum\limits_{n=1}^{td} Y_n^T} \tag{4-39}$$

其中 $Y_{p'} = [y_1^{(p')}, y_2^{(p')}, \cdots, y_{N_{tr}}^{(p')}]$，$i = 1, 2, \cdots, N_{tr}$，且满足以下条件：

$$\text{s.t. } \exists p' \in \{1,2,\cdots,(td-1)\},\ \forall p \in \{1,2,\cdots,(td-1)\},\ \frac{\sum_{i=1}^{N_{tr}} \| y_i^{(p')} - t \|^2}{N_{tr}} \leqslant$$

$$\frac{\sum_{i=1}^{N_{tr}} \| y_i^{(p)} - t \|^2}{N_{tr}} \text{。}$$

主观权重 $S_{td} = [s_{i,c}]_{N_{tr} \times C}$ 中 s_{ic} 是 $[0,1]$ 之间的随机数，$c = 1,2,\cdots,C$，C 为类别数。最后模型集成输出表达式为：

$$Y = \sum_{td=1}^{TD} \omega_{td}\, Y_{td} \tag{4-40}$$

该方法旨在充分发挥每一基训练单元的分类效果，提高模型的泛化能力。利用基于主客观权重组合的赋权方法可避免单一赋权导致的片面性。而且相对于单个基训练单元而言，将其集成输出后能使模型获得更好的泛化性能。

(三)总结

RDE-T-S 模型是用于评估鼻咽癌患者急性放射性皮炎严重性等级的另一种方法。该模型设计了一个新颖的基于 T-S 模糊分类器的分类策略，主要包括特征优选机制、双重随机过程以及基于主客观权重组合的集成赋权法。模型利用特征优选机制剔除冗余特征，构建多个规则层并采用部分随机连接的方法来简化模型训练、提高模型学习和表达能力。在计算基训练单元决策结果时，RDE-T-S 模型考虑到前层训练单元决策信息对后层训练单元训练的影响，提出部分优选前层训练单元的决策信息并通过迭代的方式来对后层训练单元的决策结果进行优化。在此基础上提出了基于前层训练单元训练集的均值和方差来求解后件参数的方法。RDE-T-S 模型还提出了一种随机建模方法，通过随机选择前一训练单元训练集中部分特征、特征优选后的部分特征以及已训练模块无限逼近真实值的样本空间来构造当前训练单元的输入集。此方法使得当前训练单元的输入集包含了已训练单元输入特征空间信息，所有基训练单元输入空间能够保持与原始输入空间相同的物理解释，且能够快速打开原始输入空间的流形结构。最后，利用一种基于主客观权重组合的集成赋权法来对所有训练单元的预测输出进行集成优化，以提高模型的泛化能力。

（周　塔　翟　佳）

第四节　医学图像分割算法

图像分割是低级视觉/图像处理和高级视觉之间的桥梁。目的是将所给定的图像划分为一组"对象",在此基础上进一步执行其他高级任务,如目标检测、识别和跟踪。图像分割技术的精确程度、效率性直接影响着后续任务的进行,这一点在医学图像处理中尤为重要。经过几十年的发展,图像分割的方法有很多。比如,阈值法、区域生长、基于图论的方法和基于能量泛函的方法,已经成为当今图像处理领域的重要工具;基于U-Net、FCN、CNN、SegNet等的网络模型都是非常实用的深度学习分割方法。下面,我们将从定义的角度出发,详细讨论上述图像分割方法,探讨该方法所适用的图像类型,并给出适当总结。

一、图像分割的数学定义

基于集合论的思想,图像分割的定义是将一幅图像视为集合 Ω,图像分割就是将集合 Ω 分为 n 个不相交的非空子集 $\Omega_1,\Omega_2,\cdots,\Omega_n$ 的过程。这些子集满足以下条件:① $\Omega_n = \bigcup\limits_{i=1}^{n} \Omega_i$;② Ω_i 是一个连通的区域,其中 $i = 1,2,\cdots,n$;③ $P(\Omega_i) = \text{True}, \forall i = 1,2,\cdots,n$;④ $P(\Omega_i \cup \Omega_j) = \text{False}, \forall i \neq j$;⑤ $\Omega_i \cap \Omega_j = \varnothing, \forall i \neq j$ 。

其中,条件①和②指出,每个子区域互不相交,整个图像区域应为所有子区域之和,即图像分割结果是完全的。条件③中的 $P(\Omega_i)$ 表示定义在集合 Ω_i 的点的逻辑属性,即属于 Ω_i 中的所有像素具有相同的灰度级或者特征属性。条件⑤指出,两个互不相交的区域 Ω_i 和 Ω_j 在属性 P 的意义是必须不同的。

二、医学图像分割方法

(一)传统的图像分割方法

1.阈值分割方法　阈值分割法的基本原理是:由于图像各区域灰度分布具有差异性,根据图像分割的要求设定不同特征的阈值,提取图像中的目标,实现感兴趣区域的划分。阈值分割方法有单阈值处理和多阈值处理。其中,阈值分割的关键就是最佳阈值的选取,阈值选取的方法有最大类间方差法(OTSU)、最小误差阈值法、最大熵阈值法和迭代阈值分割法等。接下来我们对这些方法的思想进行讨论。

(1)最大类间方差法:最大类间方差法是基于图像的灰度直方图找到一个阈值,将图像分成目标和背景,使得两个类别内部的像素方差尽可能小,类别之间的像素方差尽可能大。换句话说,使得每个类别内部的像素相似度最高,而各个类别之间的像素相似度最低。接下来,我们将继续讨论最大类间方差法的分割阈值是如何计算的。

假设大小为 $M \times N$ 图像的像素分为 l 个灰度级 $\{0,1,2,\cdots,l-1\}$, n_i 为灰度级为 $i(0 \leqslant i \leqslant l-1)$ 的像素个数,函数 $f(x,y)$ 表示坐标 (x,y) 处的像素灰度值大小。则像素总数可以用以下公式计算:

$$MN = n_0 + n_1 + \cdots + n_{l-1} \tag{4-41}$$

其中,不同的灰度级的概率表示为:

$$p_i = \frac{n_i}{MN} \tag{4-42}$$

另外,概率满足 $\Sigma_{i=1}^{l-1} p_i = 1$ 且 $p_i \geqslant 0$。

假设目标阈值为 k,将所有像素分为灰度值为 $[0,k]$ 的背景区域 R_1,灰度值为 $[k,l-1]$ 的目标区域 R_2。那么背景区域和目标区域的概率值可以计算为:

$$p_1(k) = \sum_{i=1}^{k} p_i \tag{4-43}$$

$$p_2(k) = \sum_{i=k+1}^{l-1} p_i = 1 - p_1(k) \tag{4-44}$$

根据数学期望的定义和计算方法,背景区域 R_1 和目标区域 R_2 像素的灰度平均值为:

$$\mu_1(k) = \sum_{i=1}^{k} i \cdot p_i(i \mid R_1) = \frac{1}{p_1(k)} \sum_{i=1}^{k} i \cdot p_i \tag{4-45}$$

$$\mu_2(k) = \sum_{i=k+1}^{l-1} i \cdot p_i(i \mid R_2) = \frac{1}{p_2(k)} \sum_{i=k+1}^{l-1} i \cdot p_i \tag{4-46}$$

假设 μ 表示图像的平均灰度值, θ^2 表示类间平方差,可有以下表达式用于计算类间平方差:

$$\theta^2 = p_1(k)\left[\mu_1(k) - \mu\right]^2 + p_2(k)\left[\mu_2(k) - \mu\right]^2$$
$$= p_1(k)p_2(k)\left[\mu_1(k) - \mu_2(k)\right]^2 \tag{4-47}$$

由此,根据最大类间方差定义,得:

$$\theta^2(T) = \max_{0 \le k \le l-1} \theta(k) \tag{4-48}$$

其中，T 即为目标阈值，然后按照阈值进行分割，得式子：

$$f(x,y) = \begin{cases} 1, & f(x,y) > T \\ 0, & f(x,y) \le T \end{cases} \tag{4-49}$$

最大类间方差法算法简单，不受图像亮度和对比度的影响，为阈值分割方法中阈值选取的最佳方法。当类间方差 θ^2 最大时，目标和背景灰度差异最大，此时的灰度 k 为最佳阈值。但是，类间方差法存在一些不足，该方法对噪声比较敏感，噪声可以影响计算的阈值，导致不良的分割结果。另外，它仅适应于双峰分布的图像，当目标与背景存在灰度不均匀的情况时（例如受光照不均、反光或背景复杂等因素影响），图像的灰度不是双峰或峰之间重叠时，该方法效果不好。此外，该方法没有考虑图像的空间信息。

（2）最小误差阈值法：最小误差阈值法主要是利用目标和背景像素的概率分布密度来实现的，其中概率分布密度函数符合高斯分布，针对所要分割的目标和背景区域的对应均值与方差值进行计算，并根据最小误差思想得到最小误差目标函数，最后计算目标函数最小时的取值并将其作为最佳阈值，根据阈值将图像分割为二值图像。首先假设理想的灰度分布模型是混合正态分布：

$$p(i) = \sum_{j=0}^{1} P_j \cdot p(i \mid j) \tag{4-50}$$

其中，P_0 表示背景 R_1 分布的先验概率，P_1 表示目标 R_2 分布的先验概率，且 R_1 和 R_2 的各自分布密度函数 $p(i \mid j)$ 均服从均值为 μ_j，方差为 σ_j 的正态分布：

$$p(i \mid j) = \frac{1}{\sqrt{2\pi}\,\sigma_j} \exp\left(-\frac{(i - \mu_j)^2}{2\sigma_j^2} \right) \tag{4-51}$$

假设 t 为背景 R_1 和目标 R_2 的分割阈值，则背景 R_1 和目标 R_2 各自分布的均值分别为：

$$\mu_0(t) = \frac{\mu(t)}{p_0(t)}, \quad \mu_1(t) = \frac{\mu_T - \mu(t)}{p_1(t)} \tag{4-52}$$

其中，$\mu(t) = \sum_{i=0}^{t} i \cdot p_i$，$\mu_T = \sum_{i=0}^{l-1} i \cdot p_i$。

背景 R_1 和目标 R_2 各自分布的方差分别为：

$$\sigma_0^2(t) = \sum_{i=0}^{t} i^2 \cdot p_i - \left[\mu_0(t)\right]^2, \quad \sigma_1^2(t) = \sum_{i=t+1}^{l-1} i^2 \cdot p_i - \left[\mu_1(t)\right]^2$$

$$\tag{4-53}$$

基于最小分类误差思想,我们得到以下最小误差目标函数:

$$J(t) = p_0(t)\ln \frac{\sigma_0^2}{[\,p_0(t)\,]^2} + p_1(t)\ln \frac{\sigma_1^2}{[\,p_1(t)\,]^2} \qquad (4-54)$$

最佳的阈值 t^* 通过以下式子获得

$$t^* = \arg\{\min_{0 \leqslant t \leqslant l-1} J(t)\} \qquad (4-55)$$

该算法能够很好地适应医学图像的灰度分布特点,取得有效的目标区域分割效果。

(3)最大熵阈值法:此方法求阈值时与最大熵分割相结合,使分割时能够将图像最大化分割的同时保留更多信息。最大熵是求取最佳阈值使目标和背景两个部分熵之和最大。首先了解一下熵的定义:

$$H(I) = -\sum_{f(x,y)\in I} p(f(x,y))\log_b p(f(x,y)) \qquad (4-56)$$

其中, $f(x,y)$ 表示图像 I 位置 (x,y) 的像素灰度值。这里 log 的底数通常取2,像素分为 $l-1$ 个灰度级 $\{0,1,2,\cdots,l-1\}$,不同的灰度级的概率表示为 $p_0,p_2,\cdots,p_{l-1}$,将图像灰度级从 s 处划分所有的像素,将整个图像域划分为 A 和 B 两类,在 A 类中不同的灰度级像素的概率分布为: $\frac{p_0}{P_A},\frac{p_1}{P_A},\cdots,\frac{p_s}{P_A}$,其中 $P_A = \sum_{i=0}^{s} p_i$,在 B 类中不同的灰度级像素的概率分布为 $\frac{p_{s+1}}{P_B},\frac{p_{s+2}}{P_B},\cdots,$ $\frac{p_{l-1}}{P_B}$,其中 $P_B = 1 - P_A$ 。关于 A 和 B 两类的信息熵计算公式如下:

$$H(A) = -\sum_{i=0}^{s} \frac{p_i}{P_A}\ln \frac{p_i}{P_A} \qquad (4-57)$$

$$H(B) = -\sum_{i=s+1}^{l-1} \frac{p_i}{P_B}\ln \frac{p_i}{P_B} \qquad (4-58)$$

那么 A 和 B 两类的信息熵之和表示为:

$$\varphi(s) = H(A) + H(B) = -\sum_{i=0}^{s} \frac{p_i}{P_A}\ln \frac{p_i}{P_A} - \sum_{i=s+1}^{l-1} \frac{p_i}{P_B}\ln \frac{p_i}{P_B} \qquad (4-59)$$

通过遍历所有的灰度值 s ,寻找使得 $\varphi(s)$ 最大的灰度值 s ,即通过最大熵法所求解的阈值。

(4)迭代阈值分割法:迭代阈值分割法又称为全局阈值处理。其思想为:先按照一定的原则,通过迭代不断改变这一估计值,直到满足迭代要求。首先通过图像的灰度直方图,找到图像灰度的最大值 $Z_{\max}$ 和最小值 $Z_{\min}$,令初始阈值为最大值与最小值的均值：

$$T_0 = \frac{Z_{\max} + Z_{\min}}{2} \tag{4-60}$$

根据阈值 T_k 将图像分割为前景和背景，计算小于 T_0 所有灰度均值和大于的所有灰度均值，求出新的阈值：

$$T_{k+1} = \frac{Z_0 + Z_b}{2} \tag{4-61}$$

若迭代至 $T_k = T_{k+1}$，即为所求得得阈值，否则继续迭代计算，直到满足迭代要求。

阈值分割具有计算简单、运算效率较高、速度快，不需要先验知识的优点，所以在简单的图像处理过程中仍然被广泛地使用。但是该方法仅考虑图像的灰度信息，忽略了图像的空间信息，对噪声也相当敏感。所以，在实际应用中，总是将其与其他方法结合起来使用。

2. k 均值聚类 k 均值聚类是一种常见的机器学习算法。k 均值聚类的算法步骤如下：选择 k 个随机的质心，每个质心表示一个簇的中心点。对于每个像素点，计算它与 k 个质心之间的距离。将每个像素点分配到距离它最近的质心所在的簇中。对于每个簇，重新计算它们的质心。重复上述步骤，直到所有质心不再发生变化(即簇中心不再移动)或达到一定的迭代次数。

假设给定的样本为 X，包含了 n 个对象 $X = \{x_1, x_2, \cdots, x_n\}$，$k$ 均值聚类算法的目标就是将 n 个对象根据对象间的相似属性聚集到指定的 k 个类簇中，每个对象具有 m 个属性。首先需要初始化 k 个聚类中心 $\{c_1, c_2, \cdots, c_k\}$，$1 \leqslant k \leqslant n$，然后计算每一个对象到每一个聚类中心的欧氏距离，如下式所示

$$\mathrm{dis}(x_i, c_j) = \sqrt{\sum_{t=1}^{m} (x_{it} - c_{jt})^2} \tag{4-62}$$

其中，x_{it} 表示第 i 个对象的第 t 个属性，c_{jt} 表示第 j 个类簇中心点的第 t 个属性。聚类中的相似性，在数学中通常用距离来表示，距离越小表示相似度越高，反之，则相似度低。除了欧式距离，还有切比雪夫距离、闵可夫斯基距离和马氏距离等来定义相似性。依次比较每一个目标像素到每一个聚类中心的距离，将目标像素分配到距离最近聚类中心的类簇中。在图像处理应用中，聚类在不同形状、大小和稠密度的数据上是不同的。假如数据中存在的噪声，会使得分类的困难更大。G-means 算法假设每一个簇都服从高斯分布，是 k 均值算法的另一种扩展算法，它采用了统计假设方法。

3.边缘检测方法 边缘检测方法主要检测图像特性发生变化的位置,主要指目标和背景区域之间的灰度差异性和不连续性,将数字图像划分为多个区域或像素集的过程。对于灰度图像,灰度或结构等信息的突变处称之为边缘;对于彩色图像,颜色突变的位置称为边缘。然而在实际图像处理中,图像的灰度值变化并不会有如此明显的阶跃。

首先,假设一幅图像为$f(x,y)$,结合微分的思想,通过计算x和y两个方向的偏微分,得到与(x,y)相邻像素点在水平与垂直方向的梯度,具体表达式为

$$\frac{\partial f(x,y)}{\partial x} = \frac{f(x+\Delta x,y) - f(x,y)}{\Delta x} \tag{4-63}$$

$$\frac{\partial f(x,y)}{\partial y} = \frac{f(x,y+\Delta y) - f(x,y)}{\Delta y} \tag{4-64}$$

通常情况下,Δx和Δy取值为1,则像素点的梯度就是相邻两像素的差,依次计算每个像素点的梯度,得到所有像素组成的梯度矩阵。

$$\frac{\partial f(x,y)}{\partial x} = f(x+1,y) - f(x,y) \tag{4-65}$$

$$\frac{\partial f(x,y)}{\partial y} = f(x,y+1) - f(x,y) \tag{4-66}$$

对x方向和y方向的一阶差分算子可以用水平梯度算子和竖直梯度算子对其进行卷积滤波。

图4-1展示的是水平和垂直方向的梯度算子,梯度算子是一阶微分导数算子。通过人工设定阈值的方法,保留梯度矩阵中大于阈值的梯度,即为图像的边缘。但是由于图像中经常含有噪声,因此导致该方法具有不稳定的特性。

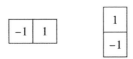

图4-1 水平梯度算子(左)与竖直梯度算子(右)

常用的边缘检测算子有 Robert 算子、Sobel 算子和 Prewitt 算子、这些都是一阶边缘检测算子;还有二阶边缘检测算子,如 Laplacian 算子、Canny 算子、LOG 算子和 DOG 算子。实际上,边缘检测方法可以理解为寻找具有阶跃变化像素点。对于具有阶跃变化的像素点(边缘点),其一阶微分最大或

二阶微分为0。接下来,详细了解一下具体每个算子的含义。

(1) Robert 算子:Robert 算子为 2 个 2×2 的方形交叉算子,用于检测图像中的水平和垂直边缘,将对角线上相邻的两像素之差近似梯度幅值检测边缘。Robert 算子具有简单快速、易于实现的优点,其卷积核非常小,计算开销也相对较小。这两个卷积核如下。

Roberts 交叉算子(图 4-2)对边缘定位较准,更容易检测垂直方向边缘。但是由于没有描述水平和竖直方向的灰度变化,只关注了对角线方向,容易造成边缘检测的遗漏。所以 Robert 算子的边缘检测效果并不理想,且容易受到噪声的干扰,适用于噪声小且边缘明显的图像。该方法设计的卷积核为后来新的算子奠定了基础。

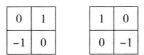

图 4-2 Roberts 交叉算子

(2) Prewitt 算子:Prewitt 算子是典型的 4 个 3×3 的算子,首次引入多方向梯度,可以检测到水平、垂直以及对角线方向具有阶跃变化的像素点,它的计算速度快、对噪声的干扰较小、并且能够检测出不同方向的边缘,适合分割灰度渐变、噪声较多的图像。Prewitt 算子的卷积核如图 4-3 所示。

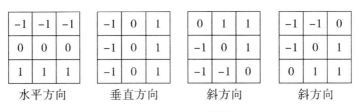

图 4-3 Prewitt 算子

(3) Sobel 算子:Sobel 算子是一种基于灰度差分的边缘检测算子,它可以检测出图像中的水平和垂直方向的边缘。Sobel 算子考虑了权重因素,所以它的边缘检测效果要比 Prewitt 算子好,能够获得更为准确和清晰的图像边缘。Sobel 算子包括两个卷积核,一个用于检测水平方向的边缘,一个用于检测垂直方向的边缘。如图 4-4 所示。

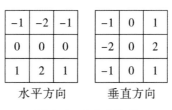

图 4-4　Sobel 算子

Sobel 算子的卷积核更为复杂,但它对图像的边缘有更好的响应和检测效果,能够检测到比较细的边缘,由于 Sobel 算子结合了高斯平滑和微分求导,所以对于图像中的噪声干扰也有一定的鲁棒性。Kirsch 算子类似 Sobel 算子,不同的是其卷积核有 8 个,分别对应 8 个方向的边缘检测,通过计算每个像素点与模板的卷积来检测出不同方向的边缘。Kirsch 算子的优点在于它能够检测出多方向的边缘,并且对于图像中的噪声干扰也有一定的抗干扰性。但是,Kirsch 算子也有一些缺点,比如运算量较大,计算时间较长,而且对于细节的边缘检测效果不如其他算子好。

(4)Laplacian 算子:Laplacian 算子利用二阶梯度提取灰度变化点,能够检测出图像的细节特征和纹理信息。它具有各向同性,即与坐标轴方向无关,坐标轴旋转后梯度结果不变。邻域系统是 4 和 8 邻域,Laplacian 算子的表示如图 4-5。

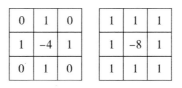

图 4-5　Laplacian 算子(领域系统是 4 和 8 邻域)

Laplacian 算子对噪声比较敏感,所以图像一般先经过平滑处理,因为平滑处理也是用模板进行的,所以,通常的分割算法都是把 Laplacian 算子和平滑算子结合起来生成一个新的算子。

(5)Canny 算子:Canny 算子是一种多级边缘检测算法,目的是寻求一个最优的边缘检测算法,具有良好的检测率,能够精准定位和具有最小响应。但是 Canny 算子将可能是边缘的像素点全部标识为边缘,所以噪声可能被识别为边缘。Canny 算子是在满足一定约束条件下推导出来的边缘检测最优化算子,其具体实施步骤如下。

1)去噪声,主要是应用高斯滤波来平滑图像。另外,均值滤波、中值滤波均可去除噪声;例如,高斯滤波的核大小为5×5,公式如下:

$$\frac{1}{273} \times \begin{bmatrix} 1 & 4 & 7 & 4 & 1 \\ 4 & 16 & 26 & 16 & 4 \\ 7 & 26 & 41 & 26 & 7 \\ 4 & 16 & 26 & 16 & 4 \\ 1 & 4 & 7 & 4 & 1 \end{bmatrix} \tag{4-67}$$

2)通过一阶导数计算梯度幅度值和方向。可以利用 Sobel 算子进行计算,将卷积模板分别作用 x 和 y 方向,再计算梯度幅值和方向。

3)边缘细化非极大值抑制。应用非最大抑制技术来过滤掉非边缘像素,将模糊的边界变得清晰。该过程保留了每个像素点上梯度强度的极大值,过滤掉其他的值。通过该方法,将每个像素点的梯度幅度值与该点在每个梯度方向上的幅值进行比较。如果不是最大值,则抑制,即置为 0,该灰度值属于非边缘点。如果它是最大值,它将被保留为边缘点,以获得细化的边缘。

4)采用双阈值确定潜在的边缘。先预设好阈值上界和下界,再对图像中每个像素点进行判断,大于高阈值的像素点保留,小于低阈值的像素点舍弃,位于中间的则看它与高阈值点间的联系程度,与边界相联系,则视为边缘点,无联系则舍弃。

此方法受噪声影响较小,图像处理后边缘连续性好,但是容易产生伪边缘信息,或者忽略掉部分有用边缘信息。

4.基于图论的方法　基于图论的方法由于同时利用了图像的区域信息和边界信息,在图像分割领域受到了极大的关注。其思想是,将待分割图像用一个带权无向图表示,将像素视为节点,节点相连的边的权重视为不同像素间的相似性度量,例如,图像的灰度、颜色、纹理等。将图像分割问题转化为图的定点划分问题,利用最小割准则得到图像的最佳分割。其中图切割(GraphCut)、GrabCut 等都是经典的基于图论的方法。

(1)图切割:此类方法把图像分割问题与图的最小割问题相关联。Boykov 等人首次提出了图像分割中的图切割方法,运用最大流/最小割方法对图像进行分割。最大流方法分为离散和连续两种。连续的方法具有度量误差小,可以并行实现等优点。另外,基于图论的图像分割有很多优势,第一,将图像用图表示可以有效地避免图像因离散化过程造成的误差,从而有效地提高分割质量和效果;第二,在分割的同时兼顾了图像的局部信息和全局信息。图论中可通过图切割的方式计算两个不同子集的不相似程度,也就是根据相关准则移去(除去)某些边,将图划分成两个不相交的子集 V 和子集 E。图切割定义所示如下:

$$\text{cut}\ (V,E) = \sum_{u \in V, v \in E} w(u,v) \tag{4-68}$$

其中,u 和 v 分别表示子集 V 和子集 E 的顶点。$w(u,v)$ 表示点 u 到点 v 的权重。

针对图像分割问题,1983 年,Strang 最先在连续区域中研究最大流–最小割问题。后来,Yuan 等人提出了一种连续框架下的最大流和最小割模型,该方法具有收敛速度快,分割精度高等优势。模型如下式:

$$\max_{p_s,p_t,p} \int_\Omega p_s(x) \,\mathrm{d}x$$
$$\text{s.t.}\ \mid p(x) \mid\ \leqslant C(x), p_s(x) \leqslant C_s(x), p_t(x) \leqslant C_t(x) \tag{4-69}$$
$$\text{div}p(x) - p_s(x) + p_t(x) = 0,\ \forall x \in \Omega$$

其中,$p(x)$、$p_s(x)$、$p_t(x)$ 分别是空间流、源流和汇流,三者对应的最大容量分别为 $C(x)$、$C_s(x)$、$C_t(x)$,$\text{div}p(x)$ 是经过 x 的总流入的空间流。此基础上,Yuan 等人进一步提出了有监督的连续最大流–最小割模型,即预先在图像的某些区域标记为前景或背景。

(2)GrabCut:Rother 等人在图切割算法上提出了 GrabCut 分割算法,该方法是对图切割的改进版,是迭代的图切割。GrabCut 允许不完全的标注,只需要在目标外面画一个框,将目标框住,那么在方框外的像素全部当成背景,它就可以实现良好的分割效果。而且增加了额外的用户交互(由用户指定一些像素属于目标),对实现的效果进行优化,以得到更好的分割效果。图切割和 GrabCut 的不同点如下。

1)图切割利用灰度直方图处理灰度图像,而 GrabCut 采用高斯混合模型(GMM)取代直方图来描述颜色信息的概率分布,从而该方法可以应用到彩色图像分割任务中。

2)图切割的分割结果是一次获得的,而 GrabCut 为一个不断进行分割估计和模型参数学习的交互迭代过程。

3)图切割需要用户指定目标和背景的一些种子点,但是 GrabCut 只需要提供背景区域的种子点就可以了,即只需要框选目标,这时候就可以对 GMM 进行建模和完成良好的分割了。

5.基于区域的方法　基于区域的方法可利用对象与背景灰度分布的相似性,直接寻找图像的分割区域。

(1)区域生长法:是一种基于像素相似性和邻域关系的图像分割方法。它从一或多个种子点开始,逐渐生长出与种子点相邻的像素或区域,直到满足一定的生长终止条件,并将生长出来的像素或区域作为一个整体分割出来。区域生长法的主要流程如下:选择一个或多个种子点作为起点,将它们加入一个种子点列表。选定一个生长准则和一个生长终止条件。生长准则可以是像素灰度值相似性、颜色相似性等,生长终止条件可以是像素灰度值或颜色的变化较大,达到一定像素数量时等。从种子点列表中选出一个种子点,以它为中心,考虑其周围邻域的像素,将符合生长准则的邻域像素加入该区域。将新加入的邻域像素作为新的种子点,并将它们从种子点列表中删除。重复前两个步骤,直到种子点列表为空或者生长终止条件被满足。区域生长法的优点是可以快速且自动地分割出相似的像素或区域,生成较为连续的边界。然而,由于种子点的选择和生长准则的不同,可能会导致分割结果的不同,同时参数的选择也会影响分割效果,需要人工干预或使用自适应参数来优化分割结果。

(2)区域分裂合并:是区域生长的逆过程,也是一种基于图像分割的方法,目的是将一张图像分割成多个区域(或称为分割子图)。该方法通过迭代分裂和合并过程得到最终的分割结果。

区域分裂合并的一般步骤如下:将图像初始化为一个区域,即整幅图像作为一个区域。利用一定的区域分割准则,如颜色相似度、纹理相似度、形状相似度等,将这个区域分裂成若干个子区域。对于每个分裂出的子区域重复上述步骤直到不能再继续分割为止。这样就可以获得多个小区域。将相邻且相似的小区域合并成较大的区域。合并的准则可以与分割的准则一样,如颜色相似度等。对合并后得到的区域和分割前的区域进行比较,如果改进了分割结果,保持合并的区域,并标记这些区域已经被处理过,否则放弃这些区域。除去已经合并的区域,对剩余的区域重新分裂,重复之前的步骤,直到不能再分裂或合并为止。最终得到的区域即为最终的分割结果。区域分裂合并的优点是可以克服区域生长容易陷入局部最优的问题,并且能够处理图像中不规则、多视角、非闭合等形状的目标。缺点是算法时间复杂度较高,运行时间较慢。

(3)四叉树分解法:是一种典型的区域分裂合并法,图4-6展示了四叉树分解法的思想。首先把原始图像视为原始子块,如果当前原始子块为整体子块(像素值相同),则存储该整体子块的像素值;否则将方形的原始图像分成4个相同大小的方块,判断每个方块是否满足一致性标准;如果满足就不再继续分解,如果不满足就再细分成4个方块,并对细分得到的方块应用一致性检验。

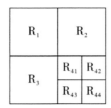

图4-6　四叉树分解法的思想

6.分水岭算法　分水岭算法是一种常见的图像分割方法。它是一种基于拓扑学的方法,将图像看作一个地形图,像素的灰度值则对应该地形图的高度数值。通过找到所有局部最高点(所谓分水岭)及其相邻区域之间的分界线,将图像划分为不同的区域,如图4-7所示。

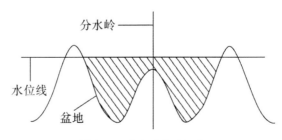

图4-7　分水岭算法示意

实现分水岭算法常用两种方式,即基于灰度图像和基于标记图像。基于灰度图像的分水岭分割方法将图像看做是一张地形图,图像上的每一个像素都对应地形图中某个高度值。算法从图像的最小值处开始,根据像素之间的连接方式,逐渐向最大值处扩展。在这个过程中,相邻区域的区分是自动完成的,直到所有像素都被覆盖。基于标记图像的分水岭分割,该方法则需要先将图像进行预处理操作,生成一个标记图像。标记图像中每个像素都被指定了某种标记、标识或者类别,这些标记将图像中像素分成不同的区域。接下来,在标记图像上寻找分水岭并对其进行一定的后处理,就可以得到最终的分割结果。这种方法可以更好地控制分割效果,但需要预先定义标记和做一些复杂的后处理。

分水岭算法对弱边缘具有良好的效应,图像中的噪声、物体表面细微的灰度变化都有可能产生过度分割的现象,但是这也同时能够保证得到封闭连续边缘。同时,分水岭算法得到的封闭的集水盆也为分析图像的区域特征提供了可能。

7.基于能量泛函的分割方法　基于能量泛函的分割方法包含活动轮廓模型以及在其基础上发展出来的算法,水平集方法是一种常见的基于活动轮廓模型的图像分割方法,其应用非常广泛。活动轮廓模型大致可以分为参数活动轮廓模型和几何活动轮廓模型。其中,几何活动轮廓模型又分为基于边缘的活动轮廓模型、基于区域的活动轮廓模型和混合模型。这类方法的基本思想是使用连续曲线来表达目标边缘,并定义一个能量泛函使得其自变量包括边缘曲线,因此分割过程就转变为求解能量泛函的最小值的过程,一般可通过求解函数对应的欧拉方程来实现,能量达到最小时的曲线位置就是目标的轮廓所在。

(1)Mumford-Shah 模型:1989 年,Mumford 和 Shah 等人首先提出了基于区域的活动轮廓模型,称为 Mumford-Shah 模型(简称 MS 模型)。MS 模型的主要思想是对于给定的图像 $I(x)$,通过能量极小化方法找到最优的分段平滑逼近 $I_0(x)$ 和最小的边界 C,使得所分割的区域为分段平滑的,而仅在边界 C 处存在间断。综上,MS 模型可以用以下最小化能量泛函表示:

$$E(u,C) = \int_{\Omega} \mid I(x) - I_0(x) \mid^2 dx + \alpha \int_{\Omega \backslash C} \mid \nabla I(x) \mid^2 dx + \beta \int_C d\sigma$$

$$(4-70)$$

其中,α 和 β 是非负常数,第一项是数据拟合项,第二项是光滑项。$\int_C d\sigma$ 是长度项,表示边界 C 的长度。

(2)Chan-Vese 模型:我们首先考虑区域和轮廓的水平集表达的思想,请参考图 4-8。由解析几何的知识,二元函数可以表示二维平面的一条封闭曲线,即 $C = \{(x,y) \mid \varphi(x,y) = c\}$。在轮廓线内的像素灰度值 $\varphi(x,y) < 0$,在轮廓线上 $\varphi(x,y) = 0$,在轮廓线内 $\varphi(x,y) > 0$。

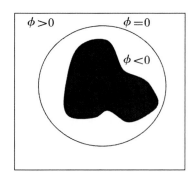

图 4-8　区域和轮廓的水平集表示

Chan-Vese 模型(简称 CV 模型)是属于单项水平集的二相图像分割模型,给定的图像 $I(x)$,通过能量极小化方法找到最优的分段常数 c_1 和 c_2 逼近目标和背景区域的像素均值,c_1 和 c_2 为分割区域内部和外部近似均值。只有当轮廓线在目标边界上时,全局拟合能量才最小。CV 模型函数模型表示如下:

$$E(C,c_1,c_2) = \lambda_1 \int_{\text{inside}(C)} | I(x) - c_1 |^2 dx +$$
$$\lambda_1 \int_{\text{outside}(C)} | I(x) - c_2 |^2 dx + v | C | \tag{4-71}$$

其中,λ_1,λ_2 和 v 分别表示数据拟合项和长度项的权重。为了方便数值求解,令 $\varphi(x,y)$ 表示水平集能量函数,当 (x,y) 在轮廓位置的像素点时 $\varphi(x,y) = 0$,在目标区域外大于 0,反之则小于 0。具体表达式如下:

$$\begin{cases} c = \{(x,y) \mid \varphi(x,y) = 0\} \\ \text{inside}(c) = \{(x,y) \mid \varphi(x,y) > 0\} \\ \text{outside}(c) = \{(x,y) \mid \varphi(x,y) < 0\} \end{cases} \tag{4-72}$$

因此,CV 模型可重新写为以下式子:

$$E(C,c_1,c_2) = \lambda_1 \int_{\Omega} H(\varphi) | I(x) - c_1 |^2 dx + \lambda_2 \int_{\Omega} (1 - H(\varphi)) | I(x) -$$
$$c_2 |^2 dx + v \int_{\Omega} | \nabla H(\varphi) | dx \tag{4-73}$$

其中,H 是 Heaviside 函数,表达式为:

$$H(z) = \begin{cases} 1, \text{if } z \geq 0 \\ 0, \text{ if } z < 0 \end{cases}, \delta_0(z) = \frac{d}{dz} H(z) \tag{4-74}$$

$\delta_0(z)$ 为 Dirac 函数,其表达式为:

$$\delta_0(x) = \begin{cases} +\infty, & x = 0 \\ 0, & x \neq 0 \end{cases} \qquad (4-75)$$

并且 $\int_{-\infty}^{+\infty} \delta_0(x) \mathrm{d}x = 1$。

CV 模型适用于图像灰度分布具有分段常数的特征,不适合灰度不均匀图像。另外,假如有多个目标、多相边界、复杂的拓扑结构时,利用单项水平集模型通常不能够取得令人满意的分割结果。2002 年 Chan 和 Vese 就先前提出的无边缘活动轮廓模型进行了推广,提出了 CV 多相水平集图像分割模型。该模型采用 n 个水平集函数将图像划分为 2^n 个区域,可以很自然地避免多个水平集之间的重叠与漏分,并且得到的能量函数具有对称的形式。

接下来,我们深入解释一下上面所提及的水平集方法,1988 年,Osher 等人在研究流体力学问题观察火苗外形变化过程时,创造性地提出了水平集方法。它是一种用于界面追踪和形状建模的数值技术。水平集方法的优点是可以在笛卡尔网格上对演化中的曲线曲面进行数值计算而不必对曲线曲面参数化(这是所谓的欧拉法)。水平集方法可以追踪物体的拓扑结构改变,比如初始的边界本是一条封闭的曲线,在算法结束时可能变成好几条曲线。

由于该方法的明显优势,使其很快的应用到了各个学科领域。Caselles 等研究者最先在图像处理问题中引入水平集方法,促进了计算机视觉图像处理领域的发展。水平集方法的基本思想为将演化曲线表示为更高一维函数的零水平集,并利用图像特性和演化曲线构建能量泛函。在图像分割问题中,主要通过最小化能量泛函,将曲线的运动转换为水平集函数的演化问题。如图 4-9 所示,左图表示右图的零水平集函数,右图是水平集函数在特定自变量取值下的函数值集合。

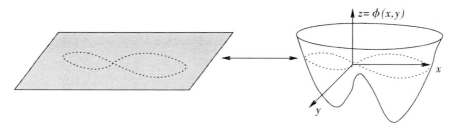

图 4-9　水平集的思想

水平集算法的本质是用高一维的曲面的零等高线作为目标边界去分割低一维的目标,我们引入下列函数式子。

$$\begin{cases} \dfrac{\partial c}{\partial t} = FN \\ c(0,q) = c_0 q \end{cases} \tag{4-76}$$

其中,$c(t,q)$ 表示二维曲线函数,t 表示时间,$c(0,q)$ 是 $t=0$ 时刻的二维曲线,q 为任意参数,$\dfrac{\partial c}{\partial t}$ 表示曲线 c 沿着法线方向 N 以速度 F 运动。由于一条闭合的曲线可以看作高一维的曲面的零等高线。因此,假设存在三维曲面 $u:R^+ \times R^2 \to R$ 使得:

$$u(t,c(t,q)) = 0 \ \ \forall q, \ \forall t \geqslant 0 \tag{4-77}$$

如果 u 具有足够的正则项,关于 t 求导得:

$$\frac{\partial u}{\partial t} + \left\langle \nabla u, \frac{\partial c}{\partial t} \right\rangle = 0 \tag{4-78}$$

通过替换曲线运动速度得表达式,得到:

$$\frac{\partial u}{\partial t} + \left\langle \nabla u, FN \right\rangle = 0 \tag{4-79}$$

向曲线内部得单位法向量表达式为 $N = -\dfrac{\nabla u}{|\nabla u|}$,因此上述式子可以变换为:

$$\frac{\partial u}{\partial t}(t,c(t,q)) = F \,|\, \nabla u(t,c(t,q)) \,| \tag{4-80}$$

又因为 u 可以被视为整个 $R^+ \times \Omega$ 域上,因此,我们可以转化为求解以下 PDE 方程:

$$\frac{\partial u}{\partial t}(t,x) = F \,|\, \nabla u(t,x) \,| \tag{4-81}$$

其中 $t \geqslant 0, x \in \Omega$,一旦 u 确定后,便可确定零水平集函数 x。在求解上述 PDE 方程时,需要先添加两个前提条件。

1)边界条件:在边界上法线方向的倒数消失,即 $\dfrac{\partial u}{\partial N} = 0$。

2)在 $t = 0$ 时的初始条件:

$$u(0,x) = \bar{d}(x,c_0) = \begin{cases} + d(x,c_0) & \text{if } x \text{ is outside } c_0 \\ - d(x,c_0) & \text{if } x \text{ is inside } c_0 \end{cases} \tag{4-82}$$

其中 $d(x,c_0)$ 是点 x 到点 c_0 的欧几里得距离。

因此,最终的模型表达式为:

$$
\begin{cases}
\dfrac{\partial u}{\partial t}(t,x) = F \mid \nabla u(t,x) \mid \text{for } (t,x) \in \,]0, +\infty[\times \Omega \\
u(0,x) = \bar{d}(x,c_0) \\
\dfrac{\partial u}{\partial N} = 0 \text{ for } (t,x) \in \,]0, +\infty[\times \partial\Omega
\end{cases}
\tag{4-83}
$$

上述等式称为 Hamilton-Jacobi 方程。水平集方法在众多研究领域都有广泛的应用,也是活动轮廓模型处理拓扑变换的关键。曲面运动的信息和运动曲面本身都体现在水平集函数中;在演化过程中水平集函数始终保持完整,更容易进行数值计算,水平集方法将 n 维空间的演化问题转化到 $n+1$ 维空间上,为二维和三维空间目标分割提供了严谨、统一的理论支撑。

水平集函数在演化时会因为数值算法和图像的突变点等因素的影响,梯度模型逐渐偏离正常范围,导致计算过程不稳定,最后得出错误的结果。因此,水平集函数在演化时需要不断初始化,这个过程无疑将增加大量的计算成本,也影响算法的应用效率。

(3)局部二值拟合模型:Li 等人引入高斯卷积核函数来提取图像的局部特征,从而提出了局部二值拟合模型(LBF 模型),该模型能够有效分割灰度不均匀的图像。模型的具体表达式如下:

$$
E(\varphi, f_1, f_2) = \sum_{i=1}^{2} \lambda_i \int_{\Omega} \left(\int_{\Omega} K_\sigma(x-y) \mid I(y) - f_1(x) \mid^2 M_i(\varphi(y)) \mathrm{d}y \right) \mathrm{d}x +
$$

$$
\mu \int_{\Omega} \frac{1}{2} (\mid \nabla\varphi \mid - 1)^2 \mathrm{d}x + v \int_{\Omega} \mid \nabla H(\varphi(x)) \mid \mathrm{d}x
\tag{4-84}
$$

其中 λ_i、μ 和 v 表示权重参数,$K_\sigma(x-y)$ 表示高斯核函数,定义如下:

$$
K_\sigma(x-y) = \begin{cases}
\dfrac{1}{2\pi\sigma^2} e^{\frac{-\|x-y\|^2}{2\sigma^2}}, & \mid x-y \mid \leqslant \rho \\
0, & \text{其他}
\end{cases}
\tag{4-85}
$$

其中 $M_1(\varphi(y)) = H(\varphi(y))$,$M_2(\varphi(y)) = 1 - H(\varphi(y))$,$\sigma$ 为控制邻域大小的尺度核,y 是点 x 邻域内的一点。模型的第一项为数据拟合项,第二项为水平集正则项,第三项为长度项。

(4)局部灰度聚类模型:由于外界环境光照、采集图像设备的限制和图像本身的不确定性,经常会出现灰度不均匀的现象。Li 等人假设局部集中像素点的灰度值是近似相等的,将这些像素集视为有中心的点的簇,进而提出了局部灰度聚类模型(LIC 模型),用于分割灰度不均匀的图像,LIC 模型

的定义如下:

$$E(\varphi, c_i, b) = \sum_{i=1}^{N} \lambda_i \int_{\Omega} \left(\int_{\Omega} K_{\sigma}(x-y) \mid I(y) - b(y)c_i \mid^2 M_i(\varphi(y)) \, \mathrm{d}y \right) \mathrm{d}x +$$

$$\mu \int_{\Omega} \frac{1}{2} (\mid \nabla\varphi \mid - 1)^2 \mathrm{d}x + v \int_{\Omega} \mid \nabla H(\varphi(x)) \mid \mathrm{d}x \qquad (4-86)$$

其中,假设观测到的灰度不均匀的图像可以分解为 $I = bJ + n$,J 是反应图像结构的真实信息,b 是灰度不均匀的偏移场,n 是图像中所包含的噪声。该模型可以有效地分割灰度不均匀的图像。

参数活动轮廓模型基于 Lagrange 框架,直接以曲线的参数化形式来表达曲线,最具代表性的是由 Kasseta1(1987 年)所提出的 Snake 模型。该类模型在早期的生物图像分割领域得到了成功的应用,但其存在着分割结果受初始轮廓的设置影响较大以及难以处理曲线拓扑结构变化等缺点,此外其能量泛函只依赖于曲线参数的选择,与物体的几何形状无关,这也限制了其进一步的应用。

(5)Snake 模型:Snake 模型是一种基于能量最小化的图像分割算法。该算法通过控制一条平滑的曲线,在图像上定义一个特定的边缘或轮廓,在一定程度上可以取代传统的基于阈值的图像分割方法,解决了当图像中存在多个目标或目标与背景灰度相近时无法分割的问题。具体来说,活动轮廓模型通过最小化由内部能量和外部能量组成的总能量来确定图像分割的结果。内部能量衡量的是曲线的平滑程度,而外部能量通常是基于图像的梯度、纹理、颜色等局部信息计算而来的,用于吸引曲线向目标轮廓移动。Snake 模型的具体表达式为:

$$E_{\text{snake}} = \int_0^1 \left\{ \frac{1}{2} (\alpha \mid v'(s) \mid^2 + \beta \mid v''(s) \mid^2) + E_{\text{ext}}(v(s)) \right\} ds \qquad (4-87)$$

其中 $v(s) = (x(s), y(s))$ 为活动轮廓线,$s \in [0,1]$ 是弧长,$I(x,y)$ 是灰度图像,α 与 β 为正的权重参数。模型的前两项为内部能量项,后一项为外部能量函数项,表示 $E_{\text{ext}} = - \mid \nabla I(x,y) \mid^2$。

内部能量由两部分构成,弹性能量和弯曲能量。一阶导数的模表示弹性能量,二阶导数的模表示弯曲能量。在迭代过程中,弹性能量能快速地把轮廓压缩成光滑的圆;弯曲能量将轮廓拉成光滑的曲线或直线,他们的作用是保持轮廓的光滑和连续性。外部图像能量依赖于图像特征信息。高斯滤波器的添加是对灰度图像进行平滑处理,降低噪声对提取目标轮廓的影响。

（6）Geodesic 模型：Geodesic 模型是一种图像分割算法，利用基于几何形态学的水平集方法，可以自适应地分割形状、尺寸和数目不确定的目标。与常规的基于像素的水平集方法不同的是，Geodesic 模型基于特定的距离度量（例如基于图像梯度的距离度量）来计算各像素点和目标之间的"地理距离"，从而实现更准确地分割目标区域边缘，并提高算法的鲁棒性和精度。其表达式如下：

$$E(C(s)) = \int_0^{L(C)} g \left| \frac{\partial C}{\partial s} \right| ds \tag{4-88}$$

$C(s)$ 是目标图像物体边缘轮廓演化曲线的能量泛函。该式表示原始目标物体边缘轮廓演化曲线 $C(s)$ 的弧长积分。目的是得到其实际曲线长度的大小，极小化能量泛函 E 相当于寻找轮廓曲线的最小长度。

Geodesic 模型主要的优点是可以自适应地分割目标边缘，并且对噪声、图像模糊和不确定性具有一定的鲁棒性。缺点是算法的计算复杂度较高，对参数的选择比较敏感，并且难以处理具有复杂内部结构或具有多个目标的图像。

（二）基于深度学习的分割方法

深度学习自 2006 年由 Hinton 等人提出来以后，就受到了人们广泛的关注。基于深度学习的图像处理方法研究是机器学习研究中的一个新领域。首先我们明确两个定义：语义分割与实例分割，语义分割是将所有像素进行分类（包括背景），不区分具体目标，仅作像素级分类。实例分割旨在检测并精确地分割出图像中存在的每个目标实例（物体）。它通常需要同时进行目标检测和语义分割两个任务，并且需要对图像中每个目标的像素进行标注。在实例分割任务中，每个目标物体对应的像素需要被标记出来，并且不同目标物体之间要保留相应位置和大小的信息。因此，实例分割任务不仅需要判断像素属于哪一类别，还需要处理不同目标物体之间的遮挡、重叠等情况。

深度学习运用到了优化等相关知识。优化指的是在一定的约束条件下，通过对目标函数最大（最小）化，找到使目标函数达到最优值的一组变量。可以理解为改变特征变量 x 以最小化或最大化某个函数 $f(x)$ 的任务。当我们对其进行最小化时，称之为损失函数或误差函数。优化算法目的是找到使目标函数最小或最大化的决策变量。常用的优化算法包括梯度下降法、牛顿法、共轭梯度法、拟牛顿法等。这些算法可以帮助我们在迭代过程中调整变量值,以逐步接近最优解。优化算法在机器学习、深度学习等领域占有重要地位,比如在神经网络模型的训练过程中,需要使用梯度下降法等优化算法来更新权重和偏置等参数。

1.梯度下降法　梯度下降法包括随机梯度下降法(SGD)、批梯度下降法、Momentum 梯度下降法、Nesterov Momentum 梯度下降法、AdaGrad 梯度下降法、RMSprop 梯度下降法、Adam 梯度下降法。

(1)随机梯度下降法:随机梯度下降法是一种常见的优化算法,用于训练机器学习模型。它是梯度下降法的一种变体,可以有效地处理大规模数据集。我们先了解一下梯度下降法。

假设一个损失函数为:

$$J(\omega) = \frac{1}{2} \sum_{i=1}^{m} (h_\omega(x) - y)^2 \tag{4-89}$$

其中,$h_\omega(x) = \omega_0 + \omega_1 x_1 + \omega_2 x_2 + \cdots + \omega_n x_n$,$\omega_i$ 表示不同特征 x_i 的权重。然后使得上述目标函数最小化。关于梯度下降的含义:梯度的方向是函数在给定点上升最快的方向,那么梯度的反方向就是函数在给定点下降最快的方向,因此我们在做梯度下降的时候,应该是沿着梯度的反方向进行权重的更新,这样可以有效的找到全局的最优解。这个参数的更新过程可以描述为:

$$\omega_{j+1} := \omega_j - \alpha \frac{\partial}{\partial \omega_j} J(\omega) \tag{4-90}$$

接下来使损失函数最小化,则:

$$\begin{aligned}
\frac{\partial}{\partial \omega_j} J(\omega) &= \frac{\partial}{\partial \omega_j} \frac{1}{2} (h_\omega(x) - y)^2 \\
&= 2 \cdot \frac{1}{2} (h_\omega(x) - y) \cdot \frac{\partial}{\partial \omega_j} (h_\omega(x) - y) \\
&= (h_\omega(x) - y) \cdot \frac{\partial}{\partial \omega_j} (\sum_{i=0}^{n} \omega_i x_i - y) \\
&= (h_\omega(x) - y) \cdot x_j
\end{aligned} \tag{4-91}$$

其中,α 为学习率(learning rate)。

随机梯度下降法指的是每次随机从样本集中抽取一个样本对 ω 进行更新,更新公式为:

$$\omega_{j+1} := \omega_j - \alpha (h_\omega(x) - y) \cdot x_j \tag{4-92}$$

随机梯度下降法算法的基本思想是随机地选择一个样本,计算该样本对应的梯度,并根据梯度更新模型参数。这个过程可以重复多次,直到达到一个可接受的损失函数值或达到预设的迭代次数。随机的过程有效减小了样本之间造成的参数更新抵消问题。这种算法如果要遍历整个样本集的话需要迭代很多次,且每次更新并不是向着最优的方向进行,一般来说其步长的选择比梯度下降法的步长要小一点,因为梯度下降法使用的是准确梯度,所以它可以朝着全局最优解(当问题为凸问题时)较大幅度的迭代下去,但是随机梯度法不行,因为它使用的是近似梯度,或者对于全局来说有时候它走得也许根本不是梯度下降的方向,所以每走一步都要很谨慎,故而它走得比较缓,也就是说随机梯度下降法的学习率 α 不能设置太大,不然容易出现在最优解附近震荡,但始终无法更接近最优解的现象。但是设置的学习率过小:除了会导致训练速度慢以外,还容易导致模型停留在一个训练误差很高的局部极小值上,不利于寻找一个更低的(或更偏向于全局的)局部极小值。

相对于普通的梯度下降法,随机梯度下降法的计算复杂度更低,而且更适合于大规模的数据集。然而,由于随机梯度下降法每次只考虑一个样本,因此更新参数的过程比普通的梯度下降法更加随机和不稳定。因此,为了稳定随机梯度下降法的更新过程,通常会使用一些技术,如学习率衰减、动量优化、Adagrad、Adam 等。

(2)批量随机梯度下降法:批量随机梯度下降法不像随机梯度下降法只使用一个样本计算梯度,而是使用一个 batch 中的所有样本计算梯度,然后根据平均梯度更新模型参数。

每次随机从样本集中抽取 M(batch size)个样本进行迭代:

$$\omega_{j+1} := \omega_j - \frac{\alpha}{M}(h_\omega(x^{(i)}) - y^{(i)}) \cdot x_j \tag{4-93}$$

这种优化算法相比前两种来说,既能提高模型的准确度,又能提高算法的运行速度,减少每次迭代中训练数据所占用的内存。

在梯度下降法中,学习率的选取十分重要,因为它关乎优化过程每一步的步长,步长太大会导致在最优解附近来回震荡,步长太小容易陷入局部最优解。

2.全卷机神经网络 全卷机神经网络(fully convolutional network,FCN)是一种将卷积神经网络应用于语义分割任务的全卷积神经网络。FCN 通过将全连接层替换为卷积层来处理变长输入,并使用上采样技术将特征映射恢复到输入图像大小,实现像素级语义分割。FCN 网络可以接受任意大小尺寸的图像输入,采用新的空间损失函数,用于端到端的密集预测任务的梯度反向传播,图 4-10 展示了全卷积网络从图像分类模型到语义分割模型的演化流程及其一般结构。保持原有的特征提取网络不变,通过将 CNN 末端的全连接层替换为卷积层,加入上采样模块并采用新的空间损失函数,可输出图像的密集像素分类图即完成语义分割任务。

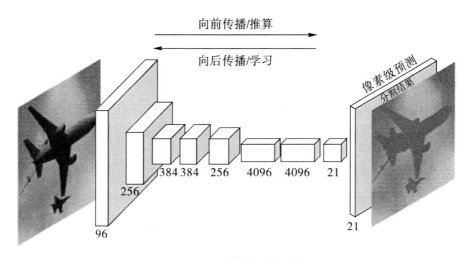

图 4-10　全卷积网络架构

FCN 与 CNN 的区别,CNN 利用它的多层结构能自动学习特征,较浅的卷积层感知域较小,学习到一些局部区域的特征;较深的卷积层具有较大的感知域,能够学习到更加抽象一些的特征。这些抽象特征对物体的大小、位置和方向等敏感性更低,从而有助于识别性能的提高。CNN 输出的为输入图像的特征,而 FCN 是逐像素分类,输出 Prediction 图像。

3. U-Net　U-Net 是一种用于生物医学图像分割的卷积神经网络架构,它采用一种称为"U-Net"架构的编码器-解码器结构来有效地在像素级分割图像。该网络可以通过训练数据自适应地学习医学图像中的特定结构,如细胞、器官等。

网络架构如图 4-11 所示。它由收缩路径(左侧)和扩展路径(右侧)组成。收缩路径遵循卷积网络的典型架构。它由两个 3×3 卷积(无填充卷积)的重复应用组成,每个卷积后面都有一个整流线性单元(ReLU)和一个 2×

2 的 Max-pooling 操作,步幅为 2,用于下采样,下采样后经过 2 次卷积后再进次下采样。在每个下采样步骤中,特征通道的数量将增加一倍。扩展路径中的每一步都包括特征映射的上采样,将特征通道数量减半的 2×2 卷积,与收缩路径中相应裁剪的特征映射的连接,以及两个 3×3 卷积,每个卷积后面都有一个 ReLU。每次卷积都会损失边界像素,在最后一层,使用 1×1 卷积将每个 64 分量的特征向量映射到所需的类数。该网络总共有 23 个卷积层。另外,U-Net 输出保持与输入图像大小一致。U-Net 适用于小样本数据,并且能够有效地分割狭窄的裂纹。

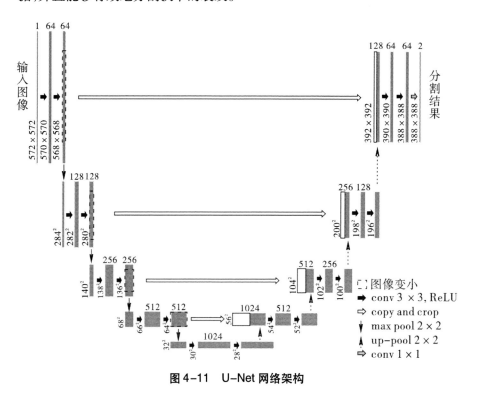

图 4-11 U-Net 网络架构

4. SegNet SegNet 也是分割网络,由编码器、解码器、像素级分类器三部分组成。SegNet 充分考虑了图像中的关键信息,例如边缘信息。因为边缘轮廓对分割问题而言非常重要,所以在下采样时获取 Max-pooling 的索引,即为每个特征层每个下采样滑窗上记录 Max-pooling 的位置与最大值。然后,在上采样的时候将对应 Max-pooling 的索引的位置映射回去,再次进行卷积学习。图 4-12 展示了 SegNet 网络架构。

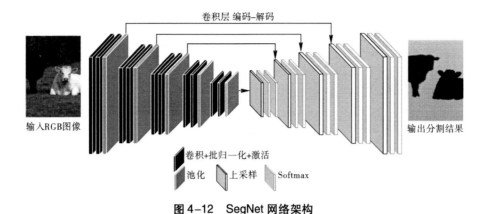

图 4-12　SegNet 网络架构

5. DeepLab　DeepLab 是一种基于扩张卷积的深度学习语义分割网络，利用多个并行扩张卷积层提取不同尺度的特征，通过特征融合提高分割精度。DeepLab 已经在多种数据集上取得了良好的性能，并被广泛应用于计算机视觉。

在之前的语义分割网络中，分割结果往往比较粗糙，原因主要有两个，一是因为池化导致丢失信息，二是没有利用标签之间的概率关系，针对这两点，Chen 等人提出了针对性的改进。首先使用 Atrous 卷积，避免池化带来的信息损失，然后使用 CRF（条件随机场），进一步优化分割精度。简单来讲就是每个像素点作为节点，像素与像素间的关系作为边，即构成了一个条件随机场。CRF 通过二元势函数描述像素点与像素点之间的关系，使得相似像素分配相同的标签，而相差较大的像素分配不同标签，而这个"距离"的定义与颜色值和实际相对距离有关。所以这样 CRF 能够使图片在分割的边界出取得比较好的效果。

另外，在网络中使用双线性插值阶段将特征映射放大到原始图像的分辨率。然后应用全连接 CRF 来细化分割结果，可以更好地捕获对象边界。

6. Mask R-CNN　Mask R-CNN 是在 Faster R-CNN 网络基础上添加分割分支，即在物体检测的基础上加入实例分割的任务。网络的主干部分采用卷积神经网络，用于提取图像的特征，而在检测部分则基于 ROI Pooling 的思路，对特征图进行 ROI 提取，然后进一步分类和回归预测。在分割分支中，将 ROI 特征图输入到一系列的卷积和上采样层中，输出与 ROI 对应的 Mask 分割结果。Mask R-CNN 不仅可以检测图像中的物体，还可以对每个物体进行像素级分割。通过将区域建议网络（RPNs）与语义分割网络相结合，可以同时实现目标检测和分割任务。

如图4-13所示，Mask R-CNN 网络即在 Faster R-CNN 的最后一个特征层进行上采样卷积，然后进行像素级预测，这里的 Mask 大小为 $28 \times 28 \times 80$，80 是需要预测的类别个数，Mask R-CNN 将每个 channel 看作一个类别，采用二分类的 Sigmoid 来预测该点是否属于该类物品。

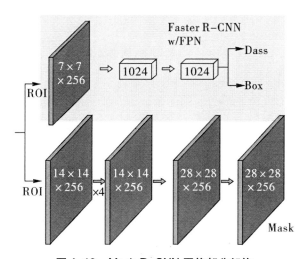

图4-13　Mask R-CNN 网络部分架构

7. PSPNet　PSPNet（pyramid scene parsing network）是一种深度学习网络，采用金字塔池模块捕获全局上下文信息，在特征提取过程中采用跳跃式连接机制保存图像的详细信息，实现高质量的语义分割结果。

PSPNet 网络使用4个不同的尺度进行池化，如图4-14所示，对特征层使用4个不同的尺度进行池化；第一个通道是全局池化，第二个通道是将特征层分为4块不同的子区域进行池化，第三个通道是将特征层分为9块不同的子区域进行池化，第三个通道是将特征层分为36块不同的子区域进行池化。在深度学习中，通常数据都需要经过多层卷积和池化操作来逐步提取特征。因此，在多层卷积和池化操作过程后，为了保留不同尺度的特征并且避免信息的缺失，可采用多尺度上下文信息融合的方法，利用 1×1 的卷积对特征层降维到 $\dfrac{1}{N}$，这里 $N = 4$。最后将 N 个降维后的特征层上采样到原特征层尺寸并与原特征层进行合并，形成多尺度融合后的特征层。

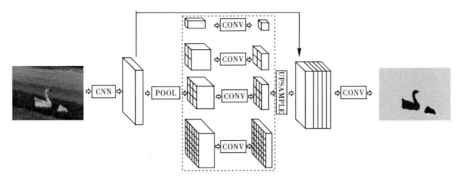

图 4-14   PSPNet 网络架构

8. ICNet   ICNet(image cascade network)是一种级联结构的网络,包括 3 个分支:图像分辨率级别(image-level)、特征分辨率级别(intermediate-level)和像素级别(pixel-level)。如图 4-15 所示,首先将输入图像从图像级别分支进入到特征分辨率级别分支,然后将特征分辨率级别的输出分别输入到像素级别分支,生成最终的图像分割结果,来高效地实现高质量的分割结果。其中,图像分辨率级别的分支采用轻量级的 MobileNet 作为特征提取器,提取全局图像特征;中间特征分辨率级别的分支则在图像的不同尺度上生成高分辨率的特征图,采用类似金字塔的结构;像素级别的分支则通过级联结构将中间级别分支的结果进行上采样、融合和汇聚,最终生成图像的像素级别预测结果。另外,ICNet 还采用了深度可分离卷积和上下文信息融合等技术,进一步提高了模型的效率和准确性。

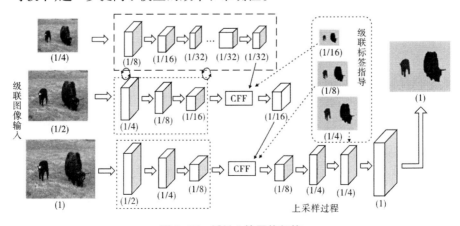

图 4-15   ICNet 的网络架构

　　总体来说,ICNet 模型以其较小的计算代价、高效率的实时性和良好的图像分割效果,在实际的应用场景中具有重要价值。

　　本节主要介绍了传统的图像分割方法和基于深度学习的图像分割方法。包含传统图像分割方法的优缺点,适用分割的图像类型。深度学习的分割方法主要是网络架构的调整,因此流程的设计、上采样和下采样的方法是能否提升分割精度的关键。

（庞志峰　管珍艳）

第五节　胸部轮廓分割算法

　　肺部疾病是全世界范围内导致死亡的主要原因之一。检查肺癌等肺部疾病最常用的成像模式是胸部 X 射线片,为了准确检测医学图像的感兴趣区域(ROI)轮廓,克服噪声、遮挡和伪影等干扰因素,我们提出了一种半监督轮廓检测算法,即使用闭合主曲线和机器学习检测肺部轮廓,使获得的肺部轮廓可以平滑准确地表达。此外,对于胸肺部 X 射线图像中的肺和其他解剖结构之间的重叠(即心脏、锁骨和胸腔)和不同个体之间解剖形状的不一致性使得分割小肋膈角具有挑战性。为了解决肺部分割面临的这些挑战,我们提出了基于深度置信网络和闭合折线的胸部 X 射线片肺分割、使用基于掩模区域卷积神经网络和自适应闭合折线搜索方法的混合分割网络在胸片肺部部分进行分割,在多个公共数据集上的实验结果表明,与几种最先进的方法相比,我们的方法在肺部 CXR 图像中取得了较优的分割效果。

一、闭合主曲线-反向传播神经网络模型算法

　　在这项工作中,我们使用小于 15% 的 ROI 点作为近似初始化,结合闭合多边形线和反向传播神经网络模型(CPL-BNNM)算法可以获得肺部图像的近似轮廓。实验结果表明,当用 BNNM 训练识别数据点与其对应投影指标之间的关系时,获得的肺部轮廓可以平滑准确地表达。可以很好地降低放射科医生的计算复杂性和工作量。同时,通过与 3 次样条插值(CSI)算法的对比,进一步证明了所提出算法的性能。

(一)主曲线算法

1. K 段主曲线　在 d 维空间 R^d 中,当曲线 $f(t)$ 满足 3 个条件时,第一,

$f(t)$ 不自交;第二,$f(t)$ 在 d 维空间 R^d 的任意有界子集内长度有限为 d;第三,$f(t)$ 是自洽的,则 $f(t)$ 被认为是一条主曲线。主曲线 $f(t)$ 的性质可以定义为 $f(t) = E(X \mid t_f(X) = t)$。图 4-16 显示了点到曲线的投影,投影索引 $t_f(x_i)$ 是使 $f(t)$ 最接近 x_i 的 t 值。

$$t_f(x_i) = \sup \left\{ t : \| x_i - f(t) \| = \inf f_\tau \| x_i - f(\tau) \| \right\} \qquad (4-94)$$

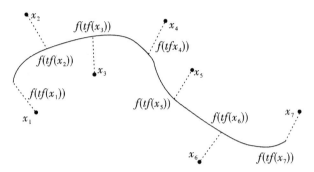

图 4-16　点到曲线的投影

可以通过约束曲线的长度来确认该方法的优劣。对于数据分布 X,我们称 f 被描述为 K 段主曲线(KSPC),其中主曲线的约束长度为 L。在所有长度不大于 L 的曲线上,f 的最小距离函数设计为以下等式:

$$\Delta(f) = \Delta(X, f) = E[\Delta(X, f)] = E[\| X - f(t_f(X)) \|^2] \qquad (4-95)$$

Kegl 等给出了 KSPC 的收敛性证明,可以保证主曲线的学习能力,并提出了寻找 KSPC 的折线算法。

2.多边形线算法　多边形线(polygonal line,PL)算法的两个关键步骤是投影和顶点优化。

(1)在投影步骤中,数据点根据它们投影的线段或顶点进行分类。设 f 为顶点 $v_1, v_2, \cdots, v_{k+1}$ 和线段 $s_1, s_2, \cdots, s_k$,组成的多边形曲线,s_i 连接 v_i, v_{i+1},其中 $i \in (1, k)$,i 为正整数。将数据集 X_n 分成 $2k + 1$ 个不相交的集合,分别由 $(V_1, V_2, \cdots, V_{k+1})$ 和 $(S_1, S_2, \cdots, S_k)$ 组成,称为所属样本点到顶点 V_i 或线段 S_i。

$$V_i = \{ x \in X_n : \Delta(x, v_i) = \Delta(x, f), \Delta(x, v_i) < \Delta(x, v_m), m = 1, 2, \cdots, i - 1 \}$$
$$\qquad (4-96)$$

$$S_i = \{ x \in X_n : x \notin V, \Delta(x, s_i) = \Delta(x, f), \Delta(x, s_i) < \Delta(x, s_m),$$
$$m = 1, 2, \cdots, i - 1 \} \qquad (4-97)$$

（2）顶点优化是以样本点到主曲线的距离最短为原则，对每个顶点的位置进行适配。基于梯度的最小化方法使惩罚距离函数最小化，使得点的位置随着每条线段的变化而变化。

$$G'_n(f) = \Delta'_n(f) + \lambda_p p(f) \tag{4-98}$$

其中线段 s_i 无限延伸到 f 上的线段 s'_i 产生的 $G'_n(f)$ 为最小罚距离函数。当 $\Delta'_n(f)$ 表示拟合水平较小时，折线会靠近拟合数据。$p(f)$ 为平均曲率惩罚，影响折叠线的平滑程度。λ_p 平衡在 $\Delta'_n(f)$ 和 $p(f)$ 之间是惩罚因子，其中 $\lambda_p = \lambda'_p k\, n^{-1/3} \Delta_n (f_{k,n})^{1/2} r^{-1}$，经实验验证，$\lambda_p$ 的值最优设置为常数 0.13。

在顶点优化步骤中，可以将长度约束转化为角度约束，通过对角度进行惩罚得到平滑的主曲线。顶点 v_i 的约束条件 $P(v_i)$ 为：

$$P(v_i) = \begin{cases} 2\mu_+(v_i) + \pi(v_{i+1}) \text{ if } i = 1 \\ \mu_-(v_i) + \pi(v_i) + \pi(v_{i+1}) \text{ if } i = 2 \\ \pi(v_{i-1}) + \pi(v_i) + \pi(v_{i+1}) \text{ if } 2 \leqslant i \leqslant k-1 \\ \pi(v_{i-1}) + \pi(v_i) + \mu_+(v_i) \text{ if } i = k \\ \pi(v_{i-1}) + 2\mu_-(v_i) \text{ if } i = k+1 \end{cases} \tag{4-99}$$

（二）反向传播神经网络模型算法

反向传播神经网络模型（backpropagation neural network model，BNNM）算法是用于训练多层神经网络的机器学习算法。它训练包含迭代梯度下降特性的多层前馈神经网络。在本节中，我们总结了用于实现 BNNM 的基本方程。

对于一组训练向量 X，存在与 X 相关联的输出向量集合 Y。神经网络的实际输出与期望输出之间的均方误差可以写为：

$$E_k = \frac{1}{N} \sum_{t=1}^{N} (y_{kt} - c_{kt})^2 \tag{4-100}$$

其中 y_{kt} 是实际输出，c_{kt} 是预测输出。

该算法的目标是根据以下等式最小化全局误差函数 E：

$$E = \sum_{k=1}^{m} E_k \tag{4-101}$$

其中 m 是 E 的基数。当全局误差函数 E 达到预设的最小值时，训练过程以正结果结束。否则，训练过程将继续运行。当 E 达到预设的最小值时，训练过程成功；当 E 在给定的 epoch 数内没有达到预设的最小值时，训练过程失败。

(三)闭合主曲线–反向传播神经网络模型算法

当我们处理数据集时,第一条主成分线被视为起始步骤。PL算法计算数据序列时无法正确描述数据集的投影指标,在训练阶段无法得到预期的结果。针对该问题的特点,提出了闭合折线和反向传播神经网络模型 CPL-BNNM 算法寻找主曲线算法,CPL-BNNM 算法的流程如图 4-17 所示。

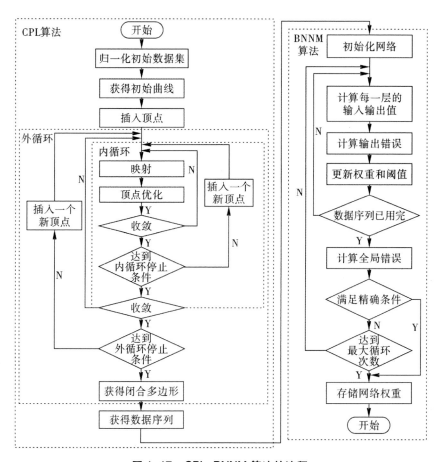

图 4-17　CPL-BNNM 算法的流程

1. 获取数据序列　第一步,对数据集 $\{x_1, x_2, \cdots, x_n\}$ 进行归一化,记录数据集的坐标 $(x_i, y_i)(i = 1, 2, \cdots, n)$。然后为了统一介绍,采用由坐标形式组成的数据集进行处理。将所有数据集规范化到范围 $\{(-1, -1) \sim (1,1)\}$。

第二步,以一个小方块为起始步骤,其中小方块是:

$$V = \{V_1, V_2, V_3, V_4, V_5\} = \{(-0.1, -0.1), (-0.1, 0.1), (0.1, 0.1)$$
$$(0.1, -0.1), (-0.1, -0.1)\}$$

第三步,进入外循环,计算外循环距离函数的值。

第四步,运行内循环,调整每个顶点的位置。当直线夹角大于90°且形状闭合时,通过将数据集投影到直线和顶点投影,可以计算出数据点到曲线的距离函数。在距离函数值变小的过程中,根据顶点优化步骤的原则,顶点的位置会发生变化。比较当前距离的值与上次内环距离函数值的函数,当减小后的值小于最大距离偏差 $\Delta s = 0.002$ 时,达到内环停止条件,执行第五步。否则,将添加新的顶点并重新执行第四步。

第五步,将当前距离函数的值与之前外环距离函数的值进行比较,当减小后的值小于最大距离偏差 $\Delta s = 0.002$ 时,达到外环停止条件,关闭得到分段直线构成的多边形,进入第六步。不同的是,会添加新的顶点,进入第三步,重新执行外循环操作步骤。

第六步,将数据集投影到闭合多边形,得到数据集的投影索引 $\{t_1, t_2, \cdots, t_n\}$。按照定义的投影索引 t_i 从小到大的顺序,对数据集 $(x_i, y_i)(i = 1, 2, \cdots, n)$ 进行排序。最后,数据序列由有序的投影索引和对应的数据点组成 $\{(t_i, (x_i, y_i)), i = 1, 2, \cdots, n, 0 \leqslant t_1 < t_2 < \cdots < t_n \leqslant 1\}$ 可以得到。

2. 训练　通过寻找一个连续的、可微分的、可积的光滑函数,主曲线用于近似数据集点的分布。由于函数关系复杂,简单的回归方法不能很好地拟合。BNNM 最小化数据集的全局误差以逼近函数和拟合曲线以获得平滑的主曲线。

BNNM 由 3 层(输入层、隐藏层和输出层)组成,是一种多层感知机。为了使隐藏层适用于所有有用的功能,多层网络必须具有用于多个层的非线性激活函数。论文选择 sigmoid 函数时指定:

$$f(x) = \frac{1}{1 + e^{-\lambda x}} \tag{4-102}$$

陡度参数 λ 决定了激活函数的激活区域。当陡度参数 λ 从无穷大到零时,sigmoid 函数也从单位阶跃函数变为常数值 0.5。

前馈网络包含可以逼近任何连续函数的隐藏层。考虑到前馈网络包含的隐藏层是一种通用的函数逼近器,本部分内容选择具有一个隐藏层的 BNNM 进行训练。为了找到有序投影指标与对应数据点之间的关系,可以将 x 和 y 分别看成 t 上的连续函数 $x(t)$ 和 $y(t)$,其中投影指标作为独立函数变量,初始数据点的坐标是因变量。主曲线对应的数学表达式为：

$$f(t) = \left((x(t)), (y(t)) \right) = \left(\frac{1}{1 + e^{-\left(\sum_{i=1}^{N} \frac{1}{1+e^{-(tw_i - T_i)}} v_{i,1} - r_1 \right)}}, \right.$$

$$\left. \frac{1}{1 + e^{-\left(\sum_{i=1}^{N} \frac{1}{1+e^{-(tw_i - T_i)}} v_{i,2} - r_2 \right)}} \right) \qquad (4\text{-}103)$$

上式中对应的参数表示如下。

N：隐藏层神经元个数。

w_i：输入层到隐藏层第 i 个神经元的权重。

T_i：隐藏层第 i 个神经元的输出阈值。

$v_{i,k}$：隐藏层第 i 个神经元到输出层第 k 个神经元的权重。

r_k：输出层第 k 个神经元的输出阈值。

其中 $i = 1,2,\cdots,N;k = 1,2$。

3.定量评价　为了确认所提出的 CPL-BNNM 算法的性能,将使用 Dice 相似系数和全局误差来判断。

(1)全局误差:在 BNNM 中,我们通过最小化全局误差 E 来训练 BNNM 达到目标,其中全局误差 E 是均方 E_k 之和,均方误差 E_k 表示实际输出与期望输出之间的偏差神经网络。

2)Dice 相似系数:为了评估所提出的 CPL-BNNM 算法的准确性,使用 Dice 相似系数来量化检测结果与放射科医生手动绘制的轮廓之间的重叠。作为评估相似性标准的 Dice 相似系数计算如下:

$$d = 2 \frac{|A \cap B|}{|A| + |B|} \qquad (4\text{-}104)$$

其中,A 和 B 表示属于检测结果边缘的点的坐标,A 是所提出算法的检测结果,B 是放射科医生人工检测的结果。

二、深度置信网络和闭合折线算法

在本节中,我们提出了一种新的名为深度置信网络结合闭合折线(DBN-CPL)的方法用于肺部 ROI 分割。该方法包括两个主要步骤:①预处理;②细化。在预处理步骤中,我们将 ROI 的有限点用于近似初始化,并且将 DBN 和 K 近邻法(KNN)结合使用。在混合细化步骤中,我们将改进的 CPL 与反向传播神经网络方法(BPNN)相结合。我们的主要贡献如下。

(1)所提出的方法使用了一种由粗到精的级联分割框架,用于在分割肺部轮廓的同时尽量减少对其他邻近器官的影响。

（2）据我们所知，这是在 CXR 中使用 DBN-KNN 进行肺部粗分割的初次尝试。

（3）与传统的多边形线算法相比，本部分内容所提出的改进 CPL 增加了不同的终止点和约束条件，并采用了不同的初始化方式。

（4）提出了光滑统一的数学模型来表达用 BPNN 的参数所表示的肺轮廓。

（一）系统模型

在这一部分，我们提出了利用初始数据点 $R_n = \{r_1, r_2, \cdots, r_n\} \subseteq R^d$ 来获得任意 ROI 的光滑轮廓的混合 DBN-CPL，其中，R_n 低至手动勾画点的15%。该模型主要由以下步骤组成。

（1）在预处理阶段，使用深度 DBN-KNN 将初始数据 R_n 扩充为新数据 $N_i = \{n_1, n_2, \cdots, n_i\} \subseteq R^d$。

（2）通过 CPL 的细化步骤得到一条由若干条线段组成的新曲线（见式4-103）。

（3）通过 BPNN 的参数表达出平滑统一的肺部 ROI 轮廓数学模型。

（4）通过 BPNN 训练来约束全局偏差 E，其中 $E = \sum_{k=1}^{m} E_k$，从而提高轮廓精度。

图4-18 展示了所提算法的整体架构，所提方法的主要步骤是预处理和细化。

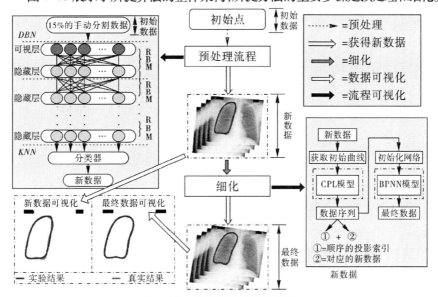

图4-18　所提算法的整体架构

（二）数据预处理方法

1. 特征提取   当使用有限的训练数据时，特征提取不佳会造成过拟合的情况。和其他方法相比，DBN 具有使用较少的数据集却得到几乎相同的特征提取精度的优点，此外，使用 DBN 可以避免过拟合。在预处理步骤中，DBN 被用作逐层学习框架，通过逐层训练堆叠的 RBM 以实现特征提取。DBN 的数据特征的表达能力随着模型的加深而变强，但是为了提高执行效率，本部分内容只使用了具有两个隐藏层的 DBN，即包含了两个 RBM，同时，采用对比散度法（CD）来训练 RBM，从而初始化权重 $\{w_1, w_2, \cdots, w_n\}$。深度 DBN 如下所示：

算法 1 深度 DBN

输入：初始数据 R_n

输出：数据特征 $\{f_1, f_2, \cdots, f_n\}$

1：初始 DBN 参数

2：设置最大隐藏层数：max layer

3：初始隐藏层数：layer=1。隐藏层单位数：$i=1$

4：当（layer<max layer）

5：如果（layer=1）

6：将样本作为第 i 个 RBM 可视层

7：或者

8：将第（$i-1$）个 RBM 隐藏层作为第 i 个 RBM 可视层输入

9：使用 CD 训练第 i 个 RBM

10：微调全网络权重 $\{w_1, w_2, \cdots w_n\}$，并得到每个隐藏层特征 $\{f_1, f_2, \cdots, f_n\}$

11：layer=layer+1；$i=i+1$

12：结束 while

13：返回数据集 $\{f_1, f_2, \cdots, f_n\}$

---

2. 特征分类   由于 KNN 是一种用于分类的监督学习方法，我们使用基于欧氏距离函数原理的 KNN 来处理特征空间中的大数据。我们利用数据集的特征对 KNN 进行训练，即将深度 DBN 的输出作为 KNN 的输入，并将它们合并为一个端到端的分类器，通过 DBN-KNN 得到了新的数据 N_i，从而完成预处理步骤。

（三）细化

为了检索到高精度的轮廓，我们使用 CPL-BPNN 进行细化，其中 ROI 轮廓的调整主要取决于插入的新顶点的位置。根据最小化惩罚距离函数（见式 4-104）的原则，可以计算出插入的新顶点的位置，然后得到由线段组成的新曲线。为了避免由于数据集有限而导致的特征提取效果不佳，从而导致过拟合现象，我们将预处理步骤得到的新数据 N_i 作为 CPL-BPNN 的初始输入。

1. 获取数据数列　初始的主曲线定义存在多个问题，研究者提出了融合方法来提高性能并且解决了部分问题。其中，由 Kegl 等人提出的 KPC 和 PL 具有里程碑意义。在 PL 的基础上，本部分内容提出了一种改进的 CPL 以更好地解决封闭数据集的不拟合问题，其中我们使用一个封闭的正方形作为初始曲线并添加了若干个约束和停止条件。

CPL 的输入为新的训练数据 N_i，输出为数据序列。在插入新顶点时，需要遵循寻找包含投影数据点最多的线段的原则，如果有两条以上的线段符合该规则，将选择最长的一条。当更新每个顶点的位置时，必须遵循距离函数值变小的规律。同时，曲线形状需要保持闭合，曲线上线段之间的夹角需要满足大于 90°、小于 180° 的条件。为了保证所提算法的鲁棒性，线段数 k 由给定数据的大小所决定，不能无限制地增加。CPL 的停止条件为 $k > c\left(n, \Delta_n(f_{k,n}) = \beta * n^{1/3} r * (\Delta_n(f_{k,n})^{-1/2})\right)$，其中 β 的最优值为 0.3，改进的 CPL 如下：

算法 2　改进主曲线模型（记为 CPL）

输入：新的训练数据 N_i

输出：数据序列（顺序投影索引和相应的点）

1：将新训练数据集 N_i 归一化到 $\{(-1,-1) \sim (1,1)\}$

2：初始闭合曲线包含整个投影数据点，并以一个小正方形，其顶点坐标为 $\{(-0.1,-0.1),(-0.1,0.1),(0.1,-0.1),(0.1,0.1)\}$

3：执行 while（遍历新的训练数据 N_i）

4：插入数据集 N_i 的一个顶点 n_1

5：计算顶点 n_1 到曲线的距离

6：获取初始距离 L_1

7：如果（曲线上两条线之间的角度>90°且<180°&& 曲线的形状是闭合的）

8：插入一个新顶点 n_2

9：获取当前距离 L_2

10：如果（$L_2-L_1<0.002$）

11：投影步骤（参考式 4-99 和式 4-100）

12：顶点优化步骤（参考式 4-101~式 4-103）

13：更新每个顶点位置

14：调整曲线的形状

15：如果（达到停止条件）

16：跳出循环

17：否则

18：插入一个新顶点（参考式 4-103）

19：否则

20：插入一个新顶点（参考式 4-103）

21：否则

22：更新每个顶点位置

23：调整曲线形状

24：结束循环

25：获得由线段组成的闭合多边形曲线

26：将新数据 N_i 投影到闭合多边形曲线上

27：返回数据序列

2. 平滑轮廓提取　考虑到具有隐藏层的前馈神经网络可以描述任意连续函数，在只包含一个隐含层的情况下，前馈神经网络可以看作是一个通用的函数表达式，本部分内容使用带隐藏层的 BPNN 来获取肺部 ROI 的平滑轮廓。相应的主曲线的数学定义表示为：

$$
\begin{aligned}
f(t) &= \left(x(t_f(x)), y(t_f(y)) \right) \\
&= \left(\dfrac{1}{1+e^{-\left(\sum\limits_{j=1}^{N} \frac{1}{1+e^{-(tw_j-T_j)}} v_{j,1}-r_1 \right)}}, \dfrac{1}{1+e^{-\left(\sum\limits_{j=1}^{N} \frac{1}{1+e^{-(tw_j-T_j)}} v_{j,2}-r_2 \right)}} \right)
\end{aligned}
\tag{4-105}
$$

其中,(x,y) 为数据点的坐标,t 为投影指数,$x(t)$ 和 $y(t)$ 可分别看作 t 上的光滑函数,我们可以定义投影指标 $t_f(x)$ 为f离 x 最接近的 t 的值:

$$t_f(x) = \sup\{t: \| x - f(t) \| = \inf_{\tau} \| x - f(\tau) \| \} \qquad (4-106)$$

其中,x 为数据点的横坐标,y 为数据点的纵坐标,$\| \cdot \|$ 为 R^d 的关联欧氏范数,τ 为定义在 R 中的辅助变量。

式 4-105 的其他相关参数定义如下。

N:隐层神经元个数。

w_j:输入层到第 j 个隐层神经元的权值。

T_j:第 j 个隐层神经元的输出阈值。

$v_{j,m}$:第 j 个隐层神经元到第 m 个输出神经元的权值。

r_m:第 m 个输出神经元的输出阈值。

其中$j = 1,2,\cdots,N;m = 1,2$。

三、掩模区域卷积神经网络和自适应闭合折线搜索方法的混合分割算法

考虑到人工和半自动分割技术需要人工干预,耗时耗力,提出了一种全自动分割框架。粗分割通过使用具有数据扩增的 Mask-RCNN 来实现,而微调步骤结合了改进的自适应闭合折线搜索方法(ACPSM)和改进的机器学习方法。

考虑到以往的工作没有考虑到错误位置的异常顶点可能导致主曲线变形,本部分内容提出了一种改进的 ACPSM,通过使用不同的归一化方法和一种新的顶点清理方法来处理上述问题。

与 Leema 等人提出差分进化反向传播神经网络方法(differential evolution backpropagation neural network method,DE-BNNM)相比,我们通过使用一个基于内存的机制和一项改进的变异步骤,提出了改进的基于自适应内存的差分进化(adaptive memory-based differential evolution,AMDE-BNNM)。考虑到差分进化(differential evolution,DE)没有策略来存储先前循环的最佳结果,受 Ali 等人工作的启发,我们使用了一个基于内存的机制来存储先前循环的最佳参数并使用它们作为下一循环的初始值。此外,由于初始个体越多,越能保持种群的多样性,我们进一步提出在变异步骤中使用两个变异算子来产生新的变异个体。

针对基于主曲线的方法生成的轮廓不光滑的问题,我们设计了一个映射函数(由三层 BNNM 实现),使肺部 ROI 的轮廓光滑,光滑的肺部轮廓由神经网络的输出表示(即优化顶点),以匹配标定好的真实轮廓数据。

(一)掩模区域卷积神经网络和自适应闭合折线搜索方法的混合分割算法

混合分割算法的流程如图 4-19 所示。able 1 总结了拟定方法每个步骤的输入/输出(表 4-1)。该方法的两个主要步骤详细描述如下。①粗分割步骤:两个原始 CXR 图像组成的数据表示为 $M = \{m_1, m_2, \cdots, m_n\}$ 和增广数据 $N = \{n_1, n_2, \cdots, n_n\}$,被用作训练 Mask-RCNN 的输入. 我们使用 LabelMe 工具分别注释数据集的左侧 ROI 和右侧 ROI。我们使用注释来训练和验证 Mask-RCNN,其中左 ROI 和右 ROI 识别的过程是分开的。粗分割结果 $Q = \{q_1, q_2, \cdots, q_n\} = \{q_{ir} + q_{il}\}, p_i \in q_i, q_i \in R^d$ 由 Mask-RCNN 产生,q_i 表示左感兴趣区域 q_{il} 或右感兴趣区域 q_{ir},并且 p_i 是 q_i 的点。②微调步骤:该步骤用于细化粗分割结果 $Q = \{q_1, q_2, \cdots, q_n\} = \{q_{ir} + q_{il}\}$。首先,利用改进的 ACPSM 自适应地获得顶点序列(顶点序列号记为 t)和每个顶点的坐标 $x(t)$ 和 $y(t)$。通过连接这些排序的顶点来生成由线段组成的轮廓。作为学习方法的训练结果(即 BNNM)强烈依赖于初始参数(即 weight),我们使用 AMDE 来搜索 BNNM 的最优初始权重 w。由 ACPSM 得到的顶点序列号 t 作为 BNNM 的输入,顶点坐标用于最小化 BNNM 的均方误差 $MSE = \frac{1}{N} \sum_{i=1}^{N} (f - gt)^2$。在训练期间,MSE 被最小化,其中 f 和 gt 分别是当前估计结果和期望结果。在训练之后,我们将获得新顶点的优化坐标,以表示平滑肺轮廓并能够匹配标定的真实轮廓数据。

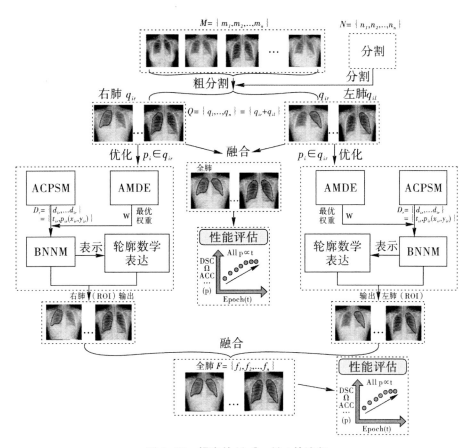

图 4-19　提出的 H-SegNet 的流程

表 4-1　提出方法的每个步骤的输入和输出

方法	输入	输出
Mask R-CNN	原始数据	粗糙分割结果
ACPSM	粗糙分割结果（点）	顶点序列（顶点序列号和对应坐标）
AMDE	初始参数	最优 BNNM 的初始权重
BNNM	顶点的序列数	精细化结果

　　增强后，我们分别注释数据集的左侧 ROI 和右侧 ROI。然后，使用 Mask-RCNN 对每个感兴趣区域进行粗分割，并使用优化方法对每个感兴趣

区域的粗分割结果进行微调。最后,融合同一切片的左右两个 ROI 的分割结果,提取两个 ROI 的分割结果的坐标并叠加到原始切片上,得到整个肺的分割结果 $F = \{f_1, f_2, \cdots, f_n\}$。

1. 粗分割　在这项工作中,我们使用旋转方法进行数据扩增,其中每个原始图像被旋转 45°、0°、135°、180°、225°、270° 和 315°,直到它们达到扩增图像的预期数量。考虑到 Mask R-CNN 是自动分割目标的一个很好的选择,我们使用它作为粗分割步骤。Mask-RCNN 的主要网络架构包括 Resnet 50、特征金字塔网络(feature pyramid networks, FPN)、感兴趣区域对齐(region of interest align, RoIAlign)和预测头。

2. 算法的优化　在前期研究的基础上,我们提出了一种新的混合优化算法,包括改进的自适应闭合折线搜索算法(adaptive closed polyline searching method, ACPSM)和改进的基于自适应内存的差分进化反向传播神经网络算法(adaptive memory-based differential evolution-backpropagation neural network method, AMDE-BNNM),用于微调 Mask-RCNN 的初始分割结果。

(1)改进的自适应闭合折线搜索算法:为提高抗干扰能力,处理可能产生主曲线畸变的异常顶点,在前人工作的基础上,我们提出了改进的 ACPSM,其中主要改进概述如下。

1)标准化:Min-Max 标准化方法由于插入新数据时 x 或 y 的最大值或最小值会改变并重新计算,因此我们以前工作中使用的算法抗干扰能力较差。本部分内容提出了一种新的抗干扰能力较强的归一化方法。首先,我们分别计算点 p_i 的 x 轴坐标 x_i 和 y 轴坐标 y_i 的平均值 μ 和方差 σ(式 4-107 和式 4-108)。然后将 x 轴坐标 x_i 和 y 轴坐标 y_i 重置为式 4-109。注意,剩余步骤中 x_i 和 y_i 是标准化之后的值。

$$\mu_x = \frac{1}{n}\sum_{i=1}^{n} x_i \text{ and } \mu_y = \frac{1}{n}\sum_{i=1}^{n} y_i \tag{4-107}$$

$$\sigma_x = \sqrt{\frac{1}{n}\sum_{i=1}^{n}[(x_i-\mu_x)^2]} \text{ and } \sigma_y = \sqrt{\frac{1}{n}\sum_{i=1}^{n}[(y_i-\mu_y)^2]} \tag{4-108}$$

$$x_i = \frac{x_i-\mu_x}{\sigma_x} \text{ and } y_i = \frac{y_i-\mu_y}{\sigma_x} \tag{4-109}$$

2)顶点清理:为了避免主曲线变形,引入约束项对异常顶点进行清理,其中顶点清理步骤在顶点优化步骤之后进行。顶点清理标志满足以下条件：

$$\text{flag}(v_i) = \begin{cases} 1, \text{if} \{ (l_{si-1} \text{ or } l_{si}) > r \} \\ 0, \text{ otherwise} \end{cases} \quad (4-110)$$

其中l_{si}是第i个线段的长度，r是数据半径。当$\text{flag}(v_i)=1$时，顶点将被保持；否则，将其删除。r是确定数据缩放的常数，其定义为：

$$r = \max_{x \in X} \| x - \frac{1}{n} \sum_{y \in X} y \| \quad (4-111)$$

其中n是数据点的数量，X是数据点集。x和y分别是数据点x_i的x轴和y轴坐标。

l_{si}应该满足以下条件：

$$l_{si} = \| v_{i+1} - v_i \| \quad 1 \leq i \leq m \quad (4-112)$$

其中m是主曲线的顶点数。此外，介绍了两个新的条件来过滤的顶点。如果满足下列条件，则顶点v_i将被删除：①顶点v_i超出数据点的半径；②投影到顶点v_i以及由v_i和最近顶点v_{i+1}组成的相邻段的采样点太少，数据点的数目是接近于零。

（2）改进的基于自适应内存的差分进化反向传播神经网络算法：我们提出了一种使用基于内存机制和改进突变步骤的改进 AMDE-BNNM 算法，主要步骤总结如下。

1）平均突变因子（uF）和平均交叉率（uCR）初始化在$[0,1]$范围内。

2）设当前迭代次数为 G=1，且 G<G_{max}（最大迭代次数）。

3）初始 F 和 CR 由 uF 和 uCR 生成，uF 和 uCR 满足以下条件：F = rand（uF,1），CR = rand（uCR,1）。初始 F 和 CR 分别从$[uF,1]$和$[uCR,1]$的范围中随机选择。

4）在突变步骤，新突变个体v_s^{G+1}在以下条件中产生：

$$v_s^{G+1} = \begin{cases} x_{r_1}^G + \text{rand}_1 \times (x_{r_2}^G - x_{r_3}^G), & \text{if rand}[0,1] < p_G \\ x_{r_1}^G + \text{rand}_2 \times (x_{r_2}^G - x_{r_3}^G) + \text{rand}_3 \times (x_{r_4}^G - x_{r_5}^G), & \text{otherwise} \end{cases}$$

$$(4-113)$$

其中$x_{r_k}^G$是初始候选，并且$r_k(k=1,2,3,4,5)$表示在$[1,N_p]$范围内的 5 个随机整数；N_p为解的个数；rand_1、rand_2、和rand_3是范围$[0,1]$中的 3 个随机数。p_G表示使用变异算子的概率，如下所示：

$$p_G = p_{min} + \frac{G \times (p_{max} - p_{min})}{G_{max}} \tag{4-114}$$

其中 p_{max} 和 p_{min} 是使用变异运算符的最大和最小概率。

5）我们使用交叉步骤得到实验个体 u_s^{G+1}：

$$u_s^{G+1} = \begin{cases} v_s^{G+1}, & \text{if rand}[0,1] \leq CR \\ x_s^G, & \text{otherwise} \end{cases} \tag{4-115}$$

6）在选择步骤中，获得下一个候选项为：

$$x_s^{G+1} = \begin{cases} u_s^{G+1}, & \text{if } f(u_s^{G+1}) < f(x_s^G) \\ x_s^G, & \text{otherwise} \end{cases} \tag{4-116}$$

7）根据 Lehmer 函数 $[\text{mean}_L(\cdot)]$，选择所有成功交叉概率 S_{CR} 集和所有成功突变因子 S_F 集，如下所示：

$$\text{mean}_L(S_F) = \frac{\sum_{F \in S_F} F^2}{\sum_{F \in S_F} F} \tag{4-117a}$$

$$\text{mean}_L(S_{CR}) = \frac{\sum_{CR \in S_{CR}} CR^2}{\sum_{CR \in S_{CR}} CR} \tag{4-117b}$$

8）uF 和 uCR 更新如下：

$$uF = (1 - c) \times uF + c \times \text{mean}_L(S_F) \tag{4-118a}$$

$$uCR = (1 - c) \times uCR + c \times \text{mean}_L(S_{CR}) \tag{4-118b}$$

其中 c 在 $[0,1]$ 范围内随机选择。

如果 $G < G_{max}$，转到步骤 3），其中使用新获得的 uF 和 uCR，并且 $G = G+1$。

此外，如果 $G \geq G_{max}$，转到步骤 9）。

9）选择最佳候选作为下一个 BNNM 的初始权重。

在通过 AMDE 确定 BNNM 的初始权重之后，我们将对 BNNM 进行训练，训练的主要目的是找到合适的映射函数（由三层神经网络实现），以生成 BNNM 输出所表示的平滑的肺轮廓（即优化顶点）来匹配标记好的轮廓数据。AMDE-BNNM 的流程图见图 4-20。我们使用带一个隐层的 BNNM 进行训练，并将 ACPSM 得到的顶点序列用于 BNNM，其中顶点序列由有序的顶点及其对应的坐标组成。在 BNNM 的前向传播步骤中，Sigmoid 激活函数 $h_1 = 1/(1+e^{-x})$ 和 Tanh 激活函数 $h_2 = (e^x - e^{-x})/(e^x + e^{-x})$ 分别从输入层到隐藏层和从隐藏层到输出层选择。由于每个顶点由 x 轴和 y 轴坐标组成，输出神

经元 $c(\cdot)$ 的输出层包括两个单元,对应于 x 和 y,其中 x 和 y 可分别视为顶点序列号 t 上的连续函数 $c(x(t))$ 和 $c(y(t))$:

$$\Big(c(x(t)),c(y(t))\Big) = \Big(\frac{e^{\sum_{j=1}^{U}\frac{1}{1+e^{\sum_{i=1}^{Z}-(\iota\omega_i-T_i)}}v_{j,1}-b_{j,1}} - e^{-\sum_{j=1}^{U}\frac{1}{1+e^{\sum_{i=1}^{Z}-(\iota\omega_i-T_i)}}v_{j,1}-b_{j,1}}}{e^{\sum_{j=1}^{U}\frac{1}{1+e^{\sum_{i=1}^{Z}-(\iota\omega_i-T_i)}}v_{j,1}-b_{j,1}} + e^{-\sum_{j=1}^{U}\frac{1}{1+e^{\sum_{i=1}^{Z}-(\iota\omega_i-T_i)}}v_{j,1}-b_{j,1}}},$$

$$\frac{e^{\sum_{j=1}^{U}\frac{1}{1+e^{\sum_{i=1}^{Z}-(\iota\omega_i-T_i)}}v_{j,2}-b_{j,2}} - e^{-\sum_{j=1}^{U}\frac{1}{1+e^{\sum_{i=1}^{Z}-(\iota\omega_i-T_i)}}v_{j,2}-b_{j,2}}}{e^{\sum_{j=1}^{U}\frac{1}{1+e^{\sum_{i=1}^{Z}-(\iota\omega_i-T_i)}}v_{j,2}-b_{j,2}} + e^{-\sum_{j=1}^{U}\frac{1}{1+e^{\sum_{i=1}^{Z}-(\iota\omega_i-T_i)}}v_{j,2}-b_{j,2}}}\Big)$$

$$(4-119)$$

其中 $c(\cdot)$ 是输出层的输出,t 是顶点的序列号,且 Z 是隐神经的序列。$w_i(i=1,2,\cdots,Z)$ 和 $v_{i,u}(i=1,2,\cdots,Z;u=1,2)$ 分别是从输入层到第 i 隐神经元和从第 i 隐神经元到第 u 输出神经元的权重。$b_u(u=1,2)$ 和 $T_i(i=1,2,\cdots,Z)$ 分别是第 u 输出神经元的权重和第 i 隐神经元的阈值。

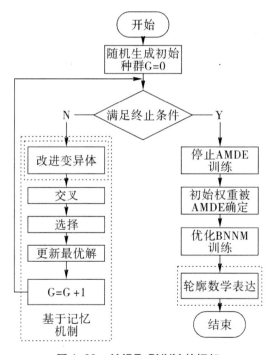

图 4-20　AMDE-BNNM 的框架

注:①与 DE-BNNM 算法相比,AMDE-BNNM 算法的主要改进之处在于采用了基于内存的机制和改进的变异步骤。②我们用虚线框标记 AMDE-BNNM 的改进。

在训练后,我们将获得优化顶点的坐标以表示平滑的肺轮廓,如下所示:

$$f(t) = \left(x(t), y(t)\right) = \left(\frac{c(x(t)) + 1 - \sqrt{1 - (c(x(t)))^2}}{2 \times c(x(t))}, \right.$$

$$\left. \frac{c(y(t)) + 1 - \sqrt{1 - (c(y(t)))^2}}{2 \times c(y(t))} \right)$$

$$\tag{4-120}$$

其中 $x(t)$ 表示轮廓点的 x 轴坐标, $y(t)$ 表示轮廓点的 y 轴坐标。

四、基于人工智能和可解释人工智能的图像分割方法

(一)基于人工智能的图像分割方法

1. 基于人工智能的图像分割方法的特点　受益于人工智能技术的迅速发展,人工智能系统与医学图像信息处理紧密结合,在医学和医疗保健领域应用广泛。当下,不少研究团队在医学图像分割中运用卷积神经网络(CNN)、U-Net 等传统人工智能模型,以减少医生工作量,提高诊断与治疗的有效程度。

卷积神经网络主要由输入层、卷积层、ReLU 层、池化(Pooling)层和全连接层(与常规神经网络中相同)构成,与常规神经网络不同,卷积神经网络的各层中的神经元以三维排列:宽度、高度和深度。使用 CNN 方法,可以解决使用全连接神经网络处理大尺寸图像的 3 个明显的缺点:将图像展开为向量会丢失空间信息;参数过多效率低下,训练困难;大量的参数易导致网络过拟合。而 U-Net 整个流程为 U 型,左边的为下采样过程,右边为上采样过程,中间的灰色箭头是将特征图进行跳层联结,其原理和 DenseNet 相同,即concatenate、torch. cat([x1, x2])。可以将浅层的定位信息和高层的像素分类判定信息进行融合,从而得到更好的结果。Ghavami 等人提出基于 CNN框架的 DL 分割模型,并应用于 US 前列腺图像。Orlando 等人提出改进的U-net 框架,为前列腺癌手术提供可推广的术中解决方案。Orlando 等人开发基于 U-Net 的超声前列腺图像分割模型;该模型在上采样阶段引入转置卷积来代替传统的卷积核,进而提高模型的预测能力。Karimi 等人设计基于CNN 的分割方法,并用于医学图像精准分割;首先利用单个 CNN 进行训练,并在训练过程中采用自适应采样策略以更多地关注图像中的模糊区域;然后训练混合 CNN 模型集群,并利用统计形状模型形式的先验形状信息来改进不确定性分割,并给出最终分割结果。

2. 基于人工智能的图像分割方法的优点　将人工智能系统引入医学图

像分割可以使流程自动化,以相同的精度处理大量案例,使结果不会因疲劳、数据过载或缺少手动步骤等因素而受到影响,从而大幅减少工作量,提高诊断效率。同时,人工智能系统的引入可以为医患做出决断,提高疾病早期诊断的精度,有助于疾病预测与后期治疗,具有极高的临床价值。

3. 基于人工智能的图像分割方法面临的挑战　由于人工智能系统的可解释性低,具有黑箱性质,传统的人工智能方法无法向人类用户准确地解释人工智能系统的决策,造成调试难、理解难、信任难的问题,不能够被很好的应用,发挥其应用的价值。因此,如何让用户理解人工智能决策、信任和使用人工智能系统,让医生和患者相信基于人工智能的医学图像处理的安全性和正确性,成为一大挑战。

（二）基于可解释人工智能的图像分割方法

1. 基于可解释人工智能的图像分割方法的特点　为了满足用户对于人工智能决策的信任需求,可解释人工智能（explainable artificial intelligence, XAI）逐渐兴起,通过提供解释使其行为更易于被用户理解,从而降低风险。可解释性可主要分为:特定模型的可解释性（model-specific explainability）、不限模型的可解释性（model-agnostic explainability）、模型中心的可解释性（model-centric explainability）、数据中心的可解释性（data-centric explainability）等。其中特定模型的可解释性（model-specific explainability）严格限定于特定模型算法的可解释性,如决策树模型、贝叶斯网络等;不限模型的可解释性（model-agnostic explainability）的解释适用于任何类型的机器学习模型;模型中心的可解释性（model-centric explainability）的大多数解释方法都是以模型为中心的,解释如何调整特征和目标值,应用各种算法并提取特定的结果集;数据中心的可解释性（data-centric explainability）主要用于理解数据的意义,常见的方法有:数据剖析（data profiling）、监控数据漂移（monitoring data-Drifts）和数据对抗（data-adversarial）。

例如,Pereira 等人提出了一种增强自动提取的机器学习特征的可解释性的方法,并应用于受限玻尔兹曼机随机森林（restricted Boltzmann machine-random forest,RBM-RF）系统中,以实现医学图像分割。Karri 等人提出了一种可解释的多模块语义引导注意力网络（MSGA-Net）用于可解释和高度准确的医学图像分割。Sun 等人提出侧重于模型的可解释性和鲁棒性的形状注意力 Unet 模型（SAUNet）,并用于医学图像分割。Gu 等人广泛利用 CNN

结构中的多关注点,提出了一种基于注意力的综合 CNN(CA Net),以实现更准确和可解释的医学图像分割,同时了解最重要的空间位置、通道和尺度,从而获得更准确且可解释的医学图像分割。

2. 基于可解释人工智能的图像分割方法的优点 XAI 系统通过为人工智能系统决策进行解释来获取用户信任,提供了可视化的方法,有效克服了经典人工智能系统所面临的黑箱性质,使得用户能够更好地了解模型的行为,并能够更有效地利用模型。在医学领域中,可解释性可以帮助医生解释和理解决策的获取过程,相应地修改网络以获得高精准度,并解决患者和医生对智能医疗保健产品缺乏信任的问题。

3. 基于可解释人工智能的图像分割方法面临的挑战 首先,XAI 系统难以对每一项任务做出准确合理的判断,模型的安全性及鲁棒性较低,从而影响项目的预期运行,甚至可能会导致生成不可接受的结果;其次,XAI 模型缺乏可问责性,难以辅助人工智能模型不断审查最终决策的正确性,并在必要时修改系统,获得可信赖的实验结果;最后,XAI 模型缺乏价值一致性,用户想要获取预期的结果需要多次向模型提供反馈,培养模型拥有相同的价值观,完成协作具有较高的难度。

(彭 涛 阮怡文)

第六节 缺失数据插补方法

一、数据插补方法

对于存在缺失数据的问题,有一些方法可以处理缺失数据。一种直接的方法是丢弃带有缺失值的样本或特征。然而,这将导致大量信息在表示过程中丢失。为了有效地利用不完整的数据,可以通过考虑现有数据的内在关系来恢复缺失数据。对缺失数据进行插补最常用的方法之一是平均插补(mean imputation,MI),它涉及通过使用其他样本中该特征值的平均值来填充缺失值。MI 的一个局限性是它没有考虑数据集中特征的任何相关性,考虑相关性将有助于进行更准确的插补。另一个广泛使用的方法是基于回归的插补。它涉及使用由特征完整的样本构建的回归模型来填充缺失值。

但是,该方法仅适用于包含完整特征样本的数据集,不使用不完整样本中的值进行插补。

机器学习技术是可用于数据插补的强大工具,例如 K - 最近邻(K - nearest neighbor,KNN)、神经网络(neural network,NN)、自组织映射(self - organising maps,SOM)、奇异值分解(singular value decomposition,SVD)、决策树(decision tree,DT)和支持向量机(support vector machine,SVM)。Silua 等人使用了一个三层感知器网络,其中输入和输出神经元的数量与样本特征的数量相同。通过以原始不完整数据为输出,以扰动数据为输入训练网络,对原始数据中的缺失值进行填充。Pahman 等人将 DT 用于识别数据集中属于同一段的样本具有较高相似度和属性相关性的水平段,用于指导插补。在医学应用中另一种常用的插补方法是 KNN,它涉及通过使用其 K 个最近样本的对应值的平均值来填充缺失值。Batista 等人表明,KNN 方法处理缺失数据的性能优于 C4.5 和 CN2 方法。Troyanskaya 等人研究发现 KNN 方法在 DNA 微阵列研究中比 SVD 方法更稳健和敏感。然而,上述方法只能应用于无监督学习场景。他们不能在半监督学习场景中利用标签信息。Wang 等人在支持向量机训练过程中嵌入缺失数据插补。该方法要求所有数据都被标记,这不适用于涉及标记数据和未标记数据的半监督场景。

二、基于矩阵完备的插补方法

矩阵补全是数据插补的另一个分支。低秩矩阵补全(low - rank matrix completion,LRMC)作为一种流行的插补方法,已广泛应用于协同滤波、全局定位、系统辨识、降阶等领域。LRMC 通过考虑具有低秩属性的数据来填充缺失的数据。然而,LRMC 只考虑数据中的低秩先验知识,不要求非负性,这在很多类型的数据中都是明显的先验知识,比如图像、视频和医疗数据。考虑到数据的低秩性和非负先验知识,提出了利用低秩和非负先验知识的非负矩阵分解补全(NMFC)方法。然而,NMF 插补的目标是由二次 Frobenius 范数建模,该范数对数据中的异常值非常敏感。此外,NMF 插补模型不能利用标签上的信息。它是改善表示和插补判别性的最有力的信息形式之一。为了处理数据中的异常值并利用标签信息,下面主要介绍一种基于相关熵的约束的 NMF 补全(correntropy based constraint NMF completion,CCNMFC)方法,在半监督场景下实现鲁棒表示和插补。为便于表述,表 4-2 总结了本节采用的符号。

表4-2　本节采用的符号的含义

符号	描述
n	样本数量
d	特征数量
r	矩阵因子秩
A^T	矩阵 A 的转置
$A_{i,j}$	矩阵 A 的 (i,j) 元素
$a_{i.}$	矩阵 A 的第 i 行
$a_{.j}$	矩阵 A 的第 j 列
$\langle A,B \rangle$	矩阵 A 和 B 的内积
$\dfrac{\partial f}{\partial z}$	函数 f 对 z 的偏导数
$E[f(x,y)]$	随机变量 x 和 y 的期望
$\|A\|_F$	矩阵 A 的 Frobenius 范数
$\|A\|_2$	矩阵 A 的谱范数
$\nabla_X f(\cdot)$	f 关于 X 的偏梯度
$k_\sigma(x,y)$	以 σ 为参数的 Mercer 核函数

三、基于相关熵的半监督矩阵插补分解方法

(一)预备知识

1.最大相关熵准则　设 x 和 y 是两个随机变量，x 和 y 的相关熵定义为：

$$V_\sigma(x,y) = E[k_\sigma(x,y)] \tag{4-121}$$

其中 $k_\sigma(\cdot)$ 是平移不变的 mercer 核，$E[\cdot]$ 表示期望。相关熵是核宽 σ 内 x 和 y 之间的局部非线性相似性度量。实际上，相关熵由样本估计量逼近：

$$\widehat{v_\sigma}(x,y) = \frac{1}{n}\sum_{i=1}^{n} k_\sigma(x_i - y_i) \tag{4-122}$$

其中 $\{x_i, y_i\}_{i=1}^n$ 是样本集，$k_\sigma = \exp(-\dfrac{x^2}{2\sigma^2})$。最大相关熵准则（maximum correntropy criterion，MCC）是一种优化策略，使两个变量的相关熵

最大化,使它们在局部范围内尽可能接近。MSE 与相关熵的差异如图 4-21 所示。从图 4-21A 可以看出,MSE 是误差 x-y 的二次函数,可以放大远离误差分布均值的样本的贡献。因此,它对异常值非常敏感。与 MSE 相比,相关熵是沿 x=y 方向的局部测量,如图 4-21B 所示。由于相关熵的局部性,MCC 适用于处理非高斯噪声数据和包含较大离群值的数据。MCC 由于其鲁棒性,在信号处理领域得到了广泛的应用。

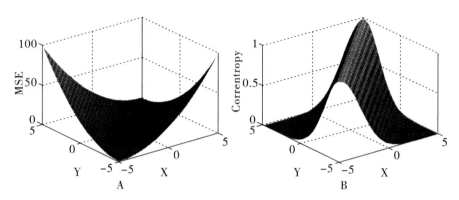

A. 均方误差(MSE)是误差 x-y 的二次函数;B. 相关熵是沿 x=y 的局部测量。

图 4-21　变量 X 和 Y 的关节空间的曲面

2. 非负矩阵分解补全　设 $A = [a_1, a_2, \cdots, a_n] \in \mathbb{R}^{d \times n}$ 为数据矩阵,其中每一列为数据样本。非负矩阵分解(non-negative matrix factorization, NMF)是将一个非负矩阵 A 分解为两个低秩非负矩阵因子的一种矩阵分解方法,具体如下:

$$\min_{X,Z} \frac{1}{2} \| A - XZ \|_F^2 , \text{ s.t. } X \geqslant 0, Z \geqslant 0 \qquad (4-123)$$

NMF 的基于部分的表示类似于人脑表示对象的方式。它已成功应用于生物数据的挖掘,如微阵列数据分析和基因表达数据聚类。NMF 可以用来捕捉在 X 中的潜在的语义聚类信息,每一列都可以被视为一个聚类中心。由于在大多数社区健康数据中具有非负性,NMF 插补可以通过考虑数据是低秩的用于估计缺失值。将 NMF 插补中的缺失数据插补问题建模为:

$$\min_{X,Z} \frac{1}{2} \| P_\Omega(A - XZ) \|_F^2 , \text{ s.t. } X \geqslant 0, Z \geqslant 0 \qquad (4-124)$$

在这里 Ω 是 A 中观察到的数据的索引集,并且返 $P_\Omega(A)$ 回 A 的副本,该副本发送的数据不在 Ω 中为零。式 4-124 中的问题等价于:

$$\min_{X,Z,B} \frac{1}{2} \| B - XZ \|_F^2 , \text{ s.t. } X \geqslant 0, Z \geqslant 0, P_\Omega(A) = P_\Omega(B)$$

(4-125)

(二)基于相关熵约束的半监督非负矩阵分解数据插补模型

受使用约束矩阵引入标签信息进行降维的启发,我们在矩阵补全过程中使用约束矩阵引入标签信息。半监督 NMF 表示与插补模型表述为:

$$\min_{X,Z,B} \frac{1}{2} \| B - XZM \|_F^2 , \text{ s.t. } X \geqslant 0, Z \geqslant 0, P_\Omega(A) = P_\Omega(B)$$

(4-126)

其中 M 是约束矩阵。如果前 p 个样本被标记为 c 类,M 可表示为:

$$M = \begin{pmatrix} C_{c \times p} & 0 \\ 0 & I_{n-p} \end{pmatrix}$$

(4-127)

其中 C 为标签指标矩阵,如果第 j 个样本属于第 i 类则 $C_{i,j} = 1$,否则 $C_{i,j} = 0$。例如,假设 a_1 和 a_3 属于第一类,a_2 和 a_4 属于第二类,a_5 和 a_6 属于第三类,则指标矩阵 C 为:

$$C = \begin{pmatrix} 1 & 0 & 1 & 0 & 0 & 0 \\ 0 & 1 & 0 & 1 & 0 & 0 \\ 0 & 0 & 0 & 0 & 1 & 1 \end{pmatrix}$$

(4-128)

ZM 为低维表示矩阵。如图 4-22 所示,如果样本 a_i 与样本 a_j 具有相同的类标签 y_l,通过约束矩阵,两个样本在 ZM 中具有相同的表示,因此可以进行相同的重构来估算缺失值,这是一种合理利用标签信息的方式。考虑到数据中可能存在异常值,引入相关熵来衡量每个数据与原始数据和重构数据的相似性,并引入 MCC 来构建优化模型。基于相关熵的约束 NMF 插补模型构建如下:

$$\max_{X,Z,B} \frac{1}{2} \sum_{i=1}^{d} \sum_{j=1}^{n} \exp\left(\frac{-(B_{i,j} - x_{i\cdot} Z m_{\cdot j})^2}{2\sigma^2}\right) ,$$

$$\text{s.t. } X \geqslant 0, Z \geqslant 0, P_\Omega(A) = P_\Omega(B)$$

(4-129)

这里 $x_{i\cdot}$ 表示 X 的第 i 行,$m_{\cdot j}$ 表示 M 的第 j 列。

1. 求解模型　本节提出迭代算法求解式 4-129 中的 CCNMFC 模型,由于 CCNMFC 模型非凹性,且缺乏块凹性,难以得到可靠的解。为了解决这一问题,首先采用 Fenchel 共轭技术对式 4-129 的模型进行了重新表述,引入了更多的共轭变量,得到了块凹结构,便于用数值方法求解模型。然后,应用加速块坐标更新(BCU)来解决重新制定的问题,它保证每个更新都有一个显式的解决方案。

（1）通过 Fenchel 共轭技术进行模型等价，设 $\varphi(z) = z - z\ln(-z)$，通过 Fenchel 共轭，很容易验证：

$$\exp(-x) = \sup\{zx - \varphi(z)\} \tag{4-130}$$

可以发现式 4-130 的最大值在 $z = -\exp(-x)$ 处达到。基于此，令：

$$f(X, Z, P, B) = \frac{1}{2}\sum_{i=1}^{d}\sum_{j=1}^{n}\left[P_{i,j}\frac{(B_{i,j} - x_{i,}Zm_{,j})^2}{2\sigma^2} - \varphi(P_{i,j})\right] \tag{4-131}$$

式 4-129 中的模型等价于：

$$\max_{X,Z,P,B}f(X, Z, P, B)\text{，s. t. }X \geqslant 0, Z \geqslant 0, P_\Omega(A) = P_\Omega(B) \tag{4-132}$$

因此，在接下来的部分中，我们只需要重点求解式 4-132 中的那个模型，而不需要求解式 4-129 中的模型。

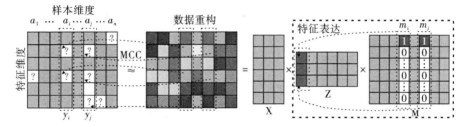

图 4-22　CCNMF 补全方法概述

注：样本 a_i 和样本 a_j 具有相同的标签 y_l，通过约束矩阵，a_i 和 a_j 具有相同的重构来嵌入缺失值。相关熵是用来衡量原始数据和重建数据之间的相似性。利用 MCC 构建优化模型，提高模型对非高斯噪声和离群值的鲁棒性。

（2）加速 BCU 迭代求解：基于加速 BCU 框架，式 4-132 中的一个变量在每次迭代时用最新值固定的变量更新一次。具体而言，变量更新如下：

$$P^{t+1} = \operatorname{argmax}_P f(X^t, Z^t, P, B^t)\text{，} \tag{4-133a}$$

$$X^{t+1} = \operatorname*{argmax}_{X \geqslant 0}\langle\nabla_X f(\widehat{X}^t, Z^t, P^{t+1}, B^t), X - \widehat{X}^t\rangle = -\frac{L_X^t}{2}\|X - \widehat{X}^t\|_F^2 \tag{4-133b}$$

$$Z^{t+1} = \operatorname*{argmax}_{Z \geqslant 0}\langle\nabla_Z f(X^{t+1}, \widehat{Z}^t, P^{t+1}, B^t), Z - \widehat{Z}^t\rangle = -\frac{L_Z^t}{2}\|Z - \widehat{Z}^t\|_F^2 \tag{4-133c}$$

$$B^{t+1} = \text{argmax}_{P_\Omega(B) = P_\Omega(A)} f(X^{t+1}, Z^{t+1}, P^{t+1}, B) \qquad (4-133d)$$

其中 $\nabla_X f(\cdot)$ 和 $\nabla_Z f(\cdot)$ 是相对于 X 和 Z 的偏梯度。L_X^t 和 L_Z^t 是 $\nabla_X f(X, Z^t, P^{t+1})$ 和 $\nabla_Z f(X^{t+1}, Z, P^{t+1})$ 相对于 X 和 Z 的李普希茨常数,并且:

$$\widehat{X}^t = X^t + \omega_X^t(X^t - X^{t-1}), \quad \widehat{Z}^t = Z^t + \omega_X^t(Z^t - Z^{t-1}) \qquad (4-134)$$

为权值为 ω_S^t, $\omega_Z^t \in [0,1)$ 的外推点。在下面,我们将明确地讨论如何求解式 4-133a ~ 式 4-133d 的每个子问题。

1)更新 P:利用上面讨论的 Fenchel 共轭技术,子问题式 4-133a 的解可以显式地得到为:

$$P_{i,j}^{t+1} = -\exp\left(\frac{-(B_{i,j}^t - x_{i.}^t Z^t m_{.j}^t)^2}{2\sigma^2}\right), \quad \forall i = 1, \cdots, d; j = 1, \cdots, n$$

$$(4-135)$$

2)更新 X:式 4-133b 中更新 X 的子问题可以重新表述为:

$$\min_{X \geqslant 0} \frac{1}{2} \| X - S \|_F^2 \qquad (4-136)$$

其中 $S = \widehat{X}^t + \dfrac{1}{L_X^t} \nabla_X f(\widehat{X}^t, Z^t, P^{t+1}, B^t)$。式 4-136 的最优解是 $X^{t+1} = \max(0, S)$。

3)更新 Z:类似于处理式 4-133b 的方法,式 4-133c 中更新 Z 的子问题可以重新表述为:

$$\min_{Z \geqslant 0} \frac{1}{2} \| Z - Y \|_F^2 \qquad (4-137)$$

其中 $Y = \widehat{Z}^t + \dfrac{1}{L_Z^t} \nabla_Z f(X^{t+1}, \widehat{Z}^t, P^{t+1}, B^t)$。式 4-136 的最优解 $Z^{t+1} = \max(0, Y)$。

4)更新 B:在式 4-133d 中更新 B 的子问题如下:

$$\min_{P_\Omega(B) = P_\Omega(A)} \frac{1}{2} \| (-P^{t+1}) \circ (B - X^{t+1} Z^{t+1} M) \|_F^2 \qquad (4-138)$$

其中 $\circ$ 表示 Hadamard 乘积。根据下面的定理 1,式 4-138 中的问题有如下的封闭形式的解:

$$B_{i,j}^{t+1} = \begin{cases} A_{i,j} & \text{if } i,j \in \Omega \\ (X^{t+1} Z^{t+1} M)_{i,j} & \text{otherwise} \end{cases} \qquad (4-139)$$

定理 1 问题:

$$\min_{P_\Omega(B) = P_\Omega(A)} \frac{1}{2} \| C \circ (B - D) \|_F^2 \qquad (4-140)$$

有最优解 B^* 为：

$$B_{i,j}^* = \begin{cases} A_{i,j} \text{ if } i,j \in \Omega \\ D_{i,j} \text{ otherwise} \end{cases} \qquad (4-141)$$

算法 3 基于相关熵的约束非负矩阵分解补全（CCNMFC）

1：输入：数据矩阵 $A \in \mathbb{R}^{d \times n}$，约束矩阵 M，阈值 $\varepsilon \in (0,1)$。

2：输出：X, Z 和 B。

3：初始化 X^0, Z^0，选择一个正数 $\delta_\omega < 1$，并且设置 t=0。

4：当没有收敛时：

5：更新 $P^{t+1} \leftarrow (14)$。

6：根据（22a）和（23a）分别计算 L_X^t, L_Z^t 和 ω_X^t, ω_Z^t

7：计算 $\widehat{X}^t, \widehat{Z}^t \leftarrow (13)$。

8：计算 $S = \widehat{X}^t + \frac{1}{L_X^t} \nabla_X f(\widehat{X}^t, Z^t, P^{t+1}, B^t)$。

9：更新 $X^{t+1} = max(0, S)$。

10：计算 $Y = \widehat{Z}^t + \frac{1}{L_Z^t} \nabla_Z f(X^{t+1}, \widehat{Z}^t, P^{t+1}, B^t)$。

11：更新 $Z^{t+1} = max(0, Y)$。

12：如果 $f(X^{t+1}, Z^{t+1}, P^{t+1}, B^t) \leqslant f(X^t, Z^t, P^t, B^t)$

那么

13：设置 $\widehat{X}^t = X^t, \widehat{Z}^t = Z^t$，并且返回第 8 步

14：终止如果条件

15：更新 $B^{t+1} \leftarrow (18)$。

16：让 $t \leftarrow t + 1$。

17：终止当没有收敛时条件

18：$X = X^t, Z = Z^t, B = B^t$。

19：如果 $-P_{i,j} < \varepsilon$ 那么

20：$B_{i,j} = x_{i.} Z m_{.j}$

21：终止如果条件

（3）参数设置：注意到式 4-133a 中变量 X 和 Z 的更新需要 Lipschitz 常数 L_X^t，L_Z^t 和外推权值 ω_X^t，ω_Z^t。在算法中，常数 L_X^t 表示为：

$$L_X^t = \max\{\widetilde{L_X^t}, L_X\}, L_Z^t = \max\{\widetilde{L_Z^t}, L_Z\} \tag{4-142}$$

其中 L_X，$L_X = \parallel M \parallel_2^2$，并且：

$$\widetilde{L_X^t} = \parallel P^{t+1} \parallel_2 Z^t M \parallel_2^2 \tag{4-143a}$$

$$\widetilde{L_Z^t} = \parallel X^{t+1} \parallel_2^2 P^{t+1} \parallel_2 \parallel M \parallel_2^2 \tag{4-143b}$$

其中 P 是权重矩阵。外推权值设为：

$$\omega'_X = \min(\widehat{\omega}^t, \delta_\omega \sqrt{\frac{L_X^{t-1}}{L_X^t}}) \tag{4-144a}$$

$$\omega'_Z = \min(\widehat{\omega}^t, \delta_\omega \sqrt{\frac{L_Z^{t-1}}{L_Z^t}}) \tag{4-144b}$$

其中，$\delta_\omega < 1$ 是预先确定的，$\widehat{\omega}^t = \frac{(\tau_{t-1} - 1)}{\tau_t}$，$\tau_0 = 1$，$\tau_t$ 表示为：

$$\tau_t = \frac{1}{2}(1 + \sqrt{1 + \sqrt{1 + 4\tau_{t-1}^2}}) \tag{4-145}$$

在总结上述推导的基础上，算法 3 给出了迭代 CCNMF 算法的伪代码来求解式 4-132。在该算法中，第 12～14 行用于检测迭代次数的减少并重置外推点。该步骤可以保持目标的单调性，提高 BCU 的性能。$-P_{i,j} \in [0,1]$ 的值可视为数据 $A_{i,j}$ 是一个正常值的概率。如果 $-P_{i,j}$ 较大，则 $A_{i,j}$ 的值可以认为是具有高置信度的正常值。因此，该思想可用于检测数据中的异常值，减轻异常值在插补中的负面影响。第 19～21 行用于检测异常值并将其替换为重构值。

（4）李普希兹常数的推导：为了便于推导，定义如下：

$$P = \begin{bmatrix} p_1^T \\ p_2^T \\ \vdots \\ p_d^T \end{bmatrix}, B = \begin{bmatrix} b_1^T \\ b_2^T \\ \vdots \\ b_d^T \end{bmatrix}, X = \begin{bmatrix} x_1^T \\ x_2^T \\ \vdots \\ x_d^T \end{bmatrix} \tag{4-146}$$

其中 p_i^T、b_i^T 和 x_i^T 分别是 P、B 和 X 的第 i 行向量。

1）L_X^t 的求导：从式 4-132 和式 4-146 中 f 的定义，我们可以重新表述式 4-132 中问题的目标如下：

$$\frac{1}{2} \sum_{i=1}^{d} (b_i^T - x_i^T ZM) P_i (b_i - (ZM)^T x_i) \qquad (4-147)$$

其中 P_i 是一个对角矩阵,它的对角元素是 p_i。因此,我们可以得到:

$$\nabla_{x_i} f = - ZM P_i b_i + ZM P_i (ZM)^T x_i \qquad (4-148)$$

这样,我们就可以得到:

$$\frac{\partial f(X)}{\partial x_{i,j}} = - (b_i^T P_i (ZM)^T)_j + (x_i^T ZMP_i (ZM)^T)_j$$

$$= - [((B \circ P) (ZM)^T)]_{i,j} + \{[(XZM) \circ P] (ZM)^T\}_{i,j}$$

$$= \{[P \circ (XZM - B)] (ZM)^T\}_{i,j}$$

因此,偏梯度 $\nabla_X f$ 可表示为:

$$\nabla_X f = [P \circ (XZM - B)] (ZM)^T \qquad (4-149)$$

对于任何 $\widetilde{X}$ 和 $\widehat{X}$,我们有:

$$\|\nabla_X f(\widehat{X}) - \nabla_X f(\widetilde{X})\|_F = \|[P \circ (\widehat{X}ZM)] (ZM)^T - [P \circ (\widetilde{X}ZM)] (ZM)^T\|_F$$

$$= \|P \circ (\widehat{X}ZM - \widetilde{X}ZM) (ZM)^T\|_F$$

$$\leqslant \|P \circ (\widehat{X} - \widetilde{X}) (ZM)\|_F \|ZM\|_2$$

$$\leqslant \|P\|_2 \|(\widehat{X} - \widetilde{X}) (ZM)\|_F \|ZM\|_2$$

$$\leqslant \|P\|_2 \|\widehat{X} - \widetilde{X}\|_F \|ZM\|_2^2$$

第一个不等式和第二个不等式遵循的定理是 $\|AB\|_F \leqslant \|A\|_2 \|B\|_F$ 和 $\|A \circ B\|_F \leqslant \|A\|_2 \|B\|_F$。因此,利普兹常数为:

$$\widetilde{L}_X^t = \|P^{t+1}\|_2 \|Z^t M\|_2^2 \qquad (4-150)$$

2)参考式 4-149,式 4-132 中目标函数对变量 Z 求偏梯度为:

$$\nabla_X f = \sum_{i=1}^{d} (x_i x_i^T ZM P_i M^T - x_i b_i^T P_i M^T)$$

$$= [x_1, \cdots, x_d] \begin{bmatrix} x_1^T ZM P_1 \\ \vdots \\ x_d^T ZM P_d \end{bmatrix} M^T - [x_1, \cdots, x_d] \begin{bmatrix} b_1^T P_1 \\ \vdots \\ b_d^T P_d \end{bmatrix} M^T$$

$$= X^T [(XZM) \circ P] M^T - X^T [B \circ P] M^T$$

$$= X^T [(XZM - B) \circ P] M^T \qquad (4-151)$$

对于任何 $\hat{Z}$ 和 $\tilde{Z}$,我们可以得到以下内容:

$$\left\| \nabla_Z f(\hat{Z}) - \nabla_Z f(\tilde{Z}) \right\|_F = \left\| X^T \left[(X\hat{Z}M - B) \circ P \right] M^T \left[(X\tilde{Z}M - B) \circ P \right] M^T \right\|_F$$

$$= \left\| X^T \left[(X\hat{Z}M - X\tilde{Z}M) \circ P \right] M^T \right\|_F$$

$$\leqslant \left\| X \right\|_2 \left\| (X\hat{Z}M - X\tilde{Z}M) \circ P \right\|_F \left\| M \right\|_2$$

$$\leqslant \left\| X \right\|_2 \left\| X(\hat{Z} - \tilde{Z})M \right\|_F \left\| P \right\|_2 \left\| M \right\|_2$$

$$\leqslant \left\| X \right\|_2^2 \left\| \hat{Z} - \tilde{Z} \right\|_F \left\| P \right\|_2 \left\| M \right\|_2^2$$

因此,利普希茨常数为:

$$\tilde{L}_Z^t = \left\| X^{t+1} \right\|_2^2 \left\| P^{t+1} \right\|_2 \left\| M \right\|_2^2$$

（周　楠　杜元花）

参考文献

[1] VIDETIC G M M, DONINGTON J, GIULIANI M, et al. Stereotactic body radiation therapy for early – stage non – small cell lung cancer: executive summary of an ASTRO evidence-based guideline[J]. Pract Radiat Oncol, 2017,7(5):295-301.

[2] HUI Y, YIN F, ZHU G, et al. The correlation evaluation of a tumor tracking system using multiple external markers[J]. Medical Physics, 2006, 33(11): 4073-4084.

[3] 丁兰洲,张怀岑,梁晓坤,等. 基于体表标志点的肿瘤呼吸运动跟踪方法[J]. 中国医学物理学杂志,2016,33(4):403-407.

[4] KILBY W, DOOLEY J R, KUDUVALLI G, et al. The cyberknife robotic radiosurgery system in 2010. Technol. Cancer. Res. T,2010,9(5):433-452.

[5] NUYTTENS J J, PRÉVOST J B, PRAAG J, et al. Lung tumor tracking during stereotactic radiotherapy treatment with the cyberknife: Marker placement and early result[J]. Acta Oncologica,2006,45(7):961-965.

[6] ERNST F, SCHLAEFER A, SCHWEIKARD A. Smoothing of respiratory

motion traces for motion-compensated radiotherapy[J]. Med. Phys. ,2010, 37(1):282-294.

[7]WANG J,SUN R,YU S,et al. An Improved Correlation Model for Respiration Tracking in Robotic Radiosurgery Using Essential Skin Surface Motion[J]. IEEE Robotics and Automation Letters,2021,6(4):7885-7892.

[8]UDAYA W, SOON - YONG P. Real - time external respiratory motion measuring technique using an RGB - D camera and principal component analysis[J]. Sensors,2017,17(8):1840.

[9]HOISAK J D P,SIXEL K E,TIRONA R,et al. Correlation of lung tumor motion with external surrogate indicators of respiration [J]. International Journal of Radiation Oncology, Biology, Physics, 2004, 60(4): 1298-1306.

[10]LI G,ZHANG X,SONG X,et al. Machine learning for predicting accuracy of lung and liver tumor motion tracking using radiomic features [J]. Quantitative Imaging In Medicine And Surgery,2023,13(3):1605-1618.

[11]ZHANG X Y,SONG X Y,LI G J,et al. Machine learning radiomics model for external and internal respiratory motion correlation prediction in lung tumor [J]. Technology in Cancer Research & Treatment, 2022, 21:15330338221143224.

[12]FLEDELIUS W, WORM E, ELSTRØM U V, et al. Robust automatic segmentation of multiple implanted cylindrical gold fiducial markers in cone-beam CT projections[J]. Med Phys,2011,38(12):6351-6361.

[13]MYLONAS A,KEALL P J,BOOTH J T,et al. A deep learning framework for automatic detection of arbitrarily shaped fiducial markers in intrafraction fluoroscopic images[J]. Med Phys,2019,46(5):2286-2297.

[14]LIM Y K, KWAK J, KIM D W, et al. Microscopic gold particle - based fiducial markers for proton therapy of prostate cancer[J]. Int J Radiat Oncol Biol Phys,2009,74(5):1609-1616.

[15]BHAGAT N,FIDELMAN N,DURACK J C,et al. Complications associated with the percutaneous insertion of fiducial markers in the thorax [J]. Cardiovasc Intervent Radiol,2010,33(6):1186-1191.

[16]MORI S, HIRAI R, SAKATA Y. Simulated four - dimensional CT for

markerless tumor tracking using a deep learning network with multi-task learning[J]. Physica Medica,2020,80:151-158.

[17]SAKATA Y,HIRAI R,KOBUNA K,et al. A machine learning-based real-time tumor tracking system for fluoroscopic gating of lung radiotherapy[J]. Physics in Medicine and Biology,2020,65(8):085014.

[18]SHAO H C,WANG J,BAI T,et al. Real-time liver tumor localization via a single X-ray projection using deep graph neural network-assisted biomechanical modeling [J]. Physics in Medicine & Biology, 2022, 67 (11):10.

[19]NGUYEN K, HAYTMYRADOV M, MOSTAFAVI H, et al. Evaluation of radiomics to predict the accuracy of markerless motion tracking of lung tumors:a preliminary study[J]. Frontiers in oncology,2018,8:292.

[20]CLARK K, VENDT B, SMITH K, et al. The Cancer Imaging Archive (TCIA): Maintaining and Operating a Public Information Repository [J]. Journal of Digital Imaging,2013,26(6):1045-1057.

[21]DASGUPTA S, LITTMAN M L, MCALLESTER D. PAC generalization bounds for co-training [J]. Advances in neural information processing systems,2002,1:375-382.

[22]XIA T, TAO D, MEI T, et al. Multiview spectral embedding [J]. IEEE Transactions on Systems, Man, and Cybernetics, Part B:Cybernetics,2010, 40(6):1438-1446.

[23]TANG,LI J J, TIAN D W. Image classification with multi-view multi-instance metric learning [J]. Expert Systems with Applications, 2022, 189:116117.

[24]SUTTON E J,ONISHI N,FEHR D A,et al. A machine learning model that classifies breast cancer pathologic complete response on MRI post-neoadjuvant chemotherapy[J]. Breast Cancer Research,2020,22(1):57.

[25]ZHANG H, NGUYEN T D, ZHANG J, et al. QSMRim-Net:Imbalance-aware learning for identification of chronic active multiple sclerosis lesions on quantitative susceptibility maps [J]. NeuroImage:Clinical, 2022, 34:102979.

[26]WANG G,WONG K W,LU J. AUC-based extreme learning machines for

supervised and semi–supervised imbalanced classification [J]. IEEE Transactions on Systems, Man, and Cybernetics: Systems, 2020, 51 (12): 7919–7930.

[27]KHAN S H, HAYAT M, BENNAMOUN M, et al. Cost–sensitive learning of deep feature representations from imbalanced data[J]. IEEE transactions on neural networks and learning systems, 2017, 29(8):3573–3587.

[28]JIAO J, DU Y, LI X, et al. Prenatal prediction of neonatal respiratory morbidity: a radiomics method based on imbalanced few–shot fetal lung ultrasound images[J]. BMC Med. Imaging, 2022, 22(1):2.

[29]TANG F, CHEUNG E, WONG H, et al. Radiomics from various tumour volume sizes for prognosis prediction of head and neck squamous cell carcinoma: a voted ensemble machine learning approach[J]. Life(Basel), 2022, 12(9):1380.

[30]WANG G, ZHOU T, CHOI K S, et al. A deep–ensemble–level–based interpretable Takagi–Sugeno–Kang fuzzy classifier for imbalanced data[J]. IEEE Trans. Cybern, 2022, 52(5):3805–3818.

[31]叶中慧, 周婉芹, 邱寿庆. 山茶油对鼻咽癌放射性皮炎的防治及护理[J]. 广西壮族自治区, 广西壮族自治区桂东人民医院, 2013, 6(9):102.

[32]ZHOU T, ZHOU Y, GAO S. Quantitative–integration–based TSK fuzzy classification through improving the consistency of multi–hierarchical structure[J]. Applied Soft Computing, 2021, (1):84–95.

[33]TAKAGI T, SUGENO M. Fuzzy identification of systems and its applications to modeling and control [J]. I IEEE Transactions on Systems, Man and Cybernetics, 1985, 15(1):116–132.

[34]MENDEL J M. Fuzzy logic systems for engineering: a tutorial [J]. Proceedings of the IEEE, 1995, 83(3):345–377.

[35]BEZDEK J C. Pattern Recognition with Fuzzy Objective Function Algorithms[M]. Boston: Kluwer, 1981.

[36]HORÁCEK P, BINDER Z. Hierarchical fuzzy controllers [J]. Annual Reviews in Control, 1997, 21:93–101.

[37]DENG Z, CHOI K, JIANG Y, et al. Generalized hidden–mapping ridge

regression, knowledge – leveraged inductive transfer learning for neural networks, fuzzy systems and kernel methods[J]. IEEE Transactions on Cybernetics, 2014, 44(12): 2585-2599.

[38] ZHOU T, CHUNG F L, WANG S. Deep TSK fuzzy classifier with stacked generalization and triply concise interpretability guarantee for large data[J]. IEEE Transactions on Fuzzy System, 2015, 5(4): 301-306.

[39] COVER T M, THOMAS J A. Elements of Information Theory[M]. Palo Alto: John Wiley & Sons, Inc. , 2005.

[40] 王士同, 钟富礼. 最小学习机[J]. 江南大学学报(自然科学版), 2010, 9(5): 505-510.

[41] 冈萨雷斯. 数字图像处理[M]. 北京: 电子工业出版社, 2007.

[42] OTSU N. A threshold selection method from gray-level histograms[J]. IEEE Transactions on Systems, Man, and Cybernetics, 1979, 9(1): 62-66.

[43] KITTLER J, ILLINGWORTH J. Minimum error thresholding[J]. Pattern Recognition, 1986, 19(1): 41-47.

[44] 王晓燕. K-均值算法与自组织神经网络算法的改进研究及应用[D]. 太原: 中北大学, 2017.

[45] SHRIVAKSHAN G T, CHANDRASEKAR C. A comparison of various edge detection techniques used in image processing[J]. International Journal of Computer Science Issues(IJCSI), 2012, 9(5): 269.

[46] PREWITT J M S. Object enhancement and extraction[J]. Picture processing and Psychopictorics, 1970, 10(1): 15-19.

[47] VAN DOKKUM P G. Cosmic-ray rejection by Laplacian edge detection[J]. Publications of the Astronomical Society of the Pacific, 2001, 113 (789): 1420.

[48] KIRSCH R A. Computer determination of the constituent structure of biological images[J]. Computers and Biomedical Research, 1971, 4(3): 315-328.

[49] 张久超, 徐晓光, 叶炯. 基于改进的 Canny 算子的图像边缘检测方法[J]. 海南热带海洋学院学报, 2022, 29(5): 79-84.

[50] BOYKOV Y, VEKSLER O, ZABIH R. Fast approximate energy minimization via graph cuts[J]. IEEE Transactions on Pattern Analysis and Machine In-

telligence,2001,23(11):1222-1239.

[51]STRANG G. Maximal flow through a domain [J]. Mathematical Programming,1983,26(2):123-143.

[52]ROTHER C, KOLMOGOROV V, BLAKE A. "GrabCut": interactive foreground extraction using iterated graph cuts[J]. Acm Transactions on Graphics,2004,23(3):309-314.

[53]MUMFORD D B,SHAH J. Optimal approximations by piecewise smooth functions and associated variational problems[J]. Communications on Pure and Applied Mathematics,1989,42(5):577-685.

[54]CHAN T F, VESE L A. Active contours without edges [J]. IEEE Transactions on Image Processing,2001,10(2):266-277.

[55]OSHER S, SETHIAN J A. Fronts propagating with curvature-dependent speed:Algorithms based on Hamilton-Jacobi formulations[J]. Journal of computational physics,1988,79(1):12-49.

[56]CASELLES V, CATT F, COLL T, et al. A geometric model for active contours in image processing[J]. Numerische Mathematik,1993,66(1):1-31.

[57]AUBERT G, KORNPROBST P, AUBERT G. Mathematical Problems in Image Processing:Partial Differential Equations and The Calculus of Variations[M]. New York:Springer,2006.

[58]李钢.偏微分方程与变分技术在图像分割中的应用研究[D].太原.太原理工大学.2018.

[59]LI C,HUANG R,DING Z,et al. A level set method for image segmentation in the presence of intensity inhomogeneities with application to MRI[J]. IEEE Transactions on Image Processing,2011,20(7):2007-2016.

[60]SHELHAMER E, LONG J, DARRELL T. Fully convolutional networks for semantic segmentation [J]. IEEE Transactions on Pattern Analysis and Machine Intelligence,2017,39(4):640-651.

[61]CHUA L O, ROSKA T. The CNN paradigm [J]. IEEE Transactions on Circuits and Systems I:Fundamental Theory and Applications, 1993, 40(3):147-156.

[62]BADRINARAYANAN V, KENDALL A, CIPOLLA R. Segnet:A deep

convolutional encoder – decoder architecture for image segmentation [J]. IEEE Transactions on Pattern Analysis and Machine Intelligence, 2017, 39(12):2481–2495.

[63]CHEN L C, PAPANDREOU G, KOKKINOS I, et al. Deeplab: Semantic image segmentation with deep convolutional nets, atrous convolution, and fully connected crfs [J]. IEEE Transactions on Pattern Analysis and Machine Intelligence,2017,40(4):834–848.

[64]HE K,GKIOXARI G,DOLLAR P. Mask R–CNN[J]. IEEE Transactions on Pattern Analysis and Machine Intelligence,2020,42(2):386–397.

[65]WANG J, KATO F, YAMASHITA H, et al. Automatic Estimation of Volumetric Breast Density Using Artificial Neural Network – Based Calibration of Full – Field Digital Mammography: Feasibility on Japanese Women With and Without Breast Cancer[J]. J Digit Imaging,2017,30(2): 215–227.

[66]KEGL B,KRZYZAK A,LINDER T,et al. Learning and design of principal curves [J]. IEEE Transactions on Pattern Analysis and Machine Intelligence,2000,22:281–297.

[67]KEGL B,KRZYZAK A. Piecewise linear skele–tonization using principal curves [J]. IEEE Transactions on Pattern Analysis and Machine Intelligence,2002,24:59–74.

[68]SAINI I,SINGH D,KHOSLA A. QRS detection using K–Nearest Neighbor algorithm(KNN) and evaluation on standard ECG databases [J]. J Adv Res,2013,4(4):331–344.

[69]LEEMA N, NEHEMIAH H K, KANNAN A. Neural network classifier optimization using Differential Evolution with Global Information and Back Propagation algorithm for clinical datasets [J]. Applied Soft Computing, 2016,49:834–844.

[70]ALI M Z, AWAD N H, SUGANTHAN P N, et al. An Adaptive Multipopulation Differential Evolution With Dynamic Population Reduction[J]. IEEE Transactions Cybernetics,2017,47(9):2768–2779.

[71]ORLANDO N, GILLIES D J, GYACSKOV I, et al. Automatic prostate segmentation using deep learning on clinically diverse 3D transrectal

ultrasound images[J]. Medical Physics,2020,47(6):2413-2426.

[72] ORLANDO N, GYACSKOV I, GILLIES D J, et al. Effect of dataset size, image quality, and image type on deep learning–based automatic prostate segmentation in 3D ultrasound[J]. Physics in Medicine & Biology,2022, 67(7):074002.

[73] KATIMI D, ZENG Q, MATHUR P, et al. Accurate and robust deep learning – based segmentation of the prostate clinical target volume in ultrasound images[J]. Medical Image Analysis,2019,57:186-196.

[74] PEREIRA S, MEIER R, MCKINLEY R, et al. Enhancing interpretability of automatically extracted machine learning features:application to a RBM – Random Forest system on brain lesion segmentation[J]. Medical Image Analysis,2018,44:228-244.

[75] KARRI M, ANNAVARAPU C S R, ACHARYA U R. Explainable multi – module semantic guided attention based network for medical image segmentation[J]. Computers in Biology and Medicine,2022,151:106231.

[76] GU R, WANG G, SONG T, et al. CA – Net:Comprehensive Attention Convolutional Neural Networks for Explainable Medical Image Segmentation[J]. IEEE Transactions on Medical Imaging,2021,40(2): 699-711.

[77] ROWEIS S T, SAUL L K. Nonlinear dimensionality reduction by locally linear embedding[J]. Science,2000,290(5500):2323-2326.

[78] WANG C P, ZHANG J S, WU T J, et al. Semi – supervised nonnegative matrix factorization with positive and negative label propagations[J]. Appl Intell,2022,52(9):9739-9750.

[79] WANG S, PEDRYCZ W, ZHU Q, et al. Subspace learning for unsupervised feature selection via matrix factorization[J]. Pattern Recogn,2015,48(1): 10-19.

[80] GARCÍA–LAENCINA P J, SANCHO–GÓMEZ J L, FIGUEIRAS–VIDAL A R. Pattern classification with missing data:a review[J]. Neural Comput Applic,2010,19(2):263-282.

[81] LUO X, ZHOU M, LI S, et al. Non–negativity con–strained missing data estimation for high – dimensional and sparse matrices from industrial

applications[J]. IEEE Transactions Cybernetics,2019,50(5):1844-1855.

[82] TROYANSKAYA O, CANTOR M, SHERLOCK G, et al. Missing value estimation methods for dna microarrays[J]. Bioinformatics,2001,17(6): 520-525.

[83] AYDILEK I B, ARSLAN A. A novel hybrid approach to esti-mating missing values in databases using k-nearest neighbors and neural networks[J]. International Journal of Innovative Computing. Inf Control 2012,7(8): 4705-4717.

[84] FESSANT F, MIDENET S. Self-organising map for data imputation and correction in surveys[J]. Neural Comput Appl 2002,10(4):300-310.

[85] RAHMAN G, ISLAM Z. Missing value imputation using decision trees and decision forests by splitting and merging records:Two novel techniques[J]. Knowl-Based Syst,2013,53(Nov.):51-65.

[86] WANG G, DENG Z, CHOI K S. Tackling missing data in community health studies using additive ls-svm classifier[J]. IEEE J Biomed Health Inform, 2018,22(2):579-587.

[87] BATISTA G E A P A, MONARD M C. A study of k-nearest neighbour as an imputation method[J]. His,2002,87(48):251-260.

[88] CANDÈS E J, RECHT B. Exact matrix completion via convex optimization[J]. Found Comput Math,2009,9(6):717.

[89] XU Y, YIN W, WEN Z, et al. An alternating direction algorithm for matrix completion with nonnegative factors[J]. Front Math China,2012,7(2): 365-384.

[90] CHEN B, WANG J, ZHAO H, et al. Con-vergence of a fixed-point algorithm under maximum correntropy criterion[J]. IEEE Signal Process Lett,2015,22(10):1723-1727.

[91] KIM H, PARK H. Sparse non-negative matrix factoriza-tions via alternating non-negativity-constrained least squares for microarray data analysis[J]. Bioinformatics,2007,23(12):1495-1502.

[92] CARMONA-SAEZ P, PASCUAL-MARQUI R D, TIRADO F, et al, Pascual-Montano A. Biclustering of gene expression data by non-smooth non-negative matrix factorization[J]. BMC Bioinformatics,2006,7(1):78.

[93]XU W,LIU X,GONG Y H. Document clustering based on non-negative matrix factorization[J]. ACM SIGIR forum,2003,0(special):267-273.

[94]XU Y, YIN W. A block coordinate descent method for regularized multiconvex optimization with applications to nonnegative tensor factorization and completion[J]. SIAM J Imaging Sci,2013,6(3):1758-1789.

[95]ROCKAFELLAR R T. Convex analysis[M]. Princeton:Princeton University Press,2015.

第五章

放射治疗新技术的研究进展

第一节　质子和重离子放射治疗技术

　　放射线包括放射性同位素产生的 α、β、γ 射线和各类 X 射线治疗机或加速器产生的 X 射线、电子线、质子束、重离子束及其他粒子束等。近年来,科学技术上的巨大进步使得肿瘤放射治疗领域发生了重大的变革。X 射线影像引导和调强放射治疗(IMRT)使得 X 射线治疗的靶区剂量适形度大为提升。更加快速而精确的治疗方式如立体定向放射治疗(SBRT)使得肿瘤治疗的分次数更少,单次剂量更高。采取生物标记方法的个体化治疗也应用到了恶性肿瘤患者的治疗中。尽管放射治疗取得了上述巨大的技术进步,但是 X 射线在物质中衰减的物理特性在放射治疗中存在劣势,即随着 X 射线在组织中深度的增加,其剂量呈指数衰减。要实现适形放射治疗不可避免地需要从多角度交叉入射到肿瘤靶区,这会造成较大体积的正常组织受到中低剂量的"剂量浴"(dose bath)影响。正常组织受到照射会产生放射副反应,同时会直接限制给予靶区的最大安全剂量。只有利用不同射线的不同剂量吸收特性才能够根本地解决这个问题。

　　带电粒子治疗(charged-particle therapy,CPT)的有效性来源于其有利的物理特性,即带电粒子可在射程的终点附近沉积大部分的能量(布拉格峰,Bragg peak)。与 X 射线照射不同,在 CPT 中,每单位轨道沉积的能量随着深度的增加而增加,在接近范围末端时达到一个尖锐而狭窄的最大峰值。因此,对于向肿瘤提供相同剂量的单束辐射来说,附近的非恶性组织接受的带电粒子的辐射剂量将低于光子,目标周围的危及器官(organs at risk,OAR)可以得到保护。实际应用中,布拉格峰需被加宽,即形成一个分散的布拉格峰(spread-out Bragg peak,SOBP)以覆盖目标肿瘤的三维几何形状。过去几年,SOBP 一般是通过单能量束的被动散射实现的,但现在几乎所有新建的放射治疗中心都使用铅笔束扫描(pencil-beam scanning,PBS)和强度调制质子治疗(intensity-modulated proton therapy,IMPT),即用小铅笔束分片扫描肿瘤,通过主动改变光束能量来达到这些切片的深度。因此,在能够使用PBS的中心,可以实现前所未有的剂量一致性和精确性,尽管使用PBS治疗移动目标(如肺部)比使用被动散射更复杂,需要前者的运动管理技术。

由于带电粒子的物理特性,与使用X射线相比,使用CPT可以在较低的非恶性组织和OAR综合剂量下达到一定的肿瘤辐射剂量(tumor-control probability,TCP),从而降低非恶性肿瘤并发症的概率(nonmalignant tissue complication probability,NTCP)。另外,在相同的NTCP下,与使用X射线相比,CPT可以达到更高的TCP。放射治疗的成功有赖于增加TCP和NTCP之间的治疗窗口,因此,由于剂量分布的物理原理,CPT原则上总是优于X射线。生物学方面的优势在于带电粒子治疗比光子治疗更有效地诱导细胞死亡,尤其是在SOBP(低能量)区域。

在接收放射治疗的大约2/3肿瘤患者中,超过80%的患者是通过X射线进行治疗,其他人则接受专门的治疗,如伽马刀或近距离放射治疗,只有约0.8%的患者接受带电粒子的治疗,但随着技术的迅速发展其数量在迅速增加。这是由于基于X射线的治疗和CPT之间存在成本上的差异。因此,有能力提供CPT的中心都集中在高收入国家。CPT的投资成本比X射线治疗要高得多:目前建造一个提供单室质子治疗的设施的价格约为2 000万美元,但多室和多离子中心的成本仍然接近2亿美元。高额的初始资本成本来自大型粒子加速器(同步加速器或回旋加速器)。相应地,CPT的每次治疗费用比传统的X射线治疗要高2~3倍;成本效益比仍有很大争议。

一、质子和重离子放射治疗技术的原理

质子在穿过人体组织后,与物质发生相互作用,主要包括与原子核外电子发生非弹性相互作用、与原子核发生弹性相互作用、与原子核发生核反应产生次级粒子等。质子主要通过与核外电子发生多次非弹性碰撞而损失能量,Bethe-Bloch公式对带电粒子在物质中的能量损失率给出了很好的理论描述:

$$-\frac{dE}{dx} = 4\pi N_A r_e^2 m_e c^2 \frac{Z}{A} \frac{z^2}{\beta^2} \left[\ln \frac{2 m_e c^2 \gamma^2 \beta^2}{I} - \beta^2 - \frac{\delta}{2} \right] \quad (5-1)$$

其中 $-\frac{dE}{dx}$ 为入射带电粒子在单位路径上的能量损失,即阻止本领

(stopping power);$\beta = v/c$ 为入射粒子的相对论速度;Z 和 z 为所穿越物质和入射粒子的核电荷数;m_e 为电子质量,r_e 为经典电子半径;I 是所穿越物质的平均激发能;δ 为密度效应修正项。

根据 Bethe-Bloch 理论计算公式,质子在所穿越物质中的能量损失率与质子的速度存在平方反比的依赖关系。质子刚开始入射到介质时速度慢慢减小,能量损失率逐渐增加,当达到射程末端时速度迅速降低,能量损失率迅速增加直至最终停止,在射程末端产生布拉格峰。质子束流的能量损失是大量质子与介质相互作用的结果,质子在路径上的非弹性相互作用具有随机性,由非弹性库伦散射导致的能量损失具有统计误差。在大量碰撞的情况下,能量损失服从高斯概率分布,而能量损失的波动直接导致质子束流的射程歧离(range straggling)。

由于质子与介质原子核发生弹性库伦散射,质子在行进过程中方向会发生多次小角度的横向偏转,使质子束在横向上变宽,故也称之为多重库伦散射(multiple Coulomb scattering)。通常多重库伦散射角分布接近高斯分布。除以上两种相互作用方式外,入射质子可能和介质中的原子核发生核反应,产生二次质子、中子、核碎片以及反冲的残余核。其中,核反应产物与原质子束方向存在较大偏差,使反应产物很少能到达靶区。对于比质子重的离子,核碎片对剂量的贡献较大,并导致深度剂量曲线的远端拖尾效应。质子束在物质中的阻止特性由质子和原子的核外电子相互作用引起的,散射特性是由质子和原子核相互作用引起的,因此相对而言,原子序数高的材料散射更强,原子序数低的材料对质子的慢化效果明显。在质子放射治疗过程中,通常将高原子序数材料与低原子序数材料搭配使用来实现对质子束流治疗能量和散射的控制。

除质子束外,重离子束在照射生物体组织器官的过程中,入射前期沉积的剂量较小,剂量主要沉积在其射程的末端,并形成剂量峰值即布拉格峰。该物理特性赋予重离子束流优越的剂量分布,可通过调节重离子的能量,使布拉格峰精确落在肿瘤病灶。因此,重离子束放射治疗具有向深部肿瘤提供更高能量的能力,同时对正常组织损害较小,有利于保护正常组织和关键器官,可精准杀灭肿瘤,实现肿瘤的"定向爆破"。

重离子射线对肿瘤细胞的破坏性大,治疗周期短。与光子或质子相比,重离子射线具有优越的传能线密度(linear energy transfer,LET)值。LET 被定义为每单位长度从辐射光束到介质的能量转移。碳离子束流的高 LET 导致了细胞 DNA 水平上产生显著的生物学效能。测量该生物效能的指标被称为相对生物效应(relative biological effectiveness,RBE),RBE 是引起相同数量的肿瘤死亡所需的特定放射治疗方式的剂量的比值,参考剂量通常是250 keV 的 X 射线。因此光子的 RBE 为 1,质子的 RBE 通常被认为是 1.1,而碳离子 RBE 被普遍认为在 2～3 范围内或更高。RBE 是一个复杂的数值,通常依赖于测试射线的 LET、物理剂量、被照射的肿瘤类型、肿瘤的深度等,较高的 RBE 与诱导肿瘤细胞 DNA 损伤的能力直接相关,可以使肿瘤细胞DNA 产生双链断裂的比例升高。此外,重离子束放射治疗对细胞杀伤能力与细胞周期无关,而光子放射疗法中的细胞杀伤依赖于细胞周期。因此,重离子与光子放射治疗相比,分割次数较少,对正常组织的损伤小,对肿瘤细胞的"杀伤力"更大,治疗周期更短。

二、质子和重离子放射治疗技术的特点

X 射线穿透人体组织过程中,能量递减,对健康组织造成辐射损伤较大。质子和较重的离子将大部分能量沉积在它们轨道的末端区域,形成布拉格峰,每单位轨道上沉积的能量随着深度的增加而增加。质子具有布拉格峰的物理特性为其用于肿瘤治疗提供了天然优势。通过调节质子束能量来控制布拉格峰的降落位置,使肿瘤靶区接收最大剂量的照射,提高剂量的利用率和整个治疗的疗效;其次,质子束在肿瘤靶区前端的位置沉积的能量较小,约为峰值剂量的 1/3～1/2,因此能减少对肿瘤靶区前端正常组织的剂量损伤;质子束流在肿瘤靶区沉积大部分能量后剂量迅速跌落,因此对肿瘤靶区后端的正常组织或敏感器官伤害较小。对于临床上具有一定厚度的肿瘤靶区,可以将不同能量的质子束按照一定的权重进行叠加,将纵向布拉格峰宽度进行扩展,形成扩展布拉格峰,使高剂量区宽度与肿瘤在束流方向上的宽度一致。而较重的离子,如碳离子,其布拉格峰较窄,碳和类似的离子有一个更尖锐的剂量下降趋势,呈现出独特的剂量分布。因此对于单束离子来说,当向肿瘤提供相同剂量时,对正常组织的剂量将比光子低得多。

在 X 射线治疗中,有必要从多个不同的角度交叉射击肿瘤,以增加肿瘤和正常组织的剂量比例,而如果使用带电粒子,则只需要几束射线。因此,对肿瘤的相同辐射剂量可以通过降低正常组织的整体剂量来实。重离子射线可用于乏氧肿瘤治疗。氧增强比(oxygen enhancement ratio,OER),指的是缺氧与有氧条件下受照射的生物体出现同等生物效应所需吸收剂量的比

值。光子放射治疗的 OER 接近3,而带电粒子的 OER 相当低。LET 越高,OER 越低。因此,与光子不同,重离子照射过程中,对癌细胞的杀伤不需要游离氧来破坏 DNA,对供血不足条件下的乏氧肿瘤以及对低氧放射环境下的耐药性肿瘤更为有效。

三、质子和重离子放射治疗技术的发展历程

1946 年,Robert R. Wilson 写了一篇具有里程碑意义的论文,他在论文中提出质子可以用于治疗肿瘤的目的以及科学调查,这是第一个将带电粒子用于医疗的提议。第二次世界大战后,Robert R. Wilson 回到伯克利寻找和平的利用原子能的项目,并撰写了一篇关于高能质子在癌症治疗中的潜在优势的历史性论文,做了质子束的首次临床使用试验。质子治疗(PT)开始传播到世界各地的其他物理学实验室。1957 年在瑞典乌普萨拉进行了第二次使用物理研究加速器进行质子治疗的尝试。质子治疗历史可分为 3 个阶段。

(一)研究开发阶段(1946—1985 年)

在研究开发阶段中,没有专用的质子开发装置,都是寄生在核研究所,并且利用核试验加速器质子流来研究相关工作;着重于学术研究工作,研究质子治疗专业相关技术和对癌症的疗效;并且在该阶段不以经济效益为主。

(二)应用与发展阶段(1985—1998 年)

在应用与发展阶段,主要任务是在研究探索阶段已取得的工作基础上,扩大应用规模并开始为社会上广大患者服务。该阶段开始考虑建造专用质子治疗装置和质子治疗专用医院;着重社会医疗效应,扩大质子治疗的优越作用和影响;建造装置资金主要来源于政府与社会慈善团体。

(三)推广与市场开发阶段(1998 年至今)

推广与市场开发阶段,质子治疗项目的经济效益提高,越来越多商界及团体表示愿意投资建造专用质子治疗系统;除了经济效应的提高外,社会效应也在提升,获得了社会各界的支持,质子技术正式在世界各国投入商业化运营,美国、比利时、日本等国相继开发了各种不同种类的大型质子设备,这些设备通常售价在 1 亿~2 亿美元,加上年度维保服务费开支,远期开支达 3 亿美元以上。

重离子研究起源于 Tobias 等于 1957 年在伯克利开展的相关技术开发。

1974 年,Joseph R. Castro 等开始了重离子的临床研究;Tobias 阐明了粒子的分子和细胞放射生物学。Castro 等进行了一些试验;对一些临床应用进行了研究,特别是专门的适应证,如骨肉瘤和胆管癌。临床试验最初于美国的劳伦斯伯克利实验室(Lawrence Berkeley Laboratory, LBL)开展,LBL 于 1975 年利用其高能同步重离子加速器 BEVALAC 开始进行重离子束放射治疗临床试验,截至 1992 年 6 月已收治各种难治癌症患者 2 487 例,其中用 ^{4}He 离子束治疗的有 2 054 例,用^{12}C、^{20}Ne 等重离子束治疗的约有 433 例。虽然当时的治疗设备较简陋,但也取得了较高的治愈率,明显优于常规放射治疗。日本于 1993 年在放射线医学综合研究所(NIRS)建成了世界上首台重离子医用加速器(HIMAC),专门用于重离子束治癌及放射医学研究。到 2004 年 2 月已治疗肿瘤患者 1 796 例,其中包括头颈部肿瘤、脑瘤、肺癌、肝癌、前列腺癌、宫颈癌、食管癌和软组织肉瘤等。截止到 2021 年底,日本国内的重离子治疗设施累计治疗了 31 032 名患者,在欧洲,重离子束治癌装置于 1996 年在德国重离子研究中心(GSI)建成。GSI 借鉴了美国 LBL 的^{20}Ne 离子束及日本 NIRS 的^{12}C 离子束的治疗特点和治疗经验,开发和应用了先进的磁栅扫描技术和正电子发射断层扫描(PET)两大技术手段,达到了重离子束调强放射治疗和束流实时在线监控,德国国内重离子治疗设施累计治疗了 5 240 名患者。意大利于 1996 年联合瑞士的西欧核子中心(CERN)、奥地利以及捷克等国家启动了一项用于治癌的最优化同步加速器的研究(PIMMS)。2002 年底意大利政府批准在米兰南部的 Pave 建立国家强子(hadrons)治疗中心,主要致力于碳离子束治疗的研究。

此外,在 20 世纪 60 年代和 70 年代,一些物理学家和放射生物学家提出负 π-介子和比氢核重的离子用于肿瘤治疗的可能性。Fowler 和 Perkins 等在介子捕获现象(pion capture phenomenon)的基础上提出了用于临床的 π-介子。预计介子将成为临床上的理想选择,并分别在 Los Alamos National Laboratory、瑞士的 Paul Scherrer Institute 和加拿大不列颠哥伦比亚省的 TRIUMF 3 个中心进行了试验。

四、质子和重离子治疗的特点对比

表格 5-1 列举了重离子和质子的一些特性对比,其中重粒子相较质子或光子,可造成更强的相对生物效应 RBE。高相对生物效应使治疗过后的细胞多呈现直接性的致死破坏,癌细胞较没有修复的机会,因此重粒子治疗较不受缺氧(hypoxia)细胞或是癌症干细胞(cancer stem cell)的影响,在许多基础研究的文献显示,重粒子照射也能引发进一步身体的免疫反应。除此之外,重粒子的疗程为传统治疗的一半或1/3,大大节省患者的治疗时间。相较于质子,重粒子治疗有较佳的生物效应,较好的肿瘤控制,且较有效率。

表5-1　重离子治疗和质子治疗特性对比

特性比较	重离子治疗	质子治疗
物理剂量分布特性	纵向具有布拉格峰	纵向具有布拉格峰
相对生物效应	较高的相对生物效应优于质子治疗	质子与一般X射线相当,不具备优势
氧加强反应率	低氧加强反应率不需要依赖氧气以达到摧毁癌细胞。为重粒子胜过质子的最显著优势	高氧加强反应率,缺氧环境下癌细胞具有抗辐射,治疗效果减弱
治疗次数	每人平均治疗次数明显低于光子或质子治疗。以前列腺癌疗程为例,目前通常以十二次重粒子照射,治疗疗程短,患者无须住院	以摄护腺癌疗程为例,光子或质子治疗通常需要35次照射
副作用	副作用小。碳粒子射束在进入人体组织释放的能量极低,达到肿瘤处才将能量完全释放,避免邻近组织受到不必要的辐射伤害	副作用小
适用部位	适用于全身不同部位之肿瘤,特别对于难治、手术困难及使用传统放射治疗无效的肿瘤,重粒子是种有效的治疗方式。例如,恶性肉瘤、胰腺癌与口腔黏膜黑色素瘤等	适用于全身不同部位之肿瘤,较不适用于病患有多处转移性肿瘤
对患者生活品质的影响	对患者生活品质的影响相对较小	对患者生活品质的影响较大

五、质子和重离子治疗癌症的优势与挑战

放射肿瘤学提高疗效和降低副作用主要有以下两条途径:一是在物理

学方面,改进射线的剂量分布,把剂量聚焦在靶区,使周围正常组织的剂量减少;二是在生物学方面,提高射线的生物学效应,更有效地杀灭肿瘤细胞。下面对带电粒子束技术的物理学及生物学优势与挑战进行简要概述。

(一)物理学优势与挑战

质子在介质中的深度剂量分布相对于 X 射线的主要不同之处包括两部分:一是在入射浅部区域质子的相对剂量更小,当然,这不包括浅表区域光子的剂量建成区;二是带电粒子(质子)在射程终端以外的剂量为"零",光子没有射程的概念。对于质子束,靶区的剂量有一个明显的峰值,靶区剂量与近前后端区域的剂量比值(峰均比)很高。如果能够使用更多的角度,那么在理想情况下,对于靶区附近正常组织的剂量就会更低。

综上所述,带电粒子拥有以下物理学特性。①穿透性能强:质子束以高能高速进入人体,穿透力强,能量可以自由控制调节使射束达到人体组织任意深度。②剂量分布好:高辐射剂量集中于肿瘤部位,肿瘤后面与侧面的正常组织区域几乎无剂量分布,肿瘤前面的正常组织也仅有极小剂量。利于保护周边正常组织不受损伤。③局部剂量高:布拉格峰的优越物理学特性使质子束在组织内局灶高能释放,对肿瘤及病变组织实施精确范围最大杀伤。④旁散射少,半影小:由于质子的质量大,在物质内散射少,在照射区周围只有很小的半影,因此减少了周边正常组织的照射剂量。⑤受细胞乏氧、修复和细胞周期影响小。

带电粒子束治疗癌症在放射物理方向同样面临着诸多挑战。临床上使用质子束必须考虑到束流输送的一些实际因素。一是假如靶区在治疗过程中发生移位,那么原本适形度非常好的剂量分布就会发生变化,使得靶区和其周围的正常组织均不能获得与原计划相同的剂量。质子和光子都存在这个问题,不同之处在于二者对于靶区位置的敏感性差异。例如,对于质子束靶区深度的变化会改变束流"末端"的位置;但对于光子束来说,射野纵向深度方向的位置变化只会改变一定比例大小的剂量分布。这种靶区深度方向的位置变化可能是解剖位置的改变或者是束流路径上穿过的介质发生改变的结果。此外,"靶区位置的移位"也可能是由于扫描图像中所得到的解剖结构密度的偏差所致,这包括了 X 射线扫描所得的 Hu 值向带电粒子阻止本领转化过程中的偏差。在横向方向上靶区位置的移位可能来自靶区位置的改变,大多是由器官运动造成的,这种改变通常可以通过在治疗计划中引入适当的边界范围进行补偿。关于器官运动的影响值得我们进行特殊的考量，尤其是束流依赖于时间变化的情况，比如质子束。放射物理学上的另一个挑战在于质子治疗的临床应用能量需要达到 230 MeV。要获得如此高能的质子并将其准确的照射至患者体内所需的设备相较于光子来说体积更大而且造价更高。虽然既往已有关于如何减少质子加速器体积和造价的大量尝试，减少治疗机架的体积和造价同样非常重要。

（二）生物学优势与挑战

在放射生物方面，带电粒子特性使得它们与 X 射线截然不同。从物理上来说，不同的生物学效应是由于有不同的线性能量传递 LET，但是即使粒子有相同的 LET 值，它们也会有不同的生物效应（径迹结构效应）。LET 正比于 z^2/β^2，因此对于速度慢的重离子来说 LET 非常高。高电离密度会引起很难修复的团簇 DNA 损伤，也可能会激活远端信号通路。这种高 LET 特性及高电离密度辐射是粒子治疗的巨大优势。在扩展布拉格峰区的相对生物学效应进一步增加了峰均比，这使得在不增加放射毒性的前提下提高肿瘤区域的剂量成为可能。RBE 仅仅是一个比例因子，但是对于放射抵抗性肿瘤却有很大的作用，X 射线因正常组织受照剂量的限制，不可能给予肿瘤很高的剂量，所以 RBE 值更高的粒子治疗更有优势。高 LET 射线对于放射抵抗性肿瘤细胞尤其有效。

除了 RBE，高 LET 离子束有更低的氧增比，因此对于乏氧肿瘤细胞的杀伤会更加有效。另外，粒子治疗能够减少个体间肿瘤放射敏感性，这使得我们对于不同的患者进行粒子放射治疗的疗效预测也更加简单有效。粒子治疗对放射治疗后肿瘤的血管再生有着更好的抑制作用。发展带电粒子治疗技术可以扩展放射治疗的应用范围，包括 FLASH 放射治疗技术。这项技术通过利用超高剂量率（>40 Gy/s）在不影响肿瘤放射反应的情况下使正常组织得到更好的保护。另外还有空间分次的微型束放射治疗（minibeam therapy），它利用网格结构可以大大增加正常组织的耐受性。FLASH 技术起初是在电子治疗领域发现的，并且在 X 射线治疗装置上很难实现超高剂量率水平。目前如何在质子装置上实现 FLASH 放射治疗的研究正如火如荼地进行。空间分次治疗的效果已经在同步加速器上产生的连续软 X 射线（coherent soft X-rays）上得到验证，之前也有研究证明如果使用质子和更重的离子同样可以实现空间分次治疗技术。

生物学方面的挑战在于 RBE 值一直作为带电粒子放射治疗的一个优势,但如果低估了其对正常组织的影响反而会成为不利因素。质子 RBE 在脑和肺中的放射影像证据表明质子可能会产生意外的放射副反应,比如儿童患者出现脑坏死并发症。目前,在患者选择和临床试验中并没有考虑粒子治疗的生物学优势。从定义上来说,随机临床试验应当包括那些可以从粒子治疗中大大获益的患者,也应包括那些获益不多甚至效果甚微的患者。基于放射生物学考量进行患者的选择也会更加合理——比如乏氧肿瘤患者应选择使用重离子进行放射治疗。目前荷兰选择患者进行质子治疗的方法是基于对正常组织并发症(NTCP)的评估。这种方法同时计算患者的质子治疗计划和光子的 IMRT(光子调强放射治疗)治疗计划以及两种治疗方式可能产生的毒性大小。

六、质子和重离子治疗癌症的适应证

(一)质子治疗的适应证

美国放射学院和美国肿瘤放射治疗协会(ACR‒ASTRO)联合出版《ACR‒ASTRO 质子放射治疗实践指南》确定了质子治疗在某些解剖部位肿瘤的优势。质子绝对有优势的病种:脊索瘤、软骨肉瘤、鼻咽癌、肝癌、脊柱和脊柱旁肿瘤、四肢和躯干部软组织肿瘤、腹膜后肿瘤、乳腺癌、食管癌、胸膜间皮瘤、直肠癌。相对有优势病种:脑部肿瘤、胰腺癌、消化道肿瘤等。①中枢神经(颅内)肿瘤:降低脑组织、脑干、眼、垂体和耳蜗相关放射治疗副反应。便于实施精准治疗,进行剂量升级。②眼部肿瘤:适合表浅肿瘤治疗,而且最大限度降低肿瘤外正常眼组织和同侧眼外正常照射。③头颈部肿瘤:降低脑、脑干、脊髓、视神经、视交叉、垂体、唾液腺、咽缩肌、口腔、后颅窝的呕吐源照射相关副反应。④脊柱或脊柱旁肿瘤:可以明显减少甲状腺、心脏、肺、食管、脊髓、肾脏和/或肠道照射剂量。⑤胸部‒乳腺/胸壁:明显降低心脏照射剂量。⑥胸部‒乳腺/胸壁:明显降低心脏照射剂量。⑦胸膜间皮瘤、非小细胞肺癌、胸腺瘤:明显降低心脏、肺、脊髓的照射剂量,利于剂量升级,提高肿瘤控制率。⑧胰腺癌:减少胃、十二指肠(未切除肿瘤)、小肠相关放射治疗反应,可能联合更高强度化学治疗,对局部晚期肿瘤可能进行剂量升级。⑨肝脏肿瘤:减少正常肝脏组织放射损伤,特别是对于肝脏功能不好的患者更有优势;降低胃肠道照射剂量,如胃、十二指肠和肠道的放射治疗反应。⑩腹膜后肿瘤：可以进行剂量升级，提高肿瘤控制率。⑪盆腔（前列腺、膀胱和直肠、肛门、盆腔淋巴结、肉瘤）：降低骨的吸收剂量，避免照射膀胱、直肠等器官；治疗体积大的肉瘤时，可以不损伤骶丛神经。⑫儿童肿瘤：降低第二原发肿瘤发生和对生长发育的影响。⑬其他情况：肿瘤放射治疗后复发，需要再程放射治疗；患者伴随内科疾病；联合其他抗肿瘤治疗。

下面对成人肿瘤和儿童肿瘤的质子粒子束治疗进行简要介绍。

1. 成人肿瘤　乳腺癌是全世界女性发病率最高的恶性肿瘤，通常通过手术和放射治疗治愈。心血管疾病是乳腺癌患者放射治疗的主要晚期并发症，流行病学研究的数据表明，发生重大冠状动脉事件的风险与心脏接受的平均剂量成正比，但这些研究是回顾性分析，不能认为是结论性的。其他使用质子治疗的研究也取得了很好的结果。特别是佛罗里达大学健康质子研究所（美国佛罗里达州杰克逊维尔）对 1 327 名患者随访 5.5 年的结果显示，被认为是低风险的患者 5 年内无生物化学进展的比率为 99%，被认为是高风险的患者为 75%，后期≥3 级不良事件的频率为胃肠道毒性 0.6%、泌尿生殖系毒性 2.9%。

针对放射治疗在肿瘤控制方面的效果和相关毒性的比较分析和系统回顾表明，与现有的其他疗法相比，质子疗法对肝细胞癌患者非常有效且耐受性良好。在几项Ⅲ期随机研究中，研究者目前正在比较质子疗法与射频消融（台湾的 NCT02640924）或经动脉化学治疗栓塞（美国加州洛马林达大学的 NCT00857805）治疗肝细胞癌患者的疗效。Granovetter 等报告的辐射诱发的肝病明显减少需要在其他随机试验中得到证实。高剂量低分量质子治疗不可切除的肝细胞癌患者的多机构Ⅱ期试验取得了优异的结果，显示 2 年后局部疾病控制率约为 95%，鼓励了随机试验的启动。第一个试验由麻省总医院（Massachusetts General Hospital，MGH）领导，由美国国家癌症研究所（National Cancer Institute，NCI）资助，计划于 2017 年开始。在 NIRS 治疗位于肝门附近的大型肿瘤时，只用了 4 次碳离子治疗，其毒性可以忽略不计，5 年的局部控制率为 81%，这是一个特别引人注目的结果，因为对于此类肿瘤之前没有任何治疗方法可供选择。

胰腺癌是欧洲死亡率上升的唯一肿瘤类型。对于接受当前放射治疗、化学治疗护理标准（50.4 Gy，28 次，分次加化学治疗，吉西他滨和/或卡培他滨）的无法手术的局部晚期疾病患者，5 年总生存率仅为 6%。2016 发表的一个阶段Ⅲ期试验结果表明，与单纯化学治疗相比，接受化学治疗和放射治疗的患者的中位总生存期没有统计学显著差异;然而,对尸检样本的分析结果显示,>30%诊断为局部晚期疾病的患者死于局部区域疾病进展引起的并发症。此外,大约30%的疾病患者在诊断时被认为不能手术,但在接受化学治疗、放射治疗后可以进行手术切除。这些百分比证明尝试增加放射治疗剂量是合理的,尽管胰腺周围的 OAR 数量和器官运动使这种方法非常困难。对局部晚期患者进行化学治疗和 CPT 治疗的结果似乎大大优于化学治疗和 X 射线治疗的组合。例如,在日本兵库离子束医疗中心(HIBMC)的一项试验中,使用高达 67.5 Gy(RBE)的质子剂量升级方案,2 年总生存率达到50%。在 NIRS 使用低于 53 Gy(RBE)的碳离子剂量也获得了类似的结果对于历史上死亡率如此之高的癌症类型,总生存率的提高是非常显著的,并被指出是 NIRS 最令人激动的结果之一。

头颈部癌症患者能够从 CPT 中获益,由于头颈肿瘤的几何结构复杂,而且 X 射线治疗的剂量升级后不良事件的发生率很高。剂量比较研究表明,与 X 射线照射相比,CPT 可以大大降低几个 OARs 的剂量。此外,对不同中心获得的临床结果的比较支持这样的假设,即在类似的 TCPs 下,CPT 导致的毒性比 X 射线治疗要小;观察到与接受 CPT 与 X 射线相比,接受治疗的鼻旁窦癌和鼻腔癌患者 5 年总生存率有所提高(P=0.003 8)。在 NIRS36 获得的结果证明了碳离子疗法对接受传统分型治疗的抗辐射头颈部肿瘤患者的有效性。在 GSI Helmholtz 中心(德国达姆施塔特)和 HIT 获得的结果表明,向同时接受 IMRT 的腺样囊性癌患者输送更多碳离子可提高局部疾病控制率和总体生存率。

2.儿童肿瘤 目前研究显示带电粒子治疗技术对于儿科肿瘤具有高度的有效性和安全性。儿童肿瘤患者大部分都需要放射治疗,而且长期控制率很高;但儿童处在生长发育时期,正常器官和组织对放射线照射非常敏感,造成生长发育延缓和/或畸形、智力障碍、生育影响等并发症。例如甲状腺受到照射会出现甲状腺功能减退,性腺受到照射会出现性激素分泌不足等,儿童大脑受照会影响智力发展。质子治疗在儿童肿瘤患者治疗上的优势非常明显,不但可以提高肿瘤的治疗效果,而且降低或免除放射治疗相关并发症,尤其是第二原发肿瘤的发生率明显下降。带电粒子治疗儿科肿瘤适应证包括低度恶性胶质瘤、视神经肿瘤、生殖细胞瘤、髓母细胞瘤、室管膜瘤、颅咽管瘤、松果体瘤、脊索瘤/软骨肉瘤、横纹肌肉瘤、尤文氏瘤、神经母细胞瘤、视网膜母细胞瘤、淋巴瘤等。

（二）重离子治疗的适应证

重离子治疗适用于实体肿瘤，没有广泛远处转移；特别适用于对质子、光子抵抗及疗后复发者、不能及不愿接受手术者。不适合：全身性，弥漫性疾病；膀胱癌、胆管癌、气管癌、输尿管癌、肾盂癌以及食管癌等空腔脏器肿瘤适合重离子治疗，但胃和结肠小肠肿瘤如胃癌、结肠癌因形变大、易穿孔等因素目前不适合。其显著优势体现在提高肿瘤靶区处的放射受量，进而提高肿瘤局部控制率；减少正常组织及器官的损伤，降低与放射治疗相关的副作用。在治疗时长方面，重离子治疗几天即可完成，质子的话，时间往往会需要数周。

重离子束射线因其优异的放射物理学和生物学优势，可实现在保证精度的同时，既能有效杀灭肿瘤细胞，又能最大限度保护周围健康组织，具有精度高、疗程短、疗效好、副作用小等优势。特别适用于不适合外科手术、肿瘤部位深，放射敏感性差、乏氧环境包围等难治的肿瘤治疗，在现今一些较难治疗的癌症上，重粒子带给罹患这些难治癌症的患者治疗上的新突破，如腺癌、腺样囊状癌、口腔黏膜黑色素瘤及恶性肉瘤等，因此被学界认为是目前最具前景的放射治疗射线。

然而，尽管质子重离子等带电粒子在医学上有巨大的应用优势，但实际应用中需要引进更大的治疗装置包括更复杂的加速器和分配设备。不仅如此，由于需要更加复杂的技术以及要求用于计算剂量分布的模型更加精确，对训练有素的人员的需求增加。以上这些因素导致了相对于传统的光子照射更高的治疗成本。此外，虽然许多研究已经证明了质子和碳离子治疗的可行性和安全性，但比较粒子和光子治疗的长期结果和随机试验仍然很少。需要更多的随机Ⅲ期研究来评估和量化粒子束疗法的优势。幸运的是，如本节所述，对几种类型肿瘤粒子放射治疗的深入研究已经在进行中。

带电粒子的放射治疗在世界范围内发展非常迅速，国际上的研究目前正着力解决诸如如何减少加速器的基建和开支费用，如何降低射程不确定性提高治疗精度以及如何最大限度地利用粒子治疗的生物学特性等问题。现有的研究展示出粒子治疗的广阔应用前景，并将通过帮助受益于带电粒子放射治疗的患者来体现个性化医疗的实践。从而进一步发展放射治疗技术，深化放射肿瘤学专业发展。

（刘湘月　孟　楠　王　元　陈飞虎）

第二节　生物引导放射治疗技术

对多种转移性癌症的放射治疗通常只被认为是一种姑息性治疗方式，其主要目标是缓解症状。然而，越来越多的证据表明完全转移性消融的临床益处，表明转移性肿瘤的局部放射治疗与全身治疗相结合可提高总生存期和无进展生存期。然而，由于传统放射治疗平台的局限性，如肿瘤的运动管理、对健康组织的毒性以及对患者的漫长治疗时间，切除多个肿瘤是一个沉重的负担。因此，需要一种创新的技术方法，在同一个治疗疗程中有效和完全地消融多个转移病灶。

生物引导放射治疗（BgRT）是一种结合了 PET-CT 和直线加速器（PET-Linac）的新型外照射治疗模式，它利用放射性标记肿瘤的实时部分图像来提供动态跟踪的剂量分布。这可以减少敏感结构的剂量，而不需要额外的运动管理技术。第一台 BgRT 机器，即 RefleXion X1®，已被美国食品和药物管理局批准用于调强放射治疗（IMRT）和 SABR，同时 BgRT 组件可用于研究性使用。

与传统的图像引导放射治疗相比，X1 BgRT 系统的关键技术创新是利用 PET 检测出的肿瘤发射物对肿瘤进行定位，并引导快速旋转的直线仪以亚秒级的延迟发射放射治疗束。肿瘤本身和治疗机之间的直接和连续的反馈回路使该系统能够在正在进行的治疗过程中准确地引导光束并使其符合移动的肿瘤。因此，可以减少或去除生理运动包络以及其中的所有正常组织，以确保目标覆盖，即避免内部目标体积（ITV）的方法。此外，传统的 linacs 需要多个计划来治疗多个转移病灶，而联合的 X1 BgRT 系统显然只需要一个计划和一次示踪剂注射来治疗相同数量的病灶。重要的是，BgRT 同时代表了传统图像引导的延续和背离。尽管 BgRT 将先进的成像技术与放射治疗融合在一起，但它并不符合将完全形成的图像可视化，然后利用该可视化指导放射治疗的典型范式。相反，BgRT 的基本基础是实时检测和处理肿瘤 PET 发射，以便有效地跟踪病变运动的辐射剂量。因此，生物活动和直线加速器之间的这种反馈回路代表了经典图像引导的一种演变。通过实现肿瘤和 LINAC 之间的交叉对话，BgRT 将肿瘤转化为它们自己的"生物靶标"，目的是简化在同一治疗过程中对全身多个病变部位进行放射治疗的过程。

一、生物引导放射治疗硬件组成

X1 生物引导放射治疗机包括一个 6 MV 的 LINAC,一个用于塑造光束的高速二元多叶准直器(MLC),其中具有 64 个叶片,每个叶片的宽度为 6.25 mm,以及用于检测生物信号的双 90°PET 弧。通过初级准直器以及在光束方向上的 MLC 叶片,将漏射降到最低。该系统还包括一个用于解剖定位的 16 层千伏 CT 扫描仪和一个用于感知通过患者的门静脉辐射的兆伏检测器。这些子系统在源轴距离为 85 cm 的环形机架平台上以60 RPM的速度一起旋转,辐射从患者周围 100 个不连续的发射位置提供。X1 的治疗台具有 6 个自由度(DOF)(第六个自由度由机架旋转提供),在治疗过程中,该治疗床停留在孔内和孔外方向的 2.1 mm 增量"光束站"并平移。改变每个光束站的驻留时间,可以为传输的准螺旋性质提供可变的间距。

X1 系统的高速旋转需要以高帧率形成有限时间采样(limited-time-sampled,LTS)的 PET 图像;由于 PET 探测器横跨对称对立的 90° 圆弧,60 RPM的旋转速度转化为每 500 ms(半旋转)进行一次完整的断层采样。这种快速旋转使系统能够在肿瘤因呼吸等生理运动而明显改变位置之前捕捉和处理 LTS 数据集。LTS PET 图像来自滤波反投影重建。它们是经过衰减和随机校正的,但是它们没有经过散射校正,因为包含"靶标"的预先确定的感兴趣区域之外的所有背景都被掩盖了。

二、生物引导放射治疗工作流程

BgRT 临床工作流程主要分为以下几个步骤。

(一)CT 模拟

与传统的放射治疗临床工作流程类似,BgRT 的工作流程始于传统的模拟 CT,患者处于治疗位置,以塑造目标和危及器官的轮廓。附加体积的轮廓和表示为相对于模拟 CT 定义的生物跟踪区(biology-tracking zone,BTZ)。BTZ 包括预期的目标运动的全部范围,并为 BgRT 相关的残余不确定性留有余地。BTZ 不是一个需要均匀剂量覆盖的处方量。相反,它作为一个边界量,消除了来自心脏等器官中肿瘤其他部位的 PET 信号的干扰。这些步骤是在独立于 RefleXion 平台的系统上执行的。完成后,将 CT 模拟扫描和治疗计划轮廓导入 RefleXion 治疗计划系统,并创建最初的医生意见。

（二）仅图像处理

BgRT临床工作流程的下一步,是在RefleXion机器上仅进行图像处理,获得用于BgRT治疗计划的计划PET图像和用于目标定位的CT扫描。使用BgRT时,患者需要注射常用的放射性示踪剂氟脱氧葡萄糖(fluorodeoxyglucose,FDG)。当FDG分布在全身时,示踪剂在肿瘤里聚集,就像用PET扫描诊断一样。未来,BgRT的目标是能够使用更加广泛的疾病特异性示踪剂。仅图像处理(imaging-only session)很像治疗,但并不进行实际的放射治疗。患者接受FDG注射,并经历标准吸收期。吸收期完成后,患者在RefleXion机器上接受预处理kVCT定位扫描,以确认目标位置。一旦完成,机器就会获取到计划的PET图像。由于已经按照用于计划的模拟CT对患者进行了设置,因此计划的PET图像会自动注册到模拟CT中,并作为BgRT治疗计划的关键性输入。需要注意的是,仅图像处理需要一个完整的治疗时间周期。

（三）治疗计划

治疗计划过程的其余部分与常规放射治疗类似。在BgRT治疗计划得到令人满意的优化、评估和核准后,就可以指导实施治疗了。

（四）实施治疗

与仅图像处理一样,患者接受FDG注射,标准吸收期结束后,转移至RefleXion机器,在治疗部位进行设置,并在治疗前进行CT扫描,确定目标位置。CT定位后,获得快速PET预扫描图像,并进行评估,以验证生物信号与计划时观察到的信号相比的保真度。该检查包括具体确认基于肿瘤当前PET图的预期放射治疗分布位于最终治疗计划中计算和批准的有界剂量体积直方图(bounded dose-volume histogram,bDVH)预先指定的变化范围内。一旦确认无误,机器就开始进行治疗。最后,与其他系统不同的是,治疗床并不连续平移,而是停留在一系列被称为束站的位置上,这些束站相距2.1 mm。以这种方式,LINAC的多次旋转可以发生在每个光束站,为该特定切片提供所需的剂量。

（五）FDG的注意事项

BgRT利用正电子发射来指导放射治疗,所以在将该技术整合到临床实践中时,必须考虑放射治疗期间使用FDG的后勤保障。如果放射肿瘤科还尚未使用 PET 成像,那么与核医学科的协调安排是至关重要的,同时,恰当安排放射肿瘤科的治疗同样重要。此外,由于 BgRT 需要在每个治疗阶段之前注射 FDG,因此它最适用于大分割治疗。在某些情况下,FDG 的吸收可能不足以在治疗当天进行肿瘤定位,因此需要进行 CT 图像引导的立体定向放射治疗(SRT)。

三、生物引导放射治疗的潜在应用

(一)免疫治疗时代的剂量和分次

现在,大多数放射疗法的应用都服务于一个单一的目标:完全消融或消毒一定体积的肿瘤组织。科学界已将注意力转向放射治疗对肿瘤微环境的影响及其与免疫系统的相互作用。在这种情况下,尚不清楚完全消融剂量与亚消融剂量,或单次放射治疗与大分割放射治疗能最大化放射治疗和免疫治疗之间的潜在协同作用。因此,研究人员正在积极探索与标准消融剂量分割方案截然不同的免疫治疗环境中的创新放射治疗方案。BgRT 有望通过使临床科学家能够有效和可扩展地研究更大范围的转移性癌症患者的不同方法来加强这些努力。由于 BgRT 的目的是对这些患者进行多部位规划和治疗,因此,特别令人感兴趣的是,在同一治疗过程中,有机会利用 BgRT 对同一患者的不同病灶实施不同的剂量或分化方案,以衡量反应的差异性。

(二)辐射组学

分子生物标志物已显示出作为肿瘤体积、肿瘤异质性和肿瘤速度变化指标的前景,但它们仅限于聚集变化而不是特定病变的变化。替代的基于成像的生物标志物正在被探索,它们可以简明地传达 3D 体积数据集的丰富信息内容。历史上对专家来说过于微妙的特征的提取,现在正成为预测性生物标志物的一个来源。虽然尚未一致阐明其潜在机制,但早期结果已将放射组学特征与源自临床实验室数据的分子生物标志物相关联。在 BgRT 的背景下,肿瘤的 PET/CT 图像是每个治疗部分的副产品。将放射组学原理应用于这些图像的查询,就有可能根据放射治疗过程中观察到的 PET/CT 信号的细微变化,发现预测或预后的特征。尽管由于实角覆盖的几何形状较小,X1 的 PET 灵敏度明显低于诊断性 PET 设备,然而,在临床验证之前,一个令人兴奋的应用是利用 PET 和 CT 特征,根据最初几部分治疗的放射组学数据调整最终的放射治疗剂量,或者在放射治疗过程结束后为全身治疗决策提供信息。

(刘湘月 孟 楠 黄心莹)

第三节 硼中子俘获治疗技术

提高治疗率是现代临床肿瘤学面临的最重大挑战之一。为此,人们对靶向治疗产生了浓厚的兴趣,目的是在保护正常组织的同时选择性地治疗肿瘤细胞。硼中子俘获治疗(boron neutron capture therapy,BNCT)是一种新兴的治疗方式,旨在提高传统上难以治疗的肿瘤的治疗率。BNCT 于 1936 年由 Gordon Locher 首次提出,他提出如果硼(boron,B)能够集中在肿瘤中然后暴露于热中子,则与正常组织相比,肿瘤将选择性地接受更高的剂量。

BNCT 处理基于非放射性硼-10 与低热中子(<0.025 eV)辐照后的核捕获和裂变,这导致产生 α 粒子和反冲核 $^7Li[^{10}B_5 + ^1n_0(th) \rightarrow [^{11}B_5]^* \rightarrow 4He_2(\alpha) + ^7Li_3 + 2.38$ MeV$]$。阿尔法粒子是一种高传能线密度(linear energy transfer,LET)粒子,其能量沉积在 <10 μm 内,大约是一个细胞的直径。BNCT 成功治疗最具挑战性的方面是将硼化化合物递送至肿瘤,同时避免在正常组织中大量摄取。成功的硼输送剂的一般要求包括高肿瘤摄取、低正常组织摄取、治疗后从组织快速清除和低毒性。硼的输送通常通过两种药物实现:硼酸钠(BSH)和硼苯丙氨酸(BPA),后者与果糖复合形成更易溶解的 BPA-F。

一、硼中子俘获治疗的优势与挑战

BNCT 的特点有以下几点。

(1)肿瘤细胞内含硼药物含量与正常细胞差异较大,导致肿瘤细胞内硼-10 含量高于正常细胞,对正常细胞的损伤较小。

(2)一次照射完成(约 40 min)。

(3)从治疗前疗效预测指标初步判断治疗效果,实现个性化医疗,可以选择具有一定治疗效果的患者。

（4）放射治疗需要氧气来增强生物辐射的效果，但恶性肿瘤细胞的侵袭性增殖速度非常快，造成局部缺氧，降低治疗效果。而 α 粒子和 ^7Li 不依赖氧气，因此在富氧和缺氧环境下对肿瘤细胞具有相同的能力。

（5）化学治疗、γ 刀、放射治疗对增殖周期（G1、S、G2、M 期）的肿瘤细胞有作用，但对 G0 期肿瘤细胞不敏感。而 α 粒子和 ^7Li 杀伤细胞不依赖于细胞周期，可以杀伤所有时相的肿瘤细胞。

BNCT 优于常规放射治疗的优势之一是其临床疗效在很大程度上取决于硼-10 在肿瘤细胞中的高积累，而正常细胞的摄取量极少。这将允许 BNCT 靶向癌细胞进行损伤，同时保护周围的正常组织。因此，开发高选择性的硼输送剂是 BNCT 发展的主要方向之一。基于 BNCT 开发过程中的临床经验，研究人员总结了一些评价递送剂功效的原则。5 个最重要的因素如下：①每个肿瘤细胞含有超过 10^9（$1.66×10^{-3}$ pmol）个硼-10 原子；②硼原子的 T/N（肿瘤/正常）和 T/B（肿瘤/血液）浓度比值大于或等于 3；③药物本身具有低细胞毒性；④能迅速从正常组织和血液中清除，但在肿瘤细胞中稳定滞留时间长；⑤它分布在组织中的亲脂相和亲水相（递送剂的两亲性）中，尤其是在脑肿瘤中。这些原则指导用于 BNCT 的试剂的设计、选择和开发，以用于后续的体外和体内评估。根据载体类型，硼输送剂可分为含硼小分子、含硼络合物和含硼纳米颗粒 3 种类型。在这些载体中，最受关注的发展方向是靶向硼递送剂，其通常将含硼剂与肿瘤细胞的各种靶向分子（如核苷、肽、蛋白质、卟啉或抗体）结合。另一种靶向硼输送剂是含硼分子与纳米材料的结合，可以利用纳米材料增强的渗透性和滞留性（EPR）效应以及嫁接的肿瘤靶向配体介导的主动靶向作用，将含硼化合物进入肿瘤细胞。目前，仅有 BPA 和 BSH 应用于临床试验，其中 BSH 是第一个进入临床应用的含硼化合物。对于硼输送剂，靶向能力是最为关键的因素。从目前硼药物的开发情况来看，研究人员发现了一些含硼分子作为递送剂，临床试验中因硼递送剂的毒性引起的并发症较少。但目前分子靶向性并不理想，仍有肿瘤组织中放射性同位素硼浓度与血液、皮肤、黏膜组织中放射性同位素硼浓度差异接近的情况。因此，未来的重点应该放在化学合成上，以提高分子的目标摄取。

二、硼中子俘获治疗的适应证

(一)多形性胶质母细胞瘤

多形性胶质母细胞瘤是最具挑战性的恶性肿瘤之一,尽管进行了最大程度的切除、放射治疗和辅助化学治疗,但中位生存期约为 14 个月。因此,BNCT 已被提议作为前期和复发设置中的一种治疗选择。此外,硼已被证明具有直接的杀肿瘤活性,许多硼可以穿过血脑屏障。Miyatake 等人报告了他们从 2002 年到 2014 年使用 BNCT 治疗 167 例恶性脑肿瘤和高级别脑膜瘤的经验。在复发情况下,BPA 在 2 h 内以 200 mg/(kg·h)的剂量给药,在中子辐照期间以 100 mg/(kg·h)剂量给药。给予超热中子,选择剂量以将峰值脑剂量保持在 12.0 Gy 当量以下。BNCT 联合 BPA 治疗复发性 GBM 的中位生存时间为 10.8 个月,BNCT 联合 BPA 和 BSH 治疗新诊断的 GBM 的中位生存时间为 15.6 个月(无 X 射线增强)和 23.5 个月(有 X 射线增强)。BNCT 在递归分区分析(RPA)3 级和 7 级中显示出最显著的生存获益。BNCT 在恶性神经胶质瘤中的一个问题是症状性假性进展和放射性坏死的高发生率。在一项系列研究中,52 例恶性神经胶质瘤中的 11 例和 13 例恶性脑膜瘤患者中的 3 例在 BNCT 后 3 个月出现水肿增加。

(二)头部和颈部区域的复发性肿瘤

接受 BNCT 的第二大类患者是那些复发性头颈部肿瘤患者,他们在没有其他治疗方案的情况下接受了手术、化学治疗和光子辐射,其剂量达到了正常组织的耐受水平。头颈癌(HNC)约占所有癌症的 10%,其中约 90% 为鳞状细胞癌(SCC)。复发性 HNSCC 对 BNCT 表现出良好的反应 。根据实体瘤的反应评估标准,反应率的报告范围为 61%~100%。尽管接受 BNCT 治疗的 HNSCC 患者数量相对较少,但一些病例显示出非常令人印象深刻的临床结果。Fuwa N. 等人报告了 26 名复发性 HNC 患者(19 名 SCC、4 名唾液腺癌和 3 名肉瘤)的平均生存期为 33.6 个月,反应率为 85%,这些患者在标准治疗后复发并接受了 BNCT。Wang 等人报告显示,对于 12 名复发性 HNC 患者,至少在 BNCT 后不久,几乎所有患者都经历了一定程度的疼痛缓解和生活质量改善。最好的反应是 4 例患者完全缓解,3 例部分缓解,2 例病情稳定,3 例病情进展。对于难治性头颈部肿瘤,单次 BNCT 治疗能显著缩小肿瘤体积,这表明 BNCT 在这类肿瘤治疗中的应用前景广阔。

（三）皮肤黑色素瘤

皮肤黑色素瘤是由黑色素细胞即色素细胞产生的恶性肿瘤，是黑色素瘤最常见的类型。虽然手术切除被认为是皮肤黑色素瘤最有效的治疗方法，并且由于黑色素瘤对辐射的高度耐受性，很少有患者接受 BNCT 治疗，但已经进行了一些有趣的临床研究。2003—2014 年，日本的 Hiratsuka 等人对 8 名皮肤黑色素瘤患者进行了 BNCT 治疗。所有病变在 1 年内逐渐消退。完全和部分缓解率分别为 75%（6/8）和 25%（2/8），并且没有并发症的报道，这表明 BNCT 可能是一种很有前途的皮肤黑色素瘤治疗方法。据 Fukuda 等人报道，32 名皮肤黑色素瘤患者接受了 BNCT 治疗，使用 BPA 作为硼载体。完全缓解率高达 78%。最常见的并发症是辐射部位的水肿和皮肤糜烂。

（四）肺部肿瘤

BNCT 已被提议用于弥漫性、不可切除的肺部肿瘤，以及不能手术的恶性胸膜间皮瘤。Suzuki 等人报道了两名患有弥漫性胸膜肿瘤的患者，一名患有恶性胸膜间皮瘤，一名患有恶性短梭形细胞瘤，接受 BNCT 和 BPA-F 的治疗，剂量为 250 mg/kg 或 500 mg/kg。在 6 个月的随访中，肿瘤稳定或消退，没有 3 级或更高级别的急性或晚期毒性。一项研究证实了用 BNCT 治疗浅层肺部肿瘤的可行性，尽管 BNCT 在治疗更深部肿瘤中的作用仍然未知。

（五）乳腺肿瘤

迄今为止，很少有研究调查 BNCT 在乳腺恶性肿瘤中的应用，尽管根据有希望的临床前数据，BNCT 可能作为治疗 HER2 过表达乳腺癌的潜在选择发挥作用。免疫脂质体，例如用曲妥珠单抗标记的那些，已被提议充当硼载体并且可以选择性地靶向 HER2 过表达细胞。此外，剂量学分析表明 BNCT 有可能用于治疗局部复发性乳腺癌。总的来说，这些研究表明 BNCT 对乳腺癌有益，但还需要进一步的临床研究。

（六）肉瘤

已证明使用 BNCT 可以有效且安全地治疗骨肉瘤。BNCT 也已成功用于治疗颞下颌关节骨肉瘤，并且大约 2 年后没有复发的迹象。Futamura 等人报道了一位 54 岁的女性,她通过 BNCT 有效治疗了左枕骨复发性辐射诱发的骨肉瘤。施用了 500 mg/kg 的 BPA。虽然她在诊断时无法下地行走,但在 BNCT 后大约 3 周后,她重新获得了独立行走的能力。治疗耐受性良好,患者脱发是唯一报告的毒性 。

（七）儿科

BNCT 也显示出对患有恶性脑肿瘤的儿童有益。在一个系列中,包括 23 名接受 BNCT 治疗的 15 岁以下患者。4 名患者年龄在 3 岁以下。3 名患者患有胶质母细胞瘤,6 名患者患有间变性星形细胞瘤,7 名患者患有 PNET 肿瘤,6 名患者患有脑桥胶质瘤,1 名患者患有间变性室管膜瘤。6 名间变性星形细胞瘤和间变性室管膜瘤患者中有 4 名没有复发迹象。GBM 和 PNET 肿瘤患者死于无局部复发的播散性肿瘤。脑桥胶质瘤患者死于肿瘤再生。作者得出结论,即 BNCT 可用于儿童。

BNCT 是一种结合了核物理、化学、生物学、医学等学科的治疗方法。BNCT 概念于 1936 年提出,为癌症治疗领域带来了新的希望。经过数十年的临床研发,BNCT 已成为治疗癌症的高效技术。迫切需要优化 BPA 和 BSH 的单独或组合使用,或开发新的硼载体,以改善肿瘤细胞摄取和细胞微分布,尤其是对于不同的肿瘤细胞亚群。此外,有必要进行随机临床试验来评估 BNCT 的安全性和有效性。另外,BNCT 可以与免疫疗法结合,以实现 BNCT 的高 LET 属性的免疫激活和保持淋巴细胞处于激活状态的免疫疗法之间的最佳协同作用。尽管目前 BNCT 尚未广泛应用。

（毛荣虎　曹双亮　理喜盼）

参考文献

[1]DURANTE M, PAGANETTI H. Nuclear physics in particle therapy：a review[J]. Reports on Progress in Physics,2016,79(9)：096702.

[2]BLOCH F. Zur Bremsung rasch bewegter teilchen beim durchgang durch materie[J]. Annalen der Physik,1933,408(3)：285-320.

[3]STERNHEIMER R M,BERGER M J,SELTZER S M. Density effect for the i-onization loss of charged particles in various substances[J]. Atomic Data and

Nuclear Data Tables,1984,30:261-271.

[4]WILSON R R. Radiological use of fast protons[J]. Radiology,1946,47(5):
487-491.

[5]BOONE M L M,LAWRENCE J H,CONNOR W G,et al. Introduction to the
use of protons and heavy ions in radiation therapy:Historical perspective[J].
International Journal of Radiation Oncology, Biology, Physics, 1977, 3:
65-69.

[6]CASTRO J R,SAUNDERS W M,TOBIAS C A,et al. Treatment of cancer
with heavy charged particles[J]. International Journal of Radiation Oncology,
Biology,Physics,1982,8(12):2191-2198.

[7]SCHOENTHALER R, CASTRO J R, PETTI P L, et al. Charged particle
irradiation of sacral chordomas [J]. International journal of radiation
oncology,biology,physics,1993,26(2):291-298.

[8]FOWLER P H,PERKINS D H. The possibility of therapeutic applications of
beams of negative π-mesons[J]. Nature,1961,189:524-528.

[9]BRYANT C,SMITH T L,HENDERSON R H,et al. Five-year biochemical
results,toxicity,and patient-reported quality of life after delivery of dose-
escalated image guided proton therapy for prostate cancer [J].
International Journal of Radiation Oncology,Biology,Physics,2016,95(1):
422-434.

[10]GRANOVETTER M. Proton radiotherapy for primary liver cancers[J]. The
Lancet Oncology,2016,17(2):e49.

[11]TERASHIMA K,DEMIZU Y,HASHIMOTO N,et al. A phase Ⅰ/Ⅱ study
of gemcitabine - concurrent proton radiotherapy for locally advanced
pancreatic cancer without distant metastasis [J]. Radiotherapy and
Oncology,2012,103(1):25-31.

[12]KAMADA T, TSUJII H, BLAKELY E A, et al. Carbon ion radiotherapy
in Japan:an assessment of 20 years of clinical experience[J]. The Lancet
Oncology,2015,16(2):e93-e100.

[13]FAN Q, NANDURI A, YANG J, et al. Toward a planning scheme for
emission guided radiation therapy(EGRT):FDG based tumor tracking in a
metastatic breast cancer patient [J]. Medical physics, 2013, 40

(8):081708.

[14]NEDUNCHEZHIAN K, ASWATH N, THIRUPPATHY M, et al. Boron neutron capture therapy – a literature review[J]. Journal of clinical and diagnostic research:JCDR,2016,10(12):ZE01–ZE04.

[15]BARTH R F, ZHANG Z, LIU T. A realistic appraisal of boron neutron capture therapy as a cancer treatment modality [J]. Cancer Communications,2018,38(11):1–7.

[16]HAWTHORNE M, LEE M W. A critical assessment of boron target compounds for boron neutron capture therapy [J]. Journal of neuro – oncology,2003,62(1–2):33–45.

[17]MIYATAKE S,KAWABATA S,YOKOYAMA K,et al. Survival benefit of boron neutron capture therapy for recurrent malignant gliomas [J]. Appl Radiat Isot,2009,67(7–8 Suppl):S22–S24.

[18]MIYATAKE S I,KAWABATA S,NONOGUCHI N,et al. Pseudoprogression in boron neutron capture therapy for malignant gliomas and meningiomas[J]. Neuro–oncology,2009,11(4):430–436.

[19]WANG L W,CHEN Y W,HO C Y,et al. Fractionated BNCT for locally recurrent head and neck cancer:experience from a phase Ⅰ/Ⅱ clinical trial at Tsing Hua open–pool reactor[J]. Applied Radiation and Isotopes, 2014,88:23–27.

[20]HIRATSUKA J,KAMITANI N,TANAKA R,et al. Long–term outcome of cutaneous melanoma patients treated with boron neutron capture therapy (BNCT)[J]. Journal of Radiation Research,2020,61(6):945–951.

[21]DBALY V,TOVARYS F,HONOVA H,et al. Contemporary state of neutron capture therapy in the Czech Republic[J]. Ceska a Slovenska Neurologie a Neurochirurgie,2003,66:60–63.

[22]SUZUKI M,ENDO K,SATOH H,et al. A novel concept of treatment of diffuse or multiple pleural tumors by boron neutron capture therapy (BNCT)[J]. Radiotherapy and Oncology,2008,88(2):192–195.

[23]FARÍAS R O,BORTOLUSSI S,MENÉNDEZ P R,et al. Exploring boron neutron capture therapy for non – small cell lung cancer [J]. Physica Medica,2014,30(8):888–897.

[24]NAKAGAWA Y,KAGEJI T,MIZOBUCHI Y,et al. Clinical results of BNCT for malignant brain tumors in children[J]. Applied Radiation and Isotopes, 2009,67(7-8 Suppl):S27-S30.